스포츠 마사지

Massage for Sport Performance

스포츠 마사지

MASSAGE FOR SPORT PERFORMANCE

Michael McGillicuddy

영 문 출 판 사

■ **옮긴이** (가나다 순)

김 세 기 진주 배영 초등학교 교사
김 효 철 원광디지털대학교 한방미용예술학과 교수
박 성 현 한국국제대학교 사회체육학부 교수
박 익 열 경남과학기술대학교 교양학부 교수
박 재 영 경일대학교 스포츠학과 교수
성 기 석 경희대학교 체육대학교 겸임교수
윤 효 원 한국선수트레이너협회 교육이사
이 정 아 연세대학교 체육교육학과 교수
전 병 환 경성대학교 스포츠건강학부 교수
정 덕 조 서원대학교 체육교육과 교수
조 문 식 한국선수트레이너협회 교육이사
최 승 준 경성대학교 스포츠건강학부 교수

Massage for Sport Pertormana by Michael McGillicuddy

스포츠 마사지

2014년 12월 23일 초판인쇄
2014년 12월 30일 초판발행

지은이 : Michael McGillicuddy
옮긴이 : 정덕조 외
발행인 : 박 병 조
발행처 : 도서출판 영문출판사
등 록 : 1987년 12월 21일 제2-419호
주 소 : 서울시 강남구 삼성동 69-1
전 화 : (02) 514-5590, 776-5590
팩 스 : (02) 756-8943
홈페이지 : www.ymsbook.net
E-mail : yeongmunsa@empal.com
정 가 : 20,000원
ISBN 978-89-7224-357-1 98510

※ 파본은 교환해 드립니다.

나는 이 책을 내가 현재의 위치에 있을 수 있게, 힘든 작업에 전념할 수 있게
나를 허락해준 사랑하는 나의 부인과 Cheryn McGillicuddy에게 바치고 싶다.
아울러 스포츠마사지의 과학과 기술을 마스터할 수 있는 필요한 지식을 얻을 수 있도록
나를 도와준 26세 이후의 모든 훌륭한 선생님들에게 바치고 싶다.

역자서문

이 책은 세계남자테니스협회(ATP), 미국피겨스케이팅협회, 미국펜싱협회, 애틀랜타 올림픽게임 등에서 수많은 엘리트 선수들과 함께 일한 바 있고, 현재는 플로리다 주립 마사지 치료위원회와 마사지와 바디워크(bodywork) 국가자격인증위원회를 위해 일하면서, 스포츠마사지 실기와 이론을 가르치고 있는 스포츠마사지 치료사인 Michael McGillicuddy에 의해 저술된 'Massage for sport performance' 를 번역한 것이다.

이 책에서는 경기 전과 후에 규칙적으로 해야 되는 가장 효과적인 마사지 방법과 관리법, 스트레칭/준비운동, 그리고 주요 근육을 활성화하기 위한 마사지 방법, 운동수행능력을 향상시키기 위한 주요 근육들에 대한 마사지 방법, 그 외 스피드 회복을 위한 마사지 방법과 손상, 통증, 피로를 최소화하는데 필요한 마사지 방법들을 소개하고 있다.

더불어 이 책에서는 농구, 달리기, 사이클, 미식축구, 골프, 테니스, 야구, 축구, 수영을 위한 마사지와 관련된 주옥같은 지침들을 소개하고 있다. 뿐만 아니라 특정 스포츠에 대한 조언, 팁, 변형된 방법들도 소개하고 있다.

이 책은 이론과 실기를 동시에 학습할 수 있도록 구성되어 있는데, 이를 위해 특정 스포츠에 특화된 처치법과 중요한 기법들을 DVD속의 비디오 시범을 통해 소개하고 있다. 또한 연속 사진을 게재하여 한 단계, 한 단계 체계적으로 학습할 수 있도록 되어 있는 것이 특징이라 할 수 있다.

이 트레이닝 DVD에는 마사지 기법의 적용과 미식축구, 야구, 축구, 농구, 골프, 테니스와 같은 종목들에서 흔하게 처치되는 일반적인 기법, 경기 전 마사지, 경기 후 마사지, 회복 마사지 및 치료적 마사지와 관련된 것들을 담고 있다. 마사지법과 특이적 치료기법은 책 속에 DVD 마크를 해 놓았으며, DVD를 통해서 영상으로 생생하게 볼 수 있도록 해 놓았다.

현재 마사지는 다양한 곳에서 다양한 목적을 가지고 사용되고 있으며, 마사지를 처치하는 사람들도 다양해지고 있다. 이 책은 전문 마사지 치료사, 물리치료사, 운동사(운동전문가), AT, 퍼스널트레이너 등 누구든지 쉽게 배우고 익힐 수 있도록 구성되어 있다. 너무나 다양한 마사지 기법들이 난무하고, 체계화되지 못하고 과학적이지 못하다는 비판을 받아온 마사지 기법이 이 책을 통해서 이러한 불신을 떨쳐버릴 수 있을 거라고 생각된다.

마사지를 배우고자 하는 목표를 가지고 있다면 이 책과 DVD를 통해서 체계적이고 과학적으로 쉽게 배울 수 있을 거라고 확신하며, 이 책이 많은 도움이 되었으면 하는 바람을 갖는다.

이 책이 출간되기까지 번역작업을 위해 애쓰신 번역자들과 편집과 교정을 위해 힘써주신 영문출판사 관계자분들께 감사의 마음을 전합니다. 또한 어려운 환경 속에서도 항상 좋은 책을 출간하기 위해 동분서주 하시는 영문출판사 박병조사장님께도 깊은 감사의 마음을 전합니다.

2014년 10월

역자대표 정 덕 조

목차 Contents

Ⅱ부 마사지 기술 적용

DVD 컨텐츠 DVD Contents

마사지 기법(Massage Techniques)

경기 전 마사지(Preevent massage)

경기 후 마사지(Postevent Massage)

회복 마사지(Recovery Massage)

특이적 치료(Sport-Specific Treatments)

이 트레이닝 DVD에는 마사지법의 적용과 관련된 지식을 향상 시킬 수 있는 책이 포함되어 있다. 이 DVD는 미식축구, 야구, 축구, 농구, 골프, 테니스와 같은 종목에서 흔하게 마주치는 문제들에 대한 일반적인 기법, 경기 전 마사지, 경기 후 마사지, 회복 마사지의 치료와 관련된 것들을 담고 있다. 마사지법과 특이적 치료기법은 책속에 DVD 마크를 해 놓았으며, 영상은 DVD를 통해서 볼 수 있다. 마사지법을 학습하고자 하는 단순한 목표를 가지고 있는 사람은 이 DVD를 통해서 쉽고 지속적으로 트레이너로부터 배우는 것처럼 배울 수 있다.

설명된 마사지법들은 트레이너, 물리치료사, 마사지치료사 또는 특별한 영역에서 전문적으로 일하고 있는 사람들에게 이용되어질 수 있다. 마사지법을 실행하기 위해서는 먼저 자신의 수준을 객관적으로 평가하는 전문가적인 책임을 가지고 있어야 하며, 동시에 전문 영역에서 나타날 수 있는 불미스러운 일이 일어나지 않도록 노력해야 한다.

주요 근육들 Key to Muscles

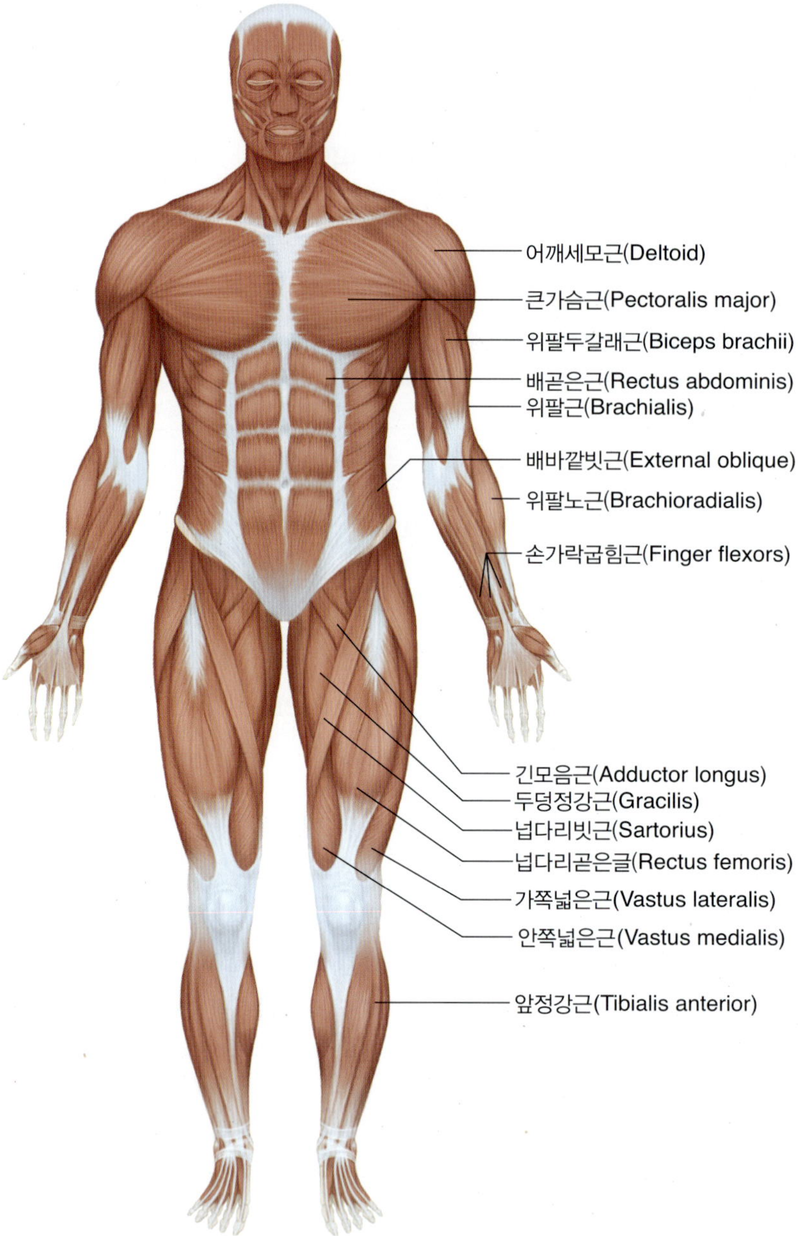

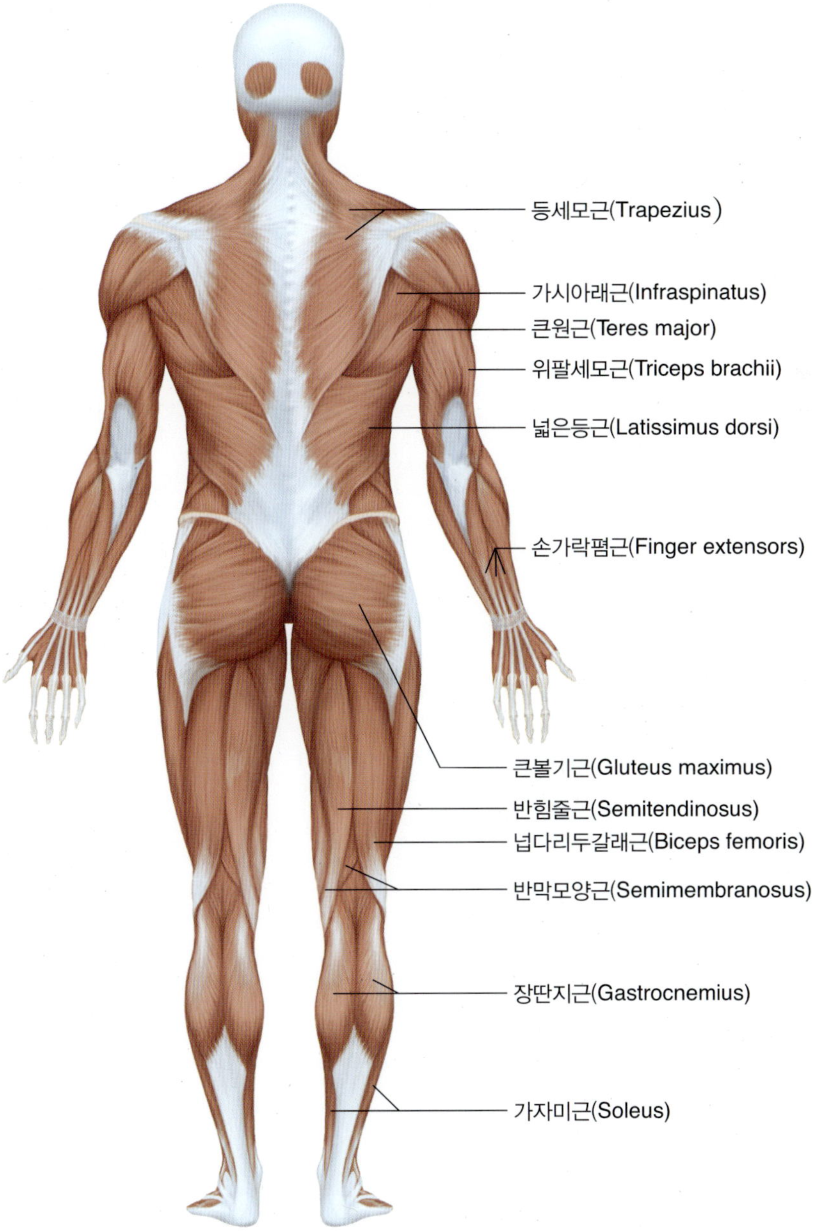
등세모근(Trapezius)
가시아래근(Infraspinatus)
큰원근(Teres major)
위팔세모근(Triceps brachii)
넓은등근(Latissimus dorsi)
손가락폄근(Finger extensors)
큰볼기근(Gluteus maximus)
반힘줄근(Semitendinosus)
넙다리두갈래근(Biceps femoris)
반막모양근(Semimembranosus)
장딴지근(Gastrocnemius)
가자미근(Soleus)

I부

마사지 준비
(Preparing for Massage)

제 1 장

스포츠 마사지의 도입
(Introduction to Sport Massage)

역사를 통해 인간들은 운동과 상해로부터 회복하기 위해 다양한 종류의 스포츠 마사지를 사용해왔다는 것이 알려져 왔다. 마사지는 문명이 시작된 이래로 지구상에 모든 문화에 거의 실용되어져 왔다. 토착 미국 원주민, 아프리카, 오스트레일리아와 하와이언들이 시작했을지도 모른다. 이집트, 중국, 일본과 인도와 같은 많은 고대 문명의 기록들은 마사지가 일상생활과 함께 사용되어져 왔음을 보여준다. 초창기 서양마사지의 형태는 그리스인들과 로마인들에 의해서 행해졌다. 스포츠나 운동을 수행하는 체육관, 온천, 목욕탕을 건립하는 것과 같이 문화의 한 부분으로 마사지를 취급하였다. 그리스인들은 처음에 군대와 운동선수들의 훈련을 향상시키기 위해서 체육관을 지었다. 로마에 패배한 후, 그리스인들은 건강과 사회적 기능의 중요성을 강조하고 체육관 짓는 것을 계속하였다.

현재 많은 마사지 치료 번역서들은 현대 마사지의 아버지라 불리는 Pehr Henrik Ling (1776~1839)을 기초로 한다. 그는 또한 신체적인 치료요법의 아버지로도 간주되어진다. Ling은 의학적으로 체육, 운동, 마사지의 체계를 정립시켰고, 스웨덴 마사지로 잘 알려져지게 되었다. Ling의 마사지 법은 통증 감소, 순환 개선, 근긴장을 감소시키고, 운동의 범위를 회복하게 해준다.

1980년대에 Jack Meagher는 미국에서 스포츠 마사지의 리더로 잘 알려져 있다. Jack은 미국 올림픽 승마 팀의 공식적인 마사지 치료사였다. 많은 의료계 전문직 사람들은 스포츠 마사지 치료 효과에 대해 의심하고 있었다. Jack은 사람들에게 마사지 치료를 접목시키는데 오랜 시간을 보냈다. 그는 종종 마사지의 이로움이 순전히 심리적이라는데 있다는 것을 들었다. 그래서 Jack은 말에게 마사지를 실행해 볼 것을 결심했다. 그는 심리적인 것보다 더 많은 이점이 마사지에 있다는 것을 증명하기를 원했다. 1976년 올림픽 경기 때 미국의 승마팀은 금메달과 은메달을 땄다. 올림픽을 성공적으로 이끈 후에 Jack은 많은 마사지 치료 전문기관에 관한 질문을 받았다.

Jack은 그의 개인적인 경험을 통해 전문적인 선수들이 스포츠 마사지 기술의 적절한 적용은 그들의 경력(커리어)을 확장한다는 것을 알았다. Pat Boughton에 의해 씌여진 '스포츠 마사지' 의 도입은 다음과 같은 진술을 포함한다.: "무슨 운동을 하든지 스포츠 마사지는 매 게임마다 매 시즌마다 20% 이상의 성과와 보호, 여유를 당신에게 줄 것이다."(p.xiii). 그의 설명은 적당한 스포츠 마사지의 적용은 운동선수들이 쉽게 몸을 풀 수 있도록 한다는 것이었다. 종종 한계의 가장 큰 원인은 관절을 지나는 반대에 위치한 근육 조직 내부에 작용하는 저항이였다. 선수들이 나이가 들어감에 따라 이 내부의 근육저항이 증가하고 효과적인 수행되지 않은 것이 그 원인이었다. Jack의 스포츠 마사지 기술은 가능한 한 내부의 근육저항을 제거하도록 디자인 되어졌다. 그 결과는 선수들이 프로 스포츠의 높은 수준에 이르는데 영감을 주고 몸을 회복시키고 원기를 재충전 시켰다.

미국에서 또 다른 역사상 중요한 스포츠 마사지의 인물은 Aaron L. Mattes이다. Aaron은 스트레칭 치료법 주제에 대한 마사지 치료 협의회와 의학 세미나에 대한 국제적인 강연자(강사)였다. 그는 스포츠와 건강 교육, 사회복귀 교육, 선수 트레이닝, 스포츠 의약, 예방 프로그램 등의 스포츠 참여에 250,000시간 이상을 보냈다. Aaron은 꾸준히 45년 이상을 마스터해온 활동적이고 독립된 스트레칭으로 불리는 스트레칭의 한 방법을 개발하였다. 활동적이고 독립된 스트레칭은 우리 몸속의 중요한 관절의 모든 근육조직을 독립된 과학적인 스트레칭의 대상으로 간주한다. 그것은 선수들이 충분히 동작의 배열이 다 이루어질 때까지 반복적으로 동작의 배열을 통해 관절이 활동적으로 움직이도록 요구한다.

스포츠 마사지가 미국에서는 눈에 띄게 많은 스포츠 마사지 창업 때문에 전문적인 형태를 갖추는 것으로 발전되어 갔다. Meagher와 Mattes 같은 사람들은 스포츠 마사지 치료 효과의 극대화와 스트레칭 프로토콜, 마사지 기술을 결합하였다. 이러한 중요한 원칙들이 오늘날 스포츠 마사지의 기교와 과학성을 만들었다.

스포츠 마사지에 대한 규정(Defining Sport Massage)

미국에서 대부분의 주들은 마사지를 실행하는데 면허가 요구되지만, 주의 규정에 따라 변화되도록 부여하고 있다. 어떤 주들은 1,000시간 이상의 교육을 요구하고 있다. 그리고 다른 주들은 500시간을 요구하기도 한다. 면허를 요구하는 모든 주에서 마사지 치료사가 되기 위한 학생들은 면허를 따기 위한 필기시험을 통과해야만 한다. 스포츠 마사지 그 자체만으로는 어떠한 주 내에서도 특별한 면허를 요구하지 않는다. 하지만 전문 스포츠 마사지 면허를 가진 마사지 치료사들은 전문적이고 검증된 교육을 꾸준히 받아야만 한다. 장래성 있는 스포츠 마사지 치료사들이 이러한 지속적인 교육 프로그램을 통해 스포츠 마사지 활용의 영역을 배우는 일은 일반적이다.

스포츠 마사지의 정의는 다양하다. 하지만 스포츠 마사지는 마사지 기술의 특수한 적용, 최면 요법 프로토콜, 활동의 분류, 행동의 유연성, 운동선수들이 특별한 목표를 이루기 위한 강화 훈련을 포함한다고 생각한다. 스포츠 마사지의 적용은 기본적인 이론을 이해하는 것을 요구한다. 그러한 기초적인 이론을 이해함으로써 그 수행자는 마사지의 목표를 결정할 수 있고 그리고 나서 그 기술이 그것을 이루도록 실행한다.

스포츠 마사지 과정(Process for Sport Massage)

마사지를 시작하면서 중간 부분에 이르러 치료의 마지막 단계까지 트레이너들은 선수들의 안전, 안락, 조심성과 처치의 효과까지 고려해야 한다. 대부분의 스포츠 마사지는 선수들이 사전에 일정한 양식 즉, 무슨 운동을 하고 있고, 몸 상태가 어떤지, 통증이 있다면 어느 정도인지를 기록하고 있다. 이러한 사전 정보의 동의는 항상 요구되어지고 그래서 트레이너들은 현재 몸의 상태가 어떤지, 어떤 처치가 이루어지고, 선수들이 그 처치를 받는 동안 훨씬 나아질 것을 설명해야 한다.

대부분의 양식은 오른쪽, 전면, 후면, 왼쪽 등 모든 신체가 표기된 차트까지 포함한다. 온 몸이 전반적으로 아플 때면 펜이 차트 위의 넓은 부분을 칠하는데 사용될 것이다. 아픈 부분이 적다면 작은 점이나 "X" 로 그 아픈 부위를 표시한다.

어떠한 마사지라도 마사지가 행해지기 전에 트레이너들은 운동선수와 간략한 인터뷰를 해야만 한다(기록을 남겨야만 한다). 사전 인터뷰를 하는 가장 큰 이유 중의 하나는 마사지의 목표를 결정하기 위해서이다. 대개 마사지의 목표는 마사지의 타이밍에 의해서 결정되어진다. 그 타이밍이란 경기 전, 경기 중, 경기 후, 병의 회복 중, 혹은 마사지의 지속을 말한다. 트레이너들은 선수들이 더 특별한 목표를 결심하게 되는 계기가 어떤 점에 있는 지를 살펴보아야 한다. 마사지의 최종 목표가 세워진 후, 트레이너들은 그들이 그러한 성과를 이루기 위해 가지고 있는 전문적인 기술들을 적용한다.

그 때 트레이너들은 마사지 처치를 시작하기 위한 최상의 자세로 테이블 위에 눕도록 지시한다. 트레이너들은 선수들이 편안함과 평온함을 가질 수 있도록 적당히 커텐을 치기도 한다. 마사지가 진행되는 동안에 정형외과적인 판단, 힘의 강약 테스트, 스트레칭, 최면 요법, 마사지의 기술이 적용될지도 모른다. 대부분의 스포츠 마사지 치료는 선수들이 마사지 치료가 진행되는 동안에 몸을 움직이는 것을 요구한다. 오일, 로션, 크림, 연고들이 종종 마사지를 하는 동안에 사용되기도 한다. 어떤 처치에서는 많은 부분 그런 처치가 요구되기도 한다.

그림 1.1 예시 마사지 입력 양식(Sample Massage Intake Form)

고객이름 : ______________________________

생년월일 : ________ / ________ / ________ 성별 : ______________

주　　소 : ______________________________

전화번호 : 집 ______________ 직장 ______________ 휴대폰 ______________

비상연락 : ______________________ 전화 : ______________

전에 마사지 요법을 치료받으신 적이 있습니까? □예 □아니오

지금하고 계시는 운동 : ______________________________

의학적인 정보(Medical Information)

다음을 읽고 해당된다고 생각하시면 "예" 해당되지 않으면 "아니오"에 체크하세요

□ 예 □ 아니오　임신했습니까?

□ 예 □ 아니오　당뇨병이 있습니까? 당뇨병의 유형은? ______________

□ 예 □ 아니오　뇌졸중을 앓았습니까?

□ 예 □ 아니오　디스크 혹은 척추에 무슨 문제가 있습니까?

□ 예 □ 아니오　쉽게 타박상을 입습니까?

□ 예 □ 아니오　심장병이 있습니까? (심장병의 이름은 무엇입니까?) ______________

□ 예 □ 아니오　암이 있습니까? (암의 이름은 무엇입니까?) ______________

□ 예 □ 아니오　알레르기가 있습니까? (어떤 알레르기가 있습니까?) ______________

□ 예 □ 아니오　관절염이 있습니까? (어떤 종류의 관절염입니까?) ______________

□ 예 □ 아니오　고혈압이 있습니까?

□ 예 □ 아니오　하지정맥이 있습니까?

□ 예 □ 아니오　두통이 있습니까?

□ 예 □ 아니오　어혈이 있습니까?

□ 예 □ 아니오　골다공증이 있습니까?

지금 현재 치료중인 병이 있습니까? □ 예 □ 아니오

내과의사 성함 : ______________ 내과의사 연락처 ______________

어떤 진단이 나왔습니까? ______________ 진단날짜 : ______________

치료 정보(Treatment Information)

특별히 불편한 곳에 빗금을 그어 주세요. 불편한 곳의 부분을 가리키는 것을 "X"로 나타내시오.

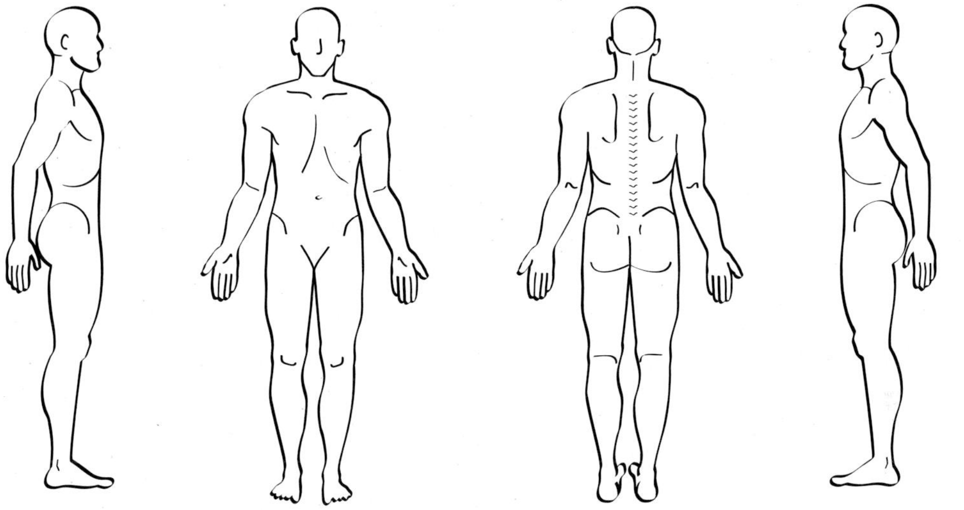

당신은 통증, 저림, 움직이는 데 불편함 등을 경험했습니까? ❑ 예 ❑ 아니오

있다면, 어디가 불편했습니까? ______________________________

언제 그 불편함이 시작되었습니까? ______________________________

그 불편함이 어느 정도에 속합니까? ❑ 가벼운 ❑ 보통 정도의 ❑ 심한 정도

어떤 곳에 통증을 느끼십니까? ❑ 예 ❑ 아니오 있다면, 어디입니까? ______________

움직일 때 통증을 느끼십니까? ❑ 예 ❑ 아니오 있다면, 어디입니까? ______________

만질 때 통증을 느끼십니까? ❑ 예 ❑ 아니오 있다면, 어디입니까? ______________

쉬는 동안에도 통증이 있습니까? ❑ 예 ❑ 아니오 있다면, 어디입니까 ? ______________

내가 인증한 면허를 받은 트레이너들 또는 지도자격을 갖춘 학생들은 내가 수련한 마사지 처치를 배워 선수들에게 제공할 것이다 나의 마사지 처치법은 마사지 도중 발생할 수 있는 상태나 다른 손상을 최소화하여 트레이너나 학생들을 보호할 수 있다. 나는 나의 마사지 수업에 대해 확실하게 인증을 한다. 하지만 이러한 마사지가 의학적인 치료를 대처할 수 있다고 생각하지 않는다. 나는 내가 알고 있는 모든 의학적인 정보를 이등한다.

선수 서명 : ______________________ 날짜 : ______________________

From M. McGillicuddy, 2011, *Massage for Sport Performance*(Champaign, IL: Human Kinetics)

스포츠 마사지의 마지막 부분에서 트레이너들은 선수들이 처치 받고 있는 테이블에서 불편하다는 어떤 신호를 관찰해야만 한다. 또 최면요법, 스트레칭, 강화요법, 혹은 또 다른 지속적인 치료가 동시에 이때 이루어져야 한다.

트레이너의 역할(Role of The Trainer)

치료적인 서비스를 제공하는 사람들은 다른 사람들과 관계를 맺게 되는데, 다른 사람보다 우월한 지위를 갖는다. 법은 어느 비전문적인 또는 부도덕적인 행동에 대하여 트레이너들에게 책임을 묻는다. 그러므로 트레이너들은 오직 그들이 적절하게 훈련받은 마사지 방법만을 제공할 수 있다. 트레이너들은 반드시 운동선수의 사생활과 편안함을 마사지를 하는 내내 존중해야 한다.

사람들은 스트레스를 받으면 저절로 두 가지의 일이 생긴다. 이것들은 스스로의 몸을 굳게 하고 그들의 숨을 참는다. 이는 종종 싸우거나 도망가는 신드롬이라고 불린다. 몸을 굳게 하고 숨을 참는 것이 스트레스에 대한 정상적인 반응이라면, 운동선수들은 마사지를 받을 때 이완하고 숨을 쉬도록 격려되어야 한다. 마사지 테이블 위에서 이완하도록 요구되었을 때 운동선수들은 대개 그들이 이완되었다고 답하나, 트레이너가 아픈 부분을 누르면 몸이 경직되고 숨을 참는다. 트레이너는 운동선수가 몸을 굳히며 숨을 참는 것을 마사지 도중에 알게 되면, 운동선수에게 숨을 쉬고 치료받는 부분을 이완시킬 것을 제안할 수 있다.

종종 운동선수들은 트레이너가 압력을 가할때 너무 공격적이면 몸이 경직되지 않을 수 없다. 이런 경우 트레이너는 사용되는 압력의 양에 있어서 운동선수들과 대화를 해야 한다. 어느 때에든지 몸에 주어지는 압력에 대해 운동선수들과 대화하기 위해 1에서 10까지의 통증 정도가 사용된다. 1이라고 느낌을 답하는 운동선수들은 적용되는 마사지 기술에서 아무 느낌도 없다고 답하는 것이다. 10이라고 답하는 운동선수들은 엄청난 고통을 느끼는 것이다. 운동선수들이 몸이 경직되고 치료 도중에 숨을 참을 때, 치료 방법의 효과는 떨어지고 이들은 고통정도에서 보다 높은 번호를 말하게 된다. 숨을 참는 것은 산소가 몸에 공급되는 것을 막고 몸을 굳히는 것은 그 부분으로의 혈액 순환을 막게 된다. 이 모든 것은 고통을 막거나 몸을 낫게 하는데에 있어 도움이 되지 않는다.

5에서 8정도의 통증정도는 마사지 기술을 사용할 때 장려된다. 운동선수들이 경험하는 불편정도가 높을수록 이들은 그들의 숨을 참고 몸을 굳힐 확률이 높다. 정기적으로 스포츠 마사지를 받는 운동선수들은 대개 자신들의 몸을 잘 알고 있다. 선수들이 자신들의 몸을 이완시키며 숨을 쉬도록 배울 때, 트레이너들은 선수들의 몸을 보다 더 잘 다룰 수 있고, 선수들이 스포츠 현장에서 더욱 더 좋은 결과를 가져오도록 한다.

운동선수의 역할(Role Of The Athlete)

많은 스포츠에서 운동선수들은 아프다고 말하는 것이 약한 모습이라고 생각할 수 있다. 그러나 훈련 장소에서 아프다고 말하지 않는 것은 치료의 효과를 낮추는 것이다. 이러한 이유로 운동선수와 트레이너간의 정직한 관계가 중요하다. 그들이 아프다고 말하지 않거나 부상의 심각성을 밝히지 않는 운동선수들은 이들을 가늠하고 적절하게 치료하기 어렵게 된다. 치료를 받는 도중 운동선수들을 이 치료에 대한 느낌에 대해 정직해야 한다. 스포츠 마사지 치료의 목적은 운동선수의 몸의 불편함을 줄이는 것이다. 운동선수는 얼마나 아픈지 또는 고통이 커지거나 적어질 때 정직하게 말함으로써 트레이너가 적절한 치료를 제공할 수 있도록 해야 한다.

스포츠 마사지는 종종 운동선수가 신청서를 씀으로써 시작한다. 운동선수는 반드시 이 용지를 정직하게 그리고 정확하게 작성함으로써 트레이너가 치료를 정확하게 가늠할 수 있도록 해야 한다. 트레이너는 어느 부분이 아픈지, 이 부분들이 언제부터 문제가 되었는지 그리고 고통의 정도를 알아야 한다.

치료 도중에 운동선수와 트레이너간의 협조는 스포츠 마사지 기술의 효과적인 적용에 매우 중요하다. 특정한 마사지의 기술은 운동선수가 똑바로 누웠을 때 가장 잘 적용될 수 있다. 다른 기술은 운동선수가 엎드리거나 옆으로 누워야 적용될 수 있기도 한다. 운동선수는 각기 다른 시간에 마사지 치료 중에 여러 자세로 움직여 달라고 요청받을 수 있다. 근긴장의 첫 부분에서 트레이너는 근긴장이 온 정확한 부분을 가늠하고 손바닥으로 누르는 것과 같은 넓은 부분의 기술을 사용한다. 운동선수는 이에 눌리는 근육을 앞뒤로 움직여서 그 부분의 상처 조직의 형성을 돕도록 할 수도 있다. 마사지 치료 중에 운동선수는 마사지 기술이 보다 덜 공격적으로 느껴지도록 한 부분을 이완시키도록 요구받을 수도 있다. 다른 때는 운동선수는 마사지 기술의 불편함이나 근육 섬유의 정렬을 돕기 위해 근육이나 관절을 움직이도록 요구받을 수도 있다.

스포츠 마사지를 받은 후, 운동선수에 대한 치료 후 제안들은 마사지의 목적에 따라 다르다.

비언어적인 대화로서의 마사지(Massage as Nonverbal Communication)

악수로부터 포옹까지 사람들은 종종 언어를 사용하지 않고 대화한다. 누군가를 파티나 공석에서 만났을 때 그 사람이 손으로 당신을 만졌을 때 즉각적으로 불편했던 적이 있는가? 대부분의 사람들은 건드리는 것에 민감하다. 우리는 모두 개인적인 공간의 편안한 공간들이 있고 만짐에 대한 편안한 공간이 있다. 우리는 우리에게 말하면서 너무 가깝게 다가오는 사람들을 반기지 않으며 우리가 만짐을 당하게 되는 편안한 공간들이 있다. 우리가 만져질 때 편안하다고 할지라도 우리는 전달되는 느낌이 불편할 수도 있다. 트레이너들은 반드시 사람들이 만짐을 해석하는 것에 대해 알아야 한다. 트레이너가 무엇을 생각하는지 즉, 트레이너의 목적과 중점은 마사지의 효과를 높이거나 낮출 수 있다. 트레이너의 손의 느낌과 에너지는 운동선수들에게 큰 변화를 줄 수 있다.

마사지가 갑작스런 부상을 위한 것이라면 얼음찜질이 종종 제안되는데 이는 찬물에 삔 발목을 담그거나 어깨에 얼음 팩을 올리는 것과 같다. 얼음의 적용은 마사지 치료 후 염증성을 줄인다. 마사지의 사용이 유발한 부분이나 아픈 부분을 치료하는 것이라면 치료받는 부분을 스트레칭 하는 것이 권장된다. 유발한 부분이나 아픈 부분을 스트레칭 하는 것은 근육을 다시 훈련시키는 것이다. 염좌나 삔 치료 후 치료된 부분을 위한 움직임의 범위와 강화훈련이 추천된다. 활성화된 움직임의 범위와 강화훈련은 염좌나 긴장된 근육에서 접착을 줄이고 근육과 관절을 강화시킨다.

운동선수들이 나아지기를 원할 때 이들은 치료 도중에 그들이 어떻게 느끼는지 정확하게 보고하고 트레이너의 말을 들으며 치료 도중에는 추천들을 따르는데 이는 그들이 보다 빠르게 운동할 수 있도록 돕는다. 운동선수들은 반드시 치료를 받을 때 나아지고 싶다는 생각을 해야 한다. 대부분의 경우 운동선수들은 다시 그들의 운동을 할 수 있도록 빨리 낫기를 원한다. 나아지기를 원하는 것은 운동선수들이 보다 빨리 나을 수 있도록 한다. 이들이 낫고 싶을 때 운동선수들은 치료 도중에 치료 후에 협조적이 되며 이는 치료를 보다 효과적으로 만든다.

주요 원리(Key Principles)

운동선수의 몸에서 운동 전, 도중 그리고 후에 어떤 일이 일어나는지를 이해하는 것은 스포츠 마사지 기술이 왜 특정한 방법으로 사용되는지를 트레이너가 알 수 있도록 돕는다. 활동 이전에 운동선수들의 몸은 대개 정상적인 온도를 가지고 있다. 그러나 이들은 그들의 운동을 위한 준비 운동을 하는데 이는 그들의 체온을 높이고 그들의 호흡수를 높이며 그들의 혈액 순환을 높이고 그들의 신경근육적인 통로를 사용하며 그들에게 정신적인 향상을 초래한다. 이들은 그들의 운동에 각 다른 정도의 노력을 한 다음 쿨-다운 시간을 갖는다. 이 쿨-다운 시간은 반드시 그들의 체온이 낮아지고 호흡수가 낮아지며 그들의 혈액 순환 또한 낮아지도록 허락해야 한다. 이 마사지 기술은 행사들에서 사용될 때 운동선수들의 몸에서 일어나는 변화들에 맞추어져야 한다.

종종 스포츠 마사지의 적용은 행사들과 아무 연관이 없다; 이는 부상을 위한 적용일 수도 있다. 운동선수들은 그들이 운동을 하기 전에 부상을 경험했을 수도 있고 운동 도중에 부상을 당할 수도 있다. 몇몇 부상들은 급성이며 몇몇 부상들은 만성이 되고 몇몇 부상들은 수술을 요구하며 재활을 필요로 한다. 이 각각의 상황에서 스포츠 마사지의 다른 적용법이 요구된다. 이것이 행사적인 스포츠 마사지 또는 부상을 위한 마사지인지와 관계없이 트레이너는 어떻게 어느 적용법이 가장 적절한 지를 결정하는가?

스포츠 마사지의 네 가지 중요한 요소들은 시간, 목적, 기술 그리고 결과의 확인이다. 첫 번째 중요한 요소는 트레이너가 반드시 마사지의 시간을 결정해야 한다는 것이다. 이 시간은 목적을 결정하고 목적은 사용되는 기술을 결정한다. 스포츠 마사지가 끝난 후 마사지의 효과를 확인하는 것이 결과를 결정한다. 이러한 중요한 요소들을 보다 자세히 살펴보자.

시기와 목적(Timing and Intent)

마사지 처치 시기는 스포츠 마사지가 언제 운동선수에게 적용되는지를 가리킨다. 운동선수를 위한 마사지 시기는 여섯 시기로 경기 전, 경기 중, 경기 후, 회복 마사지, 휴식 마사지 그리고 부상 관리를 포함한다. 대부분의 마사지의 적용에서 마사지 시기는 결과에 중요하지 않지만 스포츠 마사지에서 시기는 마사지의 효과에서 매우 중요하다. 트레이너는 반드시 운동선수가 무엇을 하려는지 운동선수가 무엇을 하는지, 또는 운동선수가 스포츠 마사지의 목적이 무엇인지를 알 수 있도록 한 일이 무엇인지를 알아야 한다. 스포츠 마사지의 목적은 그 시기에 의해 결정된다.

- **경기 전 마사지(Preevent massage)**는 운동선수가 운동이나 경쟁을 하기 위해 준비운동을 하기 직전에 주어진다. 이 경기 전 마사지의 목적은 운동선수의 준비 운동을 돕고 근육으로의 혈액 순환을 높이며 운동선수의 유연성을 유지하고 운동이나 경쟁 전에 심리적인 향상을 제공하기 위함이다.
- **경기 중 마사지(Inter-competition massage)**는 운동이나 경기 중에 운동선수가 운동을 하거나 같은 날 다시 경기를 하기 전에 제공된다. 이 경기 중 마사지의 목적은 경기 전 마사지와 거의 같으나 운동선수가 이미 운동을 하였거나 경기를 한 번 하였기 때문에 트레이너는 반드시 이전에 생길 수 있는 피곤, 고통, 또는 부상을 염두에 두어야 한다.
- **경기 후 마사지(Postevent massage)**는 운동선수가 운동이나 경쟁을 끝낸 후에 쿨-다운 시간 후 실시된다. 사후 스포츠 마사지의 목적은 운동선수의 쿨-다운을 돕고 운동이나 경쟁에서의 회복을 도우며 통증을 완화하고 고통을 줄이며 정맥의 회귀를 높이며 림프관의 배액을 돕는다.
- **회복 마사지(Recovery massage)**는 운동선수가 운동이나 경쟁을 끝내고 나서 최소한 하루 이후에 사용된다. 회복 스포츠 마사지의 목적인 고통을 줄이고 혈액 순환을 회복하며 움직임의 범위를 높이고 림프관의 배액을 높이며 균형을 회복하고 건강한 기분을 높이는 것이다.
- **휴식 마사지(Maintenance massage)**는 운동 시즌이 아니거나 운동선수가 강화훈련을 하지 않을 때 주어진다. 이 스포츠 마사지는 필요하다면 깊거나 강할 수 있다. 휴식기 스포츠 마사지의 목적은 어느 만성적인 부상을 치료하고 보편적인 스트레스 패턴을 회복하며 유연성을 높이고 강함을 높이며 적절한 신경적인 통로들을 강하게 한다.
- **부상 관리(Injury management)**는 운동선수가 부상을 당했을 때 주어진다. 부상관리는 급성과 만성적인 치료를 포함하고 수술 전후의 상태를 치료하며 재활을 돕는다. 부상관리 스포츠 마사지의 목적은 조직의 붓기를 줄이고 조직의 근육 경련을 줄이며 적절한 신경 근육적인 패턴을 회복하고 유연성을 회복하며 강함과 인내력을 높인다.

일반적 기법(Common Techniques)

어느 하나의 마사지 기술로 모든 주요한 스포츠 마사지의 목적을 이룰 수 없다. 대부분의 트레이너들은 여러 종류의 방법으로 훈련받은 전문가들이다. 이 부분은 스포츠 마사지에서 사용되는 보편적인 마사지 기술들의 전반적인 내용을 제공한다. 가장 보편적인 스포츠 마사지 기술들은 타박법, 압박 에플루라지, 페트리사지, 마찰법, 직접 압박법, 압박법, 광타법, 심횡 마찰법, 원형 마찰, 진동법, 스트립핑 스트로크, 관절가동범위와 스트레칭이 있다.

- **원형 마찰**(Circular friction)은 엄지손가락, 손가락 또는 손으로 적용되는데 이는 목적되는 조직을 원형으로 움직이는데 충분한 압력을 가하는 것이다. 이 원형 마찰의 목적은 몸의 부분을 준비시키고 피부와 근육 사이에 생성될 수 있는 접착을 없애며 표면적인 조직들의 민감성을 줄이고 부분적인 혈액 순환을 높이며 활동이나 보다 깊은 마사지 전에 움직임을 활성화시킨다.

- **마찰법**(Friction strokes)은 조직을 압박하여 근육 층을 매끄럽게 움직일 수 있도록 하는 기법이다. 마찰법은 조직을 급히 자극하거나 천천히 억제하려고 할 때 사용된다. 또한 이 기법은 표피의 접착력을 약화시키고 피부를 따뜻하게 하면서 자극하려고 할 때 사용한다.

- **진동법**(Jostling and shaking strokes)은 목표로 한 조직을 단단히 잡은 다음 다양한 속도로 진동시키고 흔들어 주는 기법이다. 손가락과 엄지 사이로 조직을 잡고 누른 다음 진동과 흔드는 동작을 하면 된다. 진동법은 마무리 스트로크와 마찬가지로 마사지의 마지막 단계에 긴장되어 있는 신체조직을 자극하여 긴장을 완화시키기 위해서 시행한다.

- **압박법**(Compression strokes)은 손과 발의 리듬감 있는 펌핑(pumping) 동작을 적용한 기법이다. 목표로 하는 부분은 근복부이다. 손과 발 그리고 뼈와 같은 몸의 단단한 부분으로 근복부를 잡아 압박한다. 이런 리듬감 있는 펌핑 동작은 혈액을 근육으로 보내고 근섬유로 퍼지게 한다. 압박법을 할 때 손바닥을 주로 이용하는데 또한 손의 밑 부분을 이용해서 하기도 한다. 손 밑 부분을 통해 스트로크를 할 때는 주먹을 쥐고 손가락의 뒷부분을 사용해 접촉을 하도록 한다.

- **관절가동범위 기법**(Range of motion techniques)은 움직임을 통해서 관절이 능동적으로 또는 수동적으로 움직이도록 하게 하는 기법이다. 선수는 부상을 입은 곳을 움직이지 못할 때가 있다. 부상의 회복을 위해서 트레이너는 선수가 사용하는(engaging) 근육이 없도록 하여 부상 부위에 부드러운 움직임을 가한다. 여기서 수동적이라는 것은 선수가 어떤 움직임을 만들기 위해서 애를 쓰지 않는다는 의미이다. 수동 관절가동범위(passive range of motion)는 관절의 스트레칭과 관절의 감각이 돌아오게 하기 위한 마사지에서 사용된다. 능동 관절가

동범위(active range of motion)는 다른 마사지 기술들의 효과를 향상시키기 위해서 같이 사용하며 또한 좀 더 강한 스트레칭을 하려고 할 때 사용된다. 능동 관절가동범위에서는 선수가 움직임을 만들어 내려고 애를 쓰게 된다.

- **치료적 스트레칭**(Therapeutic stretching)은 관절가동범위(range of motion)를 통해 관절을 움직임(taking)으로 신체에 적용하는 기법이다. 이런 스트레칭의 기술들은 능동적 또는 수동적 동작과 함께 사용된다. 관절가동범위와 스트레칭의 차이는 가동범위 기법의 마무리 단계에서 힘이 가해진다는 것이다. 관절가동범위가 많이 이루어질 경우 선수가 관절로 할 수 있는 움직임은 더 많아진다. 스트레칭은 관절의 가동범위를 극대화 시키려 할 때 시행된다. 스트레칭의 목적은 근육을 풀어주고 결림을 경감시키며 움직임의 범위를 늘리고 상처 부위를 재활 치료하는데 있다.

- **압박 에플루라지**(Compressive effleurage strokes)은 적절한 압력으로 신체를 매끄럽게 매만지는 기법이다. 신경 말단을 자극하고 진정시키기 위해서 빠르게 또는 천천히 압박 에플루라지를 시행한다. 압박 에플루라지는 신체에 히스타민을 분비시킴으로써 국지적 순환을 증가시킨다. 히스타민은 모세 혈관 벽을 확장시키고 그 지역으로 혈액의 흐름을 증대시킨다. 압박 에플루라지는 기계적인 압력으로 혈액을 밀어 정맥 환류량을 증가시키며 림프액의 움직임을 돕는다. 압박 에플루라지는 항상 심장 쪽을 향하여 해야 하며, 근육의 말단에서 중심부로 옮겨 행한다.

- **페트리사지**(Petrissage strokes or kneading movements)은 신체의 조직을 잡아 압박하여 압력을 가하는 방법이다. 페트리사지의 적용은 혈류량을 증가시키고 신진대사의 노폐물을 짜내며 조직의 층을 분리시킴으로써 점착(신체의 조직과 기관 안에 형성된 섬유질 조직)을 깨뜨린다. 뿐만 아니라 근육조직의 긴장도에 영향을 끼쳐 근육의 쓰라림을 줄이며 일반적인 피로를 덜어준다. 근육을 압박하면 히스타민이 분비되는데 히스타민은 그곳의 혈류량을 증가시키는 역할을 한다. 신진대사의 노폐물은 근육 수축의 부산물이며 근위를 압박시키는 것은 근육의 노폐물을 만들게 하는 것이 된다. 조직에는 언제든지 염증이 생기고 유착 역시 형성된다. 페트리사지는 근육을 다른 근육과 뼈로부터 들어 올려 조직들이 접착하는 것을 예방하는 역할을 한다.

- **광타법**(Broadening strokes)은 근복부에 적용하는 것으로 손으로 근육의 중심부를 아래쪽으로 쓸어내리는 동작과 밖으로 향하는 동작으로 시행한다. 광타법의 목적은 근복부를 가로로 평평하게 하여 길게 만드는데 있다. 근육은 가로로 길 때 더 효과적으로 수축한다.

- **스트립핑 스트로크**(Stripping strokes)은 손가락 또는 엄지손가락으로 착시부에서 기시부까지 미끄러지듯이 시행한다. 스트립핑 스트로크는 근육 강화를 목적으로 또는 근복부에서 통증을 느끼는 민감한 부위를 찾거나 통증 유발점을 찾기 위해 시행되기도 한다.

- **직접 압박법**(Direct pressure)은 엄지손가락, 손가락, 손바닥, 팔꿈치, 다리로 한 곳을 누르고 지속적으로 압력을 가하는 기법이다. 직접 압박법은 조직의 감각 자극을 증대시키고, 선수가 신체의 특정 부위를 잘 느낄 수 있도록 한다. 편안하고 지속적인 압력이 가해지면 압력이 증대됨에 따라 근육의 운동신경이 반응을 보이게 된다. 결과적으로 직접 압력으로 근긴장이 감소한다. 근긴장이 감소하면 혈류량과 근육의 가동범위가 증가한다.
- **심횡 마찰법 혹은 심층 세로관 마찰**(Cross-fiber friction or deep transverse friction)은 손가락 또는 엄지손가락을 근육, 힘줄, 인대의 특정 부위에 놓고 강하고 지속적인 압력을 가하면서 앞뒤로 움직여 시행하는 기법이다. 심횡 마찰법은 응용의 관점에서 근육에 대하여 피부를 고정하기 위하여 충분한 압력을 가하여 시행한다. 피부와 근육은 같이 움직인다. 이 기법의 목적은 조직을 약간 뒤흔들어 놓는데 있다. 이런 동작은 그곳으로 혈액이 돌게 하고 경련을 멈추게 하며 흉터 세포를 형성하는 모체를 부드럽게 하여 상처는 더 유연하게 만드는 효과가 있다.
- **경타법**(Tapotement)은 타진(percussion) 또는 태핑(tapping)으로 알려져 있고, 태핑, 부항, 때리기, 다듬기의 동작을 재빨리 교대로 시행하는 기법이다. 스포츠 마사지에서 경타법은 치료 받는 곳으로 혈액이 돌게 하기 위해 주로 사전 마사지 단계에서 이용된다.

결과 확인(Checking Results)

스포츠 마사지가 끝이 나면 마지막 단계로 처치의 효과를 평가해야 한다. 스포츠 마사지를 시행하는 처음 순간부터 많은 결과들이 기대된다. 사전 스포츠 마사지의 목적은 선수의 신체 조직을 자극하고 따뜻하게 하는데 있다(사전 마사지에 대해 4장과 7장 참고). 경기 후 스포츠 마사지는 운동 후의 통증을 완화하고 몸이 식는 동안에 선수의 몸이 경직되는 것을 막아준다(사후 마사지에 대해 4장과 7장 참고). 다양한 방법들이 처치의 효과를 측정하는데 사용된다. 첫 번째 단계로 선수에게 어떤 느낌이냐고 간단히 물어볼 수 있고 처치 전에 움직이기 어려웠던 부분을 한 번 살펴보라고 요청할 수 있다. 두 번째 단계로 선수의 움직임을 관찰하는 것이다. 선수의 신체 기능이 사전 마사지 후에 활성화되고 준비가 되었는가? 선수가 경기 후 마사지 뒤에 뻣뻣함이나 통증 없이 마사지 테이블에서 일어날 수 있는가? 긍정적인 피드백을 얻는 것은 선수와 트레이너 둘 모두의 관점에서 스포츠 마사지가 효과적이라는 것을 규명하는데 필수적이다.

이론 적용(Applying the Principles)

다음의 시나리오는 마사지의 네 가지 핵심 원리를 가설로서 적용을 한 것이다. 트레이너가 농구선수에게 경기 전 스포츠 마사지를 제공하고 있다. 이 마사지는 시합을 하기 전 선수의 워밍업에 앞서 경기장에서 이루어진다. 경기 전 스포츠 마사지의 목적은 선수의 워밍업을 돕고, 근육에서의 혈액 순환을 증대시키며, 선수의 유연성을 유지하며, 심리적인 안정을 향상시키는 데 있다. 경기 전 스포츠 마사지의 순서는 빠른 마찰, 압박, 경타, 관절가동범위 그리고 스트레칭이다. 트레이너는 선수가 우려하는 부분을 잘 다루고 있다는 것을 확신시킨다. 선수가 스포츠 마사지 테이블을 떠날 때 즈음, 트레이너는 격려하는 대화로 시간을 마무리한다. 당신은 멋집니다. 나는 오늘 당신이 아주 잘할 것이라는 것을 알고 있습니다. 마사지실을 떠나면서 선수는 흥분되어 있고 고취되어 있다. 심리적인 향상은 마사지에서 사용하는 기술만큼이나 중요하다.

이러한 예를 생각해보자. 보스턴 마라톤에서 선수가 자신의 최고 기록을 수립했다. 그녀는 레이스를 끝냈고 숨 고르는 시간도 마무리 지었다. 그녀는 경기 후 마사지를 받기 위해 텐트로 걸어왔다. 경기 후 마사지의 목적은 시합 후 몸의 회복을 돕고, 경련을 경감시키고, 아픔과 피로를 줄이고, 정맥 환류량을 증대시키며, 림프액의 분비를 촉진시키는 데 있다. 경기 후 스포츠 마사지의 순서는 에플루라지(피부를 가볍게 문지르는 동작), 페트리사지, 압박, 광타법, 가동범위 그리고 부드러운 스트레칭이다. 트레이너는 근육 경축, 근육 경련, 그리고 통증과 같은 선수의 주요한 사안을 다루고 있다고 확신시킨다. 선수가 테이블에서 내려오는 것을 도와주면서, 트레이너는 기분이 어떠냐고 물어본다. 트레이너는 그녀가 약간 경직되어 있고 몇 발짝 움직이는 것을 어려워하는 것을 발견하고는 선수가 어떻게 움직이는지 살펴본다. 트레이너는 선수에게 마사지 뒤에 너무 뜨겁거나 찬 것은 멀리하고 충분한 수분을 섭취하라고 상기시킨다. 그리고 트레이너는 선수를 마사지 할 수 있어서 기뻤다고 한다.

아는 바와 같이 타이밍은 목적을 결정하고 목적은 기술을 결정한다. 적절한 적용은 성공적인 결과를 가져온다. 책의 나머지 부분은 어떻게 네 가지의 핵심 원리를 적용할 수 있을지를 설명하고 있다. 머리에서부터 발까지의 치료적인 스트레칭의 적용은 6장에 실례로 설명되어 있다. 경기 전 마시지, 경기 후 마사지, 회복 마사지의 통상적인 순서와 방법은 7장과 8장에 나와 있다. 마지막으로 9장은 특정 스포츠에서 흔히 발견되는 상태에서 할 수 있는 스포츠 마사지의 몇 가지 방법에 대해서 설명하고 있다. 이것은 트레이너가 선수의 특정 부위를 치료하는데 있어서 더 큰 능력을 발휘할 수 있게 할 것이다.

제 2 장

스포츠 마사지 장비
(Sport Massage Equipment)

스포츠 마사지가 아주 다양한 환경에서 시행되기 때문에 장비는 상당히 다양하다. 트레이너는 때로 육상경기 훈련실 또는 진료 기관의 개인 처치실에서 근무하는데 행사장의 라커룸이나 여행 중에는 호텔방에서 근무하게 되는 경우도 많다. 이번 장에서는 각각의 상황에 필요한 장비와 물품을 조사하고 상황에 따른 추천 목록을 제공하도록 하겠다. 장비와 물품에 대한 설명을 하면서 다음의 상황에서 어떤 물품이 필수인지 또한 각각의 상황에서 필요한 장비와 물품이 어떻게 달라지는지 알아보겠다.

마사지 처치실(Massage Treatment Room)

첫 인상이 중요하다는 말들을 한다. 선수가 마사지 처치실에 들어왔을 때 방은 깨끗하고 편안하며 정돈되어져 있어야 하며 전문적이어야 한다. 방의 크기와 색깔에서부터 마사지 테이블이나 거기에 있는 장비들의 모습에 이르기까지 모든 문제에 있어서 그렇다. 마사지 처치실은 어떤 모양이나 크기로도 가능하다. 요구되는 장비와 방의 장식은 방을 쓰는 트레이너의 수와 시행되는 마사지의 유형에 따라 매우 다양하다.

처치실 디자인(Treatment Room Design)

한 명의 선수를 위한 처치실은 마사지 테이블과 트레이너가 적절한 신체 역학을 유지하기 위해 테이블 주위로 충분한 공간이 있어야 한다. 마사지 테이블은 183cm정도의 길이에 테이블 끝에 30cm 길이의 얼굴 받침대(face cradle)를 끼울 수 있도록 되어있다. 마사지를 할 때 트레이너는 테이블 주위로 움직일 수 있는 공간을 확보해야 한다. 테이블이 방의 가운데에 있을 때 테이블 주위로 122cm 정도의 추가적인 공간이 필요하다. 이 공간은 트레이너가 테이블에서 충분히 떨어져 설 수 있게 하여 마사지 스트로크를 할 때 몸을 구부릴 수 있게 하고 가능한 최대로 신체 움직임을 가능하게 사용할 수 있게 한다. 따라서 처치실의 최소 크기는 가로 304cm, 세로 304cm 이다. 마사지가 여러 개의 테이블이 있는 큰 처치실에서 이루어지고 있다면 각각의 테이블은 역시 평균 304cm의 공간이 필요하다. 선수의 사생활을 위하여 커튼이나 칸막이로 큰 공간을 나누어 개인적인 처치 공간으로 만든다.

또 다음으로 고려해야 할 것은 마사지실의 위치이다. 처치실 밖의 과도한 소음은 트레이너와 선수를 당황하게 한다. 트레이너는 마사지 할 때의 느낌에 집중해야 하고 선수와 의사소통 할 수 있어야 한다. 선수는 편안히 쉬면서 마사지가 어떤 느낌인지에 집중해야 하고 트레이너와 의사소통을 해야 한다. 처치실 밖의 과도한 소음은 집중과 의사소통을 방해한다. 마사지실의 위치는 사람의 왕래가 있는 곳을 벗어나야 한다. 마사지 중일 때는 처치실 밖에 안내표지를 하는 것이 사람들로 하여금 이러한 것을 고려하게 하는데 도움을 준다.

또한 불의 밝기도 마사지의 효과에 영향을 준다. 마사지실은 불빛을 조절할 수 있는 시스템을 갖추어야 한다. 마사지를 할 때 트레이너는 자신이 마사지하는 곳을 좀 더 분명하게 볼 필요가 있을 때가 있다. 접질린 부위를 처치할 때는 근육과 관절을 테스트 해야 하는데 흐린 불빛 아래서는 시행하기가 어렵다. 다른 한편으로 경기 전 마사지나 회복 마사지 같은 특정 부위의 마사지가 아닌 경우에 선수들은 조용하고 긴장을 풀어주는 것을 필요로 하는데 이런 상황에서는 어두운 불빛이 좋다.

마사지 처치실의 바닥은 평평해야 하며 특히, 마사지 테이블 주변이 그래야 한다. 트레이너는 하루 종일 서 있어야 하기 때문에 발바닥의 아치 부분을 잘 지지해주는 신발을 신어야 한다. 왜냐하면 마사지를 하면 발과 다리 등이 피로해지기 때문이다. 타일이나 나무 같은 단단한 바닥은 청소하고 위생을 유지하기에는 좋은 장점을 가지고 있지만 트레이너의 다리에는 무리를 준다.

마사지 처치실의 온도는 트레이너와 선수 모두에게 중요하다. 선수들에게 마사지를 시행하는 것은 육체적으로 고된 일이다. 트레이너의 체온은 마사지를 하면서 상당히 올라간다. 처치실의 온도가 너무 높거나 낮으면 트레이너의 능력을 저해시키고 선수를 불편하게 만든다. 일반적으로 처치실의 온도는 선수가 편안함을 느끼도록 조절되어야 하는데 이는 선수가 온도에 취약하기 때문이다. 처치실의 온도를 조절하기가 여의치 않다면 다른 방법들을 사용할 수도 있다. 처치실이 너무 추운 경우 샤워 타월이나 담요를 기존에 있는 천 위에 깔 수 있다. 히터를 처치실 안에 둘 수도 있다. 반대로 처치실이 너무 더워지면 선풍기로 방 안의 공기를 바꾸어 줄 수 있다. 히터나 선풍기를 사용할 때는 조용해야 하며 선수에게 직접 열기나 바람이 닿지 않게 해야 한다. 마찬가지로 통풍구에서 나오는 차거나 뜨거운 공기 역시 선수나 트레이너에게 직접 닿지 않도록 해야 한다.

처치실을 어떻게 꾸미는가 하는 것이 외관적인 전문성을 더해줄 수 있다. 사람의 근육, 뼈, 신경 시스템의 해부학 차트들을 벽에 걸어 둔다. 통증 유발점 차트나 반사요법 차트 또한 그렇다. 스포츠 환경을 위해서 경기 중인 아마추어와 프로 선수들의 포스터도 잘 어울린다.

마지막으로 편안함을 위해 생각할 것은 가까이에 욕실 시설을 갖추는 것이다. 선수들은 처치를 시작하기 전에 화장실을 사용해야 하는데, 비록 가끔씩 마사지가 중단되기도 하겠지만 선수들이 화장실을 이용하도록 허용한다.

장비와 물품(Equipment and Supplies)

최고의 스포츠 마사지를 제공하기 위해서, 트레이너는 전문적인 장비를 필요로 한다. 마사지실은 깨끗하게 정돈되어 있어야 트레이너가 필요한 것들을 준비할 수 있다. 잘 갖추어진 마사지실은 트레이너와 선수 모두에게 앞으로 시행될 처치에 대한 자신감을 준다. 20쪽 그림 2.1의 체크 리스트는 트레이닝실이 적절하게 갖추어야 할 것들을 간단히 알려준다.

마사지 테이블(Massage Table)

마사지 처치실에서의 첫 번째 장비는 마사지 테이블이다. 처치실에서 주로 사용하는 고정식 테이블은 이동식 테이블보다 더 무겁다. 하지만 이것은 더 많은 무게를 견딜 수 있고 체형에 맞게 만들어진 상단은 트레이너가 마사지를 하는 동안 선수의 몸에 좀 더 쉽게 닿을 수 있게 한다. 일반적으로 고정식 테이블은 잘 설계되어 내구성이 있고 어떤 것에는 수납 할 수 있는 서랍이 밑에 설치되어 있다.

마사지가 방의 고정식 테이블에서 시행되면서 한 명 이상의 트레이너가 그것을 사용한다면 전자 조절 테이블이 적절하다. 조절 테이블은 바닥에 페달이 있는데 이것은 트레이너가 선수가 그 위에 있을 때 테이블을 올렸다 내렸다 할 수 있게 한다. 높이를 조절할 수 있는 테이블은 트레이너가 적절한 자세를 유지하게 할 때와 선수에게 편안함을 주고자 할 때 매우 유익하다. 트레이너들의 체격이 매우 다양하기 때문에 필요에 따라 마사지 테이블의 높이를 조절해야 하기 때문이다. 선수들의 체격 역시 다양하기 때문에 전자 테이블 또한 유용하다. 트레이너는 체격이 큰 선수의 상체를 다룰 때는 그림 2.1 마사지 처치실의 체크 항목 테이블을 낮춰야하고 다리를 다룰 때는 올려야 한다. 어떤 전자 테이블은 선수가 누워 있거나 또는 다른 위치에 있을 때 마사지 공간을 확보하기 위해 분리하거나 중앙으로 이동하기도 한다.

고정 테이블은 보통 조절 가능한 머리 받침대가 있어야 한다. 머리받침대는 일반적으로 테이블의 끝에 놓여있다. 머리받침대는 모양과 크기가 각양각색인데 편안함을 위해 다양한 종류의 보조재를 사용하였다. 어떤 머리받침대에는 죔쇠가 있고 어떤 것은 누름 버튼이 있다. 대부분의 머리받침대는 두 곳을 조절한다. 목을 마사지를 하는 동안 머리가 젖혀질 때 공간을 확보하기 위해서 또 하나는 목의 길이에 대해서 조절을 한다.

제조사의 보증은 다양하다. 어떤 제조사는 테이블의 구조에 대한 기간 보장과 형태와 덮개에 대해서 2~3년의 보장을 한다. Oakworks는 테이블의 안전성에 대해서 테스트하고 수년간 마사지 테이블을 제조 사업을 해 왔기 때문에 저자는 Oakworks 마사지 테이블을 추천한다.

그림 2.1 마사지 처치실의 체크 항목

- ❑ 마사지 테이블
- ❑ 조절 가능한 머리 받침대
- ❑ 회전의자
- ❑ 담요, 시트, 수건, 베개, 덧베개와 머리 받침대 커버
- ❑ 오일, 로션, 크림과 연고
- ❑ 바이오프리즈 또는 다른 진통제
- ❑ 내과 의사와 처치 방식
- ❑ 덧베개과 베개
- ❑ 시트와 수건
- ❑ 음악시스템과 소리
- ❑ 수중열발생기와 핫팩
- ❑ 냉동고와 차가운 팩
- ❑ 추, 쇄기, 저항 밴드 그리고 연습공
- ❑ 저장 캐비닛
- ❑ 바구니
- ❑ 소독제와 위생제
- ❑ 종이 타올
- ❑ 티슈
- ❑ 휴지통
- ❑ 실내 난방기
- ❑ 환풍기

출처 : M. McGillicuddy, 2011, *Massage for Sport Performance* (Champaign, IL: Human Kinetics).

회전 의자(Rolling Stool)

마사지 처치실에서 다음으로 중요한 것은 회전 의자이다. 회전 의자는 마사지 할 때 자주 사용된다. 이것은 특히 선수의 머리, 목, 발을 마사지 할 때 유용한데 이것은 트레이너가 머리와 발을 마사지를 하는 동안 계속 서 있지 않고 테이블 끝에 앉을 수 있도록 하기 때문이다. 거의 모든 회전 의자는 높이를 조절할 수 있게 되어 있으며 어떤 것은 의자 밑에 링이 있어서 높이를 조절하고 싶을 때 트레이너가 그것을 누르면 된다. 어떤 종류는 높낮이 조절을 위해 회전을 시켜야 하는 것도 있다.

베개 받이와 베개(Bolsters and Pillows)

베개 받이와 베개는 마사지 실에 있어서 중요한 장비이다. 베개 받이와 베개는 선수가 마사지를 받는 동안 다양하게 동작을 취해야 하는 선수의 몸을 지탱시키는데 사용된다. 대략 15~20cm의 둥근 모양의 베개 받이는 선수가 누워 있을 때는 무릎 아래에 두고 선수가 엎드려 있을 때는 발아래에 둔다. 트레이너는 또한 선수의 몸을 편안한 상태로 유지할 수 있도록 신체 지탱 쿠션을 사용할 수 도 있다. 잘 만들어진 것들이 그렇듯이 이런 쿠션은 가격이 보통 비싸다.

덮는 천(Draping Materials)

대부분의 마사지는 몇 가지 덮는 천을 덮은 상태에서 이루어진다. 덮는 천은 선수가 체온을 유지할 수 있도록 하고 정숙성을 지켜준다. 처치실에서 대부분의 트레이너들은 싱글 사이즈 침대 크기의 시트를 사용한다. 시트 세트는 침대에 맞게 만들어진 시트, 평평하게 펼쳐진 시트 그리고 베개 커버로 구성되어 있다. 시트를 마사지 테이블의 모서리에 걸고 평평하게 시트를 그 위에 깐다. 베개 커버는 얼굴이 닿는 곳을 덮는데 사용한다. 선수는 마사지 받을 때 입는 편안한 차림으로 시트 위에 천을 덮고 눕는다. 좀 더 따뜻하고 안락한 것을 원한다면 타월이나 담요를 시트 위에 둘 수도 있다. 선수를 적절하게 베개 받이로 받친 후에 트레이너는 마사지를 시작한다. 트레이너가 마사지하는 신체 부분만 드래핑을 제거한다. 시트는 할인매장이나 마사지 잡화 공급업체 같은 곳에서 구입할 수 있다.

추, 로프와 저항 밴드(Weights, Ropes and Resistance Bands)

추, 로프, 저항 밴드는 트레이너가 사용하는 일반적인 물품이다. 마사지 처치의 효과를 향상시키기 위해 마사지 전이나 중간에 혹은 후에 스트레칭이나 강화(튼튼하게)하는 활동을 포함시키기도 한다. 추와 밴드는 운동을 위해서, 로프는 스트레칭을 위해서 마사지 처치에 사용된다. 마사지 처치중이나 후에 선수는 신체의 일부를 어떻게 스트레칭하고 강화(튼튼하게)시키는지 물어볼 수 있다. 적절한 장비를 갖추는 것이 가능하다면 트레이너는 스트레칭하고 강화시키는 기술을 설명하며 선수들로 하여금 직접 해보도록 할 수도 있다. 이런 방법은 선수가 마사지 처치를 하면서 권고 받은 충고를 따르도록 할 가능성을 높여준다.

열처치와 냉처치를 위한 장비(Equipment for Heat and Cold Therapy)

마사지에서 습기가 있는 열기의 적용은 특정한 조건일 때 사용된다. 처치실에 수중발생기가 있으면 트레이너가 촉촉한 열기를 사용할 수 있다. 열발생기는 핫 팩을 보관할 목적으로 물을 데우는 스테인레스 용기이다. 열발생기는 자동 온도 장치가 있어서 물의 온도를 조절할 수 있다.

핫 팩은 꺼내어 천으로 싼 뒤 통증이 있는 근육의 열을 식혀줄 목적으로 선수에게 사용한다.

선수 트레이닝실에서 트레이너는 상처 부위를 처치하기 위해 얼음을 사용한다. 선수는 경기나 연습 도중 근육과 관절에 염증이나 부어오르는 부상을 입고 트레이닝실로 들어온다. 트레이너는 얼음을 플라스틱 백에다 넣고 아이스백을 부상 입은 부위에 대고 천으로 감는다. 선수가 심각한 부상을 입었을 경우(최근에 일어난) 부상 부위에 바로 마사지를 가하는 것은 금하여야 한다. 근육과 관절의 통증에 대한 즉각적인 조치는 RICE 인데 이것은 휴식(rest), 얼음(ice), 압박(compress), 들어올리기(elevate)를 나타내는 말이다. 마사지 처치실은 얼음, 가방, 콜드팩(cold pack)을 구비해야 한다. 콜드팩은 피부를 얼얼하게 하거나 달아오르게 하기 때문에 신체에 처치를 하기에는 얼음이 좀 더 안전하다. 콜드팩은 냉장고에 있으면 너무 차가워질 수 가 있다. 콜드팩을 안전하게 사용하기 위해서는 반드시 천으로 싸서 피부에 직접 닿지 않게 해야 한다.

오일, 로션, 크림, 연고(Oils, Lotions, Creams and Ointments)

오일, 로션, 크림, 연고는 마사지 처치실에서 사용하는 전형적인 윤활제이다. 선수들은 보통 마사지를 받을 때 특정 타입의 윤활제를 선호하는 경향이 있다. 마사지 윤활제를 이용하는 최고의 비용절감 방법은 갤런으로 사서 필요에 따라 조금씩 작은 용기에 덜어 사용하는 것이다. 모든 윤활제는 서늘하고 어두운 곳에 보관해야 부패되는 것을 막을 수 있다. 대부분의 윤활제는 저장기한이 일 년 정도이다.

트레이너가 근막(myofascial)마사지, 발통점(trigger point)처치, 반흔 조직(scar tissue)과 같은 특정 유형의 마사지를 할 때는 Prossage Heat 같은 오일을 사용하게 되는데 이것은 트레이너가 미끌림이 없이 처치 부위를 매끄럽게 매만질 수 있도록 한다. Prossage Heat의 점질(또는 활주)은 트레이너가 더 많은 유효한 효과를 위하여 직물에 압력을 적용하도록 한다. Prossage Heat 오일의 자연스러운 성분들(잇꽃 종자유, 멘톨, 라놀린, 그리고 라벤더유를 포함하여)은 운동선수를 위해 마사지를 편하게 하고 따뜻함과 통증완화를 제공한다.

기본적으로 진통제들은 통증완화를 위해 운동선수의 피부에 작동시킬 수 있는 제품들이다. 바람직하지 않은 부차적 효과의 위험이 감소한 후에 기본적인 진통제는 전에 바른다. 그것들은 운동선수의 시스템에 덜 유해하다. 그것이 적용되고 있는 곳에 기본적인 진통제의 적용의 또 다른 이점은 그것이 신체의 특정 부위에만 영향을 주는 것이다. 건강관리 전문가들 사이에 가장 많이 팔리는 기본적인 진통제는 바이오프리즈다.

음향 시스템과 음악(Sound System and Music)

마사지의 환경을 가능한 한 즐겁게 하는 것은 처치의 효과를 증가시킨다. 이것을 달성하는 방법은 적합한 배경 음악을 연주하는 것이다. 운동선수가 운동을 끝마친 후에 그의 몸은 스트레스 감소, 이완 및 활력을 되찾는 것이 필요하다. 운동은 신경계에 높은 자극을 준다. 부드럽고 이완시키는 음악은 운동선수에게 심리적으로 회복단계를 더욱 빨리 돕는다. 마사지 처치실은 여러 가지 음악이 이용할 수 있도록 되어야 한다. 마사지 처치가 이완만을 의도하지는 않는다. 경기 전 마사지 그리고 몇몇 건강회복 그리고 회복 마사지는 자극이 되게 한다. 처치의 방법들은 낙관적인 음악을 포함할 수 있다. 음악은 감정을 움직인다, 그리고 많은 스포츠는 운동선수가 가장 높은 수준에서 일을 해내기 위하여 감동의 단계를 가지도록 요구한다. 운동선수들이 최선을 다할 수 있도록 격려하기 위한 정해진 락커룸 연설처럼, 경기 전 마사지와 마사지 동안에 연주된 배경 음악은 경쟁을 준비하는 운동선수들에게 도움을 줄 수 있다.

구급함(First Aid Kit)

처치실에서 이용할 수 있는 구급함을 구비하도록 적극 권한다. 운동선수들은 자주 경미한 상처, 긁힘 그리고 타박상들을 입고 마사지를 위하여 나타난다. 그러한 상황을 위해 접착붕대를 이용할 수 있는 항박테리아 크림들과 물휴지가 적합하다. 마사지는 상처와 긁힘에 대하여도 처치를 해야한다. 당신이 의료 응급 상황에서 누구에게 연락할지를 알고 있어야 한다. 특정한 비상 훈련은 긴급 상황을 수행하게 할 것이며, 당신은 긴급처치 또는 119 또는 다른 긴급팀을 부를 필요가 있다.

진단지(Intake Forms)

모든 마사지 처치실은 병원에서 받아들이는 방식을 가지고 있어야 한다. 마사지를 하기 전에, 트레이너는 운동선수의 병력을 가지고 있어야 한다. 트레이너는 운동선수가 현재 있는 운동선수의 상처, 외과수술, 그리고 약물 처치법들의 지식을 가지고 있어야 한다. 운동선수는 신체의 모든 부위에서 마사지 받은 차트를 붙여야 한다. 운동선수가 채웠던 차트를 보는 것으로 트레이너는 마사지를 어떻게 그리고 어디 하는지 더 많은 정보를 가진다. 처치기록 정보는 훈련 목적 그리고 부상방지에 중요하다. 처치 폼과 처치 방식의 복사본은 안전한 서류 정리 캐비닛에 안전하게 보관되어야 한다.

소독 비품(Cleaning Supplies)

마사지 장비와 공간은 매일 소독되어야 한다. 마사지가 각각의 처치 후에 관리되기 전에, 사용된 테이블과 장비는 소독제로 닦아야 한다. 깨끗한 위생적인 처치실은 감기, 인플루엔자, 그리고 포도상구균이 마사지로부터 전염될 가능성을 줄인다. 몇몇 주에서 마사지 공공시설은 건강 목적을 위해 시찰된다. 세탁기, 소독제, 세탁물 저장 상태 그리고 자격증이 검사된다.

비축 케비넷과 비품(Supply Cabinet and Hamper)

마사지실을 깔끔하게 정리 · 정돈하는 것은 마사지실을 좀 더 보기 좋게 할 뿐만 아니라 트레이너가 어디에 물건이 있고 언제 물건이 바닥날지를 알게 한다. 캐비닛은 깨끗한 시트와 수건, 오일, 바르는 물약, 크림들, 청소 재료, 직물 그리고 종이수건을 저장하기 위하여 사용되어야 한다. 캐비닛은 또한 음향 시스템으로 사용될 수 있다. 비품이 숨겨진 문이 달린 캐비닛은 방을 더 정리되어 보이게 한다.

깨끗한 시트와 수건을 보관하는 것도 중요하지만 사용한 시트와 수건을 담을 바구니를 비치하는 것도 중요하다. 위생 측면에서 깨끗한 시트와 사용된 시트와 수건은 섞이지 않아야 한다. 몇몇 마사지실에서 세탁기와 건조기를 이용할 수 있다. 다른 경우는 하청을 주어 세탁한다.

이벤트 마사지(Event Massage)

경기에서 스포츠 마사지를 제공하는 것은 도전할 수 있다. 각각의 장소는 다르며 적당한 장소를 찾기가 어려울 수 있다. 마사지는 경기와 가까워질 필요가 있다. 그것은 자주 외근하는 것을 의미한다. 기상 상태가 좋지 않을 경우 적당한 장비 선택과 준비는 효과적인 처치를 위해 중요하다.

장비와 비품(Equipment and Supplies)

이벤트 마사지가 비록 약간의 차이점이 있을지라도 처치실은 동일한 것이기 때문에 대부분의 장비는 필요하다. 26쪽의 그림 2.2는 이벤트 마사지를 위하여 장비의 체크리스트를 제공한다. 도로에서 일할 때 모든 장비는 휴대하기에 편해야 한다. 장비는 조직화되어, 조립이 쉽고, 믿을 수 있고, 안전하고, 위생적이고, 편해야 한다. 장비의 무게와 비품이 저장된 컨테이너들은 대체로 일차적 관심사다.

휴대용 마사지 테이블(Portable Massage Table)

움직임이 많은 트레이너가 가져야 할 가장 중요한 장비는 휴대용 마사지 테이블이다. 휴대용 마사지 테이블을 선택하는 것에서 최우선 조건은 트레이너와 운동선수의 안전이다. 전문적인 휴대용 마사지 테이블들은 모양과 사이즈가 다양하다. 특정한 테이블은 스포츠를 마사지를 위해 디자인된다. 스포츠 마사지 테이블은 대체로 튼튼하게 만들어진다. 전문적인 스포츠 마사지 테이블은 최대 무게를 버틸 수 있는지 테스트 받아야 한다. 테이블은 적어도 500 파운드(227kg)를 버틸 수 있어야 하고, 마사지의 힘으로부터 붕괴하지 않을 정도로 안정될 수 있어야

그림 2.2 이벤트 마사지를 위한 체크리스트

- ❑ 마사지 테이블, 머리 받침 그리고 휴대용 상자
- ❑ 테이블 다리 보호대
- ❑ 이동형 테이블 가방
- ❑ 테이블과 다른 장비 보호 덮개
- ❑ 덧베개
- ❑ 텐트
- ❑ 접객 테이블과 의자
- ❑ 보호용 리본(필요하면)
- ❑ 표지
- ❑ 접수표, 서명 시트, 펜 그리고 클립보드
- ❑ 이름표
- ❑ 오일, 로션, 크림, 연고 그리고 밀폐용 진통제와 튼튼한 용기
- ❑ 구급 용품
- ❑ 얼음의 냉각기
- ❑ 얼음 찜질용 용구와 랩
- ❑ 담요, 시트, 깨끗한 수건 그리고 선수 보호용 덮개
- ❑ 수건과 손수건
- ❑ 종이 수건
- ❑ 쓰레기봉투
- ❑ 손 소독제
- ❑ 테이블 청소용 소독제와 스프레이 병
- ❑ 휴대용 음향기기와 음악
- ❑ 음료수와 영양 스낵
- ❑ 덥거나 추울 때를 위한 적당한 의류
- ❑ 썬크림과 방충제

출처 : M. McGillicuddy, 2011, *Massage for Sport Performance* (Champaign, IL: Human Kinetics).

한다. 많은 스포츠 마사지 기술은 트레이너가 마사지를 하는 동안에 운동선수 위에 서 있도록 요구한다. 그러므로 마사지 테이블은 운동선수의 무게와 테이블을 밀어 내리는 트레이너의 무게에 잘 견딜 수 있어야 한다. 많은 스포츠 마사지 테이블은 요구된 추가적인 힘에 버틸 수 있게 하기 위하여 금속 프레임들과 다리로 만들어진다.

Oakworks社의 'Wellspring' 이라 불리는 금속 다리의 마사지 테이블이 스포츠 마사지 테이블로 주로 사용된다. 이것은 대략 29파운드(13kg) 무게가 나가며 이동성을 위해 충분히 가볍게 만들었다. 항공사가 무거운 또는 곤란한 수하물에 대한 대가로 여분 요금들을 청구하기 때문에 테이블 무게와 사이즈는 트레이너가 이동할 때 중요하다. 테이블의 폭은 대부분의 운동선수들을 수용할 29인치(74cm)이다. 그리고 그것은 550파운드(249kg)까지 테스트 받았다. 테이블은 머리 받침, 덧베개 그리고 휴대용 케이스를 포함한 패키지로 구입할 수 있다.

마사지 테이블이 바깥에서 설치되어 마사지가 이루어질 때 테이블의 다리가 땅에 함몰될 가능성이 있다. 몇몇 테이블 제조사는 다리가 땅에 함몰되는 것을 막기 위해 둥근 플라스틱 다리로 만든다. 유용한 것은 마사지 테이블을 위한 가방 덮개다. 일반적으로 휴대용 마사지 테이블은 보관과 운송을 위해 접힌다. 그리고 운송 동안에 긁힘과 다른 피해로부터 목록을 보호하기 위하여 지퍼가 달린 가방 덮개를 쓴다. 대부분의 가방들은 덧베개들과 또 다른 비품들을 넣기 위해 한쪽에 주머니를 가지고 있으며, 운반을 돕기 위해 어깨끈으로 되어 있다.

보호용 덮개(Protective Coverings)

이벤트에서 마사지를 할 때 트레이너는 마사지 테이블, 덧베개 그리고 다른 장비를 보호하기 위하여 덮개, 시트, 담요 그리고 수건을 사용한다. 트라이애슬론에서 많은 운동선수들은 그들의 다리에 경주 숫자와 연령층을 표시하는 지워지지 않는 표식을 가지고 있다. 테이블이 비닐 덮개로 덮이지 않으면 표면이 더럽혀질 수 있다.

텐트(Tent)

야외 이벤트를 위한 텐트는 선수들의 마사지를 편하게 하기 위하여 덥거나 추울 때 중요하다. 직사광선, 바람 그리고 비로부터 선수들과 트레이너를 보호하기 위해 텐트는 강한 방수포로 만들어질 필요가 있다. 만약 경기가 추운 날씨에서 이뤄진다면 텐트가 출렁되지 않게 설치해야 한다. 텐트에서 일해야 하는 트레이너의 수가 텐트의 크기를 결정한다. 어떤 경우는 12피트(3.7m × 3.7m)의 텐트에서 일한다. 큰 경기의 경우는 200피트(61m)까지 길게 펼 수 있다.

접수대 도구(Intake Area Materials)

이벤트 마사지에서 트레이너는 흐름을 순조롭게 접수 과정의 안내를 위하여 마사지 바깥 지역에 접수대를 세울 필요가 있을지도 모른다. 테이블과 의자로 접수대를 만드는 도구가 필요하다. 일반적으로 테이블의 한쪽 측면의 의자는 접수 양식을 적는 곳으로, 다른 한쪽은 서명한 선수들을 위해 있다. 경우에 따라서는 플라스틱 보호용 리본을 걸어서 처치 지역임을 알리는 표식이 필요할 수 있다. 표식은 마사지 지역의 선수들에게 길을 안내하기 위해 세워질 수 있다.

접수대에서 다른 필수 자료는 접수표와 펜이 부착된 클립보드이다. 이벤트에서 마사지 지역에 있는 공간이 제한되기에 클립보드와 펜은 필수적이다. 선수들은 쉽게 필요한 서류를 마치고 효율적으로 마사지 과정을 같이 할 수 있어야 한다. 이름표는 트레이너의 신원이나 신뢰를 확인하게 한다.

튼튼한 상자(Crush-Proof Containers)

마사지가 도로상에서 이뤄질 때 오일, 로션, 크림, 연고의 선택과 보관 상자는 매우 중요하다. 마사지의 형태는 어떤 윤활제가 가장 효과적인지를 결정할 것이기에 다양하게 갖추는 것이 필요하다. 모든 오일, 로션, 크림 그리고 연고는 튼튼하고 누출되지 않는 상자에 꾸려져야 한다. 만약 용기가 깨지면 내용물의 누출과 다른 장비들은 파괴할 수 있다.

구급 용품(First Aid Supplies)

이벤트에서도 처치실에서와 같이 구급 용품은 중요하다. 선수들은 이벤트에서 종종 사소한 것, 긁힘 그리고 물집으로 마사지 지역에 온다. 구급 용품은 이러한 상처를 깨끗이 처치하기 위하여 필요한 물품을 가지고 있어야 한다. 다양한 크기의 접착붕대는 유용하다. 이벤트에서 트레이너들은 경상 이외의 어떤 것을 위해 긴급 의료 지원을 제공하지 않아야 한다. 트레이너들은 선수들의 부상에 대하여 이용 가능한 긴급 지원과 담당자의 위치를 알고서 책임 있는 조직에 의뢰해야 한다.

만약 선수가 가벼운 근육이나 관절로 고통받고 있다면, 트레이너는 마사지 처치를 받는 동안 RICE를 적용하는 것이 필요하다. 이벤트에서 얼음 그리고 가방은 선수들을 처치하기 이용할 수 있어야 하며, 모든 트레이너도 냉각기와 얼음주머니의 장소를 알고 있어야 한다. 이벤트에서 이벤트 관리자 또는 의료팀은 얼음 냉각기를 제공한다. 트레이너는 이벤트 전에 장비 세부사항을 확인해서 무엇을 가져가야 할지 알아야 한다.

위생 용품(Cleaning Supplies)

이벤트에서 마사지 지역은 위생적으로 처리 유지된다. 행사에서 트레이너는 쓰레기처리를 위하여 종이 수건, 손 소독제, 테이블을 위해 소독제 그리고 쓰레기봉투를 사용할 수 있다. 각각의 마사지 테이블은 매번의 마사지 후 닦아야 한다. 이벤트에서 처치 사이에 마사지 테이블을 청소하기 위해 소독제로 닦는 것은 쓰기 쉽고 비용이 안 든다. 트레이너는 다음 선수를 만지기 전에 손을 청결하게 해야 한다. 가끔 땀이 나고 더러운 선수가 마사지 지역으로 들어오면 마사지를 시작하기 전에 손수건으로 선수를 닦을 것을 권장한다. 트레이너는 한명 이상의 선수에게 손수건을 사용해서는 안된다. 박테리아와 바이러스는 만약 마사지 지역이 청결하고 살균되지 않게 된다면 다른 사람에게 퍼질 수가 있다. 수건은 선수를 덮기 위하여, 테이블을 청소하기 위하여 그리고 마사지 중에 트레이너의 손을 닦기 위해 사용된다.

트레이너 개인 물품(Trainer' s Personal Supplies)

트레이너가 이벤트에서 하루 종일 혹은 며칠 일했을 때 휴식 시간과 보충을 위한 시간을 찾는 것은 어려울 수 있다. 마사지를 제공하는 것은 트레이너가 많은 에너지를 소비하는 신체적 노력이다. 트레이너는 체온 상승과 수분 손실로 탈수될 수 있다. 트레이너가 마사지를 수행하고 있을 때 혈당 수준도 떨어질 것이다. 트레이너는 스포츠 가방을 꾸려야 하거나 식수와 영양분이 높은 과일과 단백질 바(bars)를 지고 이동해야 한다. 마사지 처치 사이에 트레이너는 일을 하고 탈수 방지를 위해 물을 마시고 음식을 먹어야 한다. 그렇지 않으면 트레이너는 탈수, 피로와 불쾌해진다. 날씨에 적응하기 위하여 갈아입을 옷을 챙기는 것도 고려해야 한다. 자외선 차단제와 해충제를 준비하는 것도 역시 야외 활동에서 필요하다.

이벤트 마사지를 위한 계획과 준비 (Planning and Set Up for Event Massage)

이벤트를 위해 계획할 때 각각의 트레이너는 누가 마사지 이벤트를 진행하는 것을 담당하는지 그리고 어떤 마사지 시스템으로 선수들에게 대응할 것인지를 알고 있어야 한다. 마사지 제공을 위한 시스템을 알고 있는 것은 모든 사람을 팀으로서 일하게 한다. 몇몇 이벤트에서는 선수들이 접수표를 적으면 트레이너 테이블로 안내된다. 또 다른 경우에는 선수들이 직접 걸어서 트레이너 테이블로 간다. 만약 체계적으로 소통되지 않으면 선수와 트레이너는 혼란스럽고 불행하게 된다. 트레이너가 팀을 위해 직접적으로 일할 때 개별 계약자든 이벤트 관리자를 위해 일하게 된다. 모든 트레이너는 무엇이 요구되는지를 명확히 이해해야 하고, 마사지 전에 여기에 대하여 동의해야 한다.

이벤트 현장에 도착할 때, 마사지를 제공하는 것의 첫째는 처치구역을 세우고 조직하는 것이다. 텐트를 세워 쉼터를 제공하는 것은 트레이너의 최우선 사항이다. 텐트가 세워진 후에 접수 테이블과 의자의 위치를 정하는 것이 그 다음이다. 싸인용 시트, 접수표, 클립보드 그리고 펜을 준비해야 한다. 필요하다면 플라스틱 보호용 리본으로 지역을 안전하게 설정해야 한다.

처치 지역이 세워진 후에 다음으로 중요한 것은 텐트 또는 공간에 마사지 테이블을 설치하는 것이다. 덧베개는 마사지 테이블 위에 놓여져야 한다. 몇몇 트레이너들은 각각의 마사지 후에 깨끗하게 씻어야 하기 때문에 이벤트에서 덧베개를 사용하지 않도록 한다. 그러나 경기 후 마사지에서 덧베개와 쿠션은 신체경련 예방에 도움이 되기 때문에 유용하게 쓸 수 있다. 다음으로는 음악을 크지 않게 들을 수 있게 음향기기를 적당한 장소에 위치해야 한다. 대체로 박자가 빠른 음악이 스포츠 이벤트 사용된다. 음악은 이벤트에 흥분을 더하고, 선수들의 좋은 기분을 유지하고, 트레이너에게 마사지 동안에 그들의 에너지와 동기를 올리도록 도와준다.

모든 마사지 장비가 준비된 후에는 모든 트레이너를 위한 간단한 회의는 도움이 될 것이다. 모든 사람은 어떻게 마사지 이벤트가 조직되었는지를 알아야 한다. 트레이너는 다음 질문에 해결책을 알고 있을 필요가 있다.

- 선수들은 어디에서 서명하고 텐트에 들어오는가?
- 어떤 접수표가 사용될 것인가?
- 누가 마사지 테이블로 선수들을 안내할 것인가?
- 트레이너는 어떻게 접수대가 다음 선수를 받을 준비가 되는지를 알 수 있도록 할 것인가?
- 트레이너는 어떻게 접수대가 휴식을 취할 필요가 있는지를 알 수 있도록 할 것인가?
- 트레이너는 일어난 응급 의료 상황을 어떻게 다루어야 할 것인가?

제 3 장

근육 알기
(Getting to Know the Muscles)

훌륭한 트레이너는 열정, 탁월한 촉진 기술 그리고 인체 해부학에 관한 해박한 지식을 가져야 한다. 운동선수가 몸 전체의 회복 마사지를 의뢰하든 특정한 손상을 위한 마사지를 의뢰하든, 무엇이든지 간에 그 트레이너는 어떤 조직을 목표로 정해야 하는지 알아야 한다. 마사지 기법은 피부, 근육, 힘줄, 인대나 관절에 직접적으로 시행해야 할까? 이 장에서 우리는 관절의 다양한 구조와 기능에 대하여 살펴본다. 또한 근육이 어떻게 작용을 하는지와 무엇이 운동선수의 신체에서 근육과 관련된 문제들을 일으킬 수 있는지에 대하여 살펴본다.

해부학 용어(Anatomical Terminology)

적합한 해부학적 자세와 방향에 관한 용어를 사용하는 것은 트레이너가 선수들과 다른 의료전문가들과 함께 몸의 자세와 위치에 관하여 정확하게 논의하기 위해 고려해야 한다. 또한 용어는 트레이너들이 정확한 정보를 기록하기 위해서도 고려해야 한다. 표 3.1은 트레이너들이 알아야하는 일반적인 용어를 제시하고 있다. 일부의 방향을 나타내는 용어는 인체에서 세 개의 해부학적 면을 기준으로 한다. 그림 3.1(32쪽)은 중앙면(median plane), 관상면(coronal plane) 및 수평면(transverse plane)을 보여주고 있다.

표 3.1 해부학적 자세와 방향에 관한 용어

용 어	정 의
자세에 관한 용어	
해부학적 자세 (Anatomical position)	발과 손바닥이 앞쪽을 향하여 선 자세
바로 누운자세(Supine)	등을 붙여 누운 자세
엎드려 누운자세(Prone)	얼굴을 아래로 하여 누운자세

(계속)

표 3.1 *(계속)*

용 어	정 의
방향을 나타내는 용어	
위쪽(Superior)	위 또는 머리 쪽을 향하는
아래쪽(Inferior)	아래 또는 발쪽을 향하는
앞쪽(Anterior)	정면 또는 앞을 향하는
뒤쪽(Posterior)	후면 또는 뒤를 향하는
안쪽(Medial)	중앙면에 더 가까이 또는 중앙선을 향하는
가쪽(Lateral)	중앙면에서 더 멀리 또는 바깥쪽을 향하는
몸쪽(Proximal)	사지, 몸통 또는 신체중심의 기반에 더 가까이 향하는 먼쪽
먼쪽(Distal)	사지, 몸통 또는 신체중심의 기반에서 더 멀리 향하는
얕은(Superficial)	신체 표면에 또는 신체 표면에 더 가까이
깊은(Deep)	신체 표면에서 멀리 향하는
손바닥쪽(Palmar)	해부학적 자세에서 손의 앞면
등쪽(손이나 발에 대하여)(Dorsal)	해부학적 자세에서 손의 뒤면; 해부학적 자세로 섰을 때에 발의 위면
발바닥쪽(Plantar)	해부학적 자세로 섰을 때에 발의 바닥면

출처: Adapted, by permission, from K. Clippinger, 2007, *Dance anatomy kinesiology* (Champaign, IL: Human Kinetics), 18.

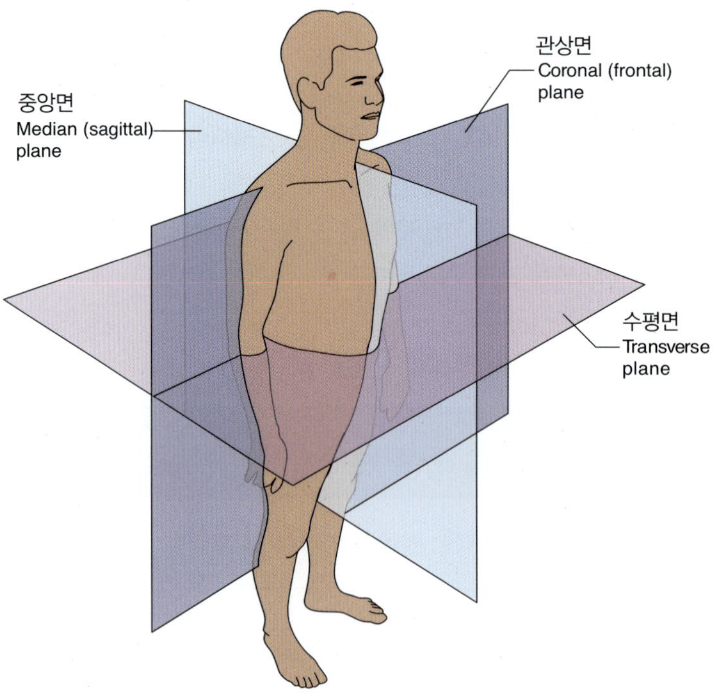

그림 3.1 세 가지의 해부학적 면들

관절의 구조해부학(Structural Anatomy of Joints)

두 개의 뼈가 서로 연결되는 부위를 관절(articulation)이라고 부른다. 일반적으로 조인트(joint)로서 알려져 있다. 관절은 인체가 서로 다른 방향으로 움직이는 것을 허용한다. 관절의 기본적인 구성 요소는 뼈, 근육, 근-힘줄 단위, 연골, 관절주머니, 인대 및 윤활주머니를 포함한다.

뼈(Bones)

뼈는 인체에서 네 가지의 주요 기능을 제공한다. 첫째, 적혈구와 백혈구를 생산한다. 둘째, 인체의 가장 알맞은 건강상태를 위해 칼슘을 저장하고 방출한다. 셋째, 인체에서 생명 유지에 필요한 뇌와 같은 기관들을 위하여 보호성 틀을 형성한다. 마지막으로 인대와 힘줄의 이동을 위한 부착점을 제공한다. 뼈는 노출되는 활동의 양에 따라 약해지거나 건강한 상태를 유지한다. 뼈의 내부 구조는 영향을 받는 자극에 적응하여 변한다. 뼈는 충분한 자극을 가하지 않으면 약해진다. 뼈는 과도한 스트레스로 인해 금이 가거나 부러질 수 있다. 뼈에서 경미하게 금이 가는 것은 스트레스 골절(stress fractures)과 관련되며, 과도한 사용에 의해 일어날 수 있다.

근육(Muscles)

근육이 수축을 하면 몸에서 움직임을 일으키고, 혈액의 분출이 일어나며, 열을 생산한다. 또한 근육은 관절을 보호한다. 운동선수가 수술로 인해 마취 상태일 때 근육은 본래의 긴장도를 잃는데, 이 의미는 근육이 수축할 수 있는 거의 모든 능력을 잃는다는 것이다. 만약 마취 상태 동안 운동선수의 팔이나 다리를 끌어당겼다면, 관절은 탈구를 일으켰을 것이다. 근육조직이 정상적인 긴장도를 가지지 않는다면, 관절 인대와 관절주머니는 분리되려는 관절을 보호할 만큼 튼튼하지 못하다.

근-힘줄 단위(Muscle Tendon Units)

근육은 두 개의 지점에서 힘줄에 의해 뼈들에 부착되는데, 이를 일반적으로 이는 곳(origin)과 닿는 곳(insersion)이라고 한다(그림 3.2(34쪽)을 보세요). 근복은 이는곳의 힘줄과 닿는곳의 힘줄 사이에 있고, 수축할 때 힘줄을 당기는 힘을 생산하여 뼈를 움직인다.

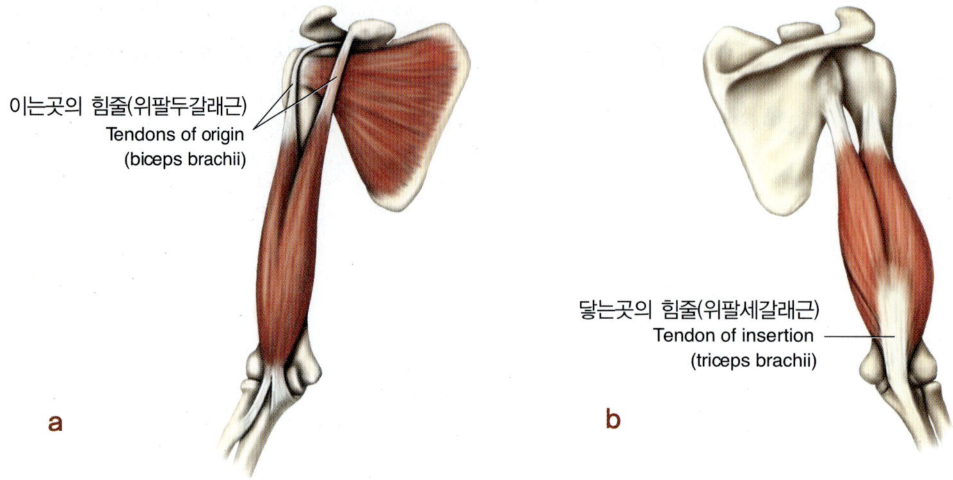

그림 3.2 근육은 이는곳의 힘줄(a)과 닿는곳의 힘줄(b)에 의하여 뼈에 부착된다.

연골(Cartilage)

연부조직은 두 개의 뼈들이 이어지는 곳에서 뼈들 사이에 일어나는 움직임을 완화시켜야 하는데, 그 조직을 연골이라고 한다. 연한 백색의 유리연골은 대부분의 관절에서 뼈들의 끝단을 덮는다(그림 3.3 참조). 하필이면 유리연골은 몸의 관절조직 중에서 손상을 입기 쉬운 조직이다. 관절에 압력이 과도하거나 반복적으로 가해지다면, 연골은 닳아 없어질 것이다. 연골은 재생되지 않기 때문에, 닳아 없어지게 되면 뼈끼리 부딪치게 된다. 뼈와 뼈의 직접적인 마찰은 아주 심한 통증성 증상을 일으키는데, 이를 관절염(arthritis)이라고 한다.

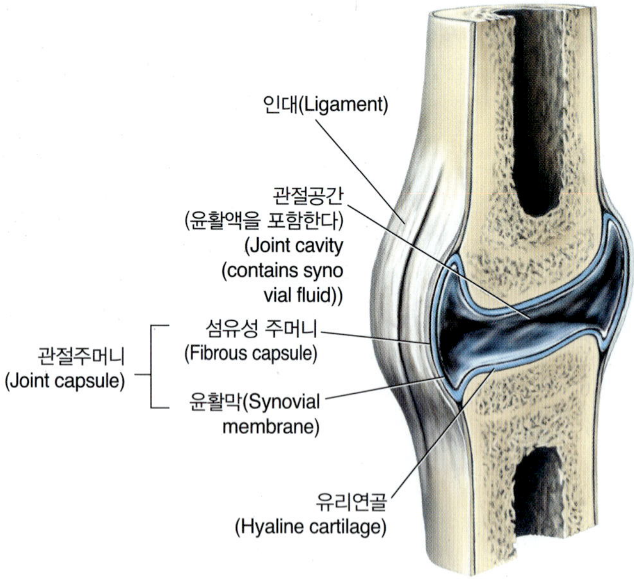

그림 3.3 연골과 윤활액을 가지는 관절

관절주머니(Joint Capsules)

관절들은 관절주머니와 인대에 의해 결합되어 진다. 관절주머니는 관절을 에워싸는 질긴 섬유성 조직으로 구성되고, 관절을 이루는 양쪽 뼈들에 단단하게 부착된다(그림 3.3을 참고). 관절주머니는 관절의 기능을 지지하도록 돕는다. 관절주머니에 접하는 뼈들의 끝단은 충격 완화와 통증에 얽매이지 않는 움직임을 위하여 유리연골로 덮여진다. 관절주머니의 안쪽 면은 윤활액을 분비하는 활액막으로 구성되는데, 이는 연한 유리연골을 미끄러지게 하고 살지게 한다.

인대(Ligaments)

인대(그림 3.3 참조)는 비수축성 조직으로서 두 가지의 주요한 기능들을 제공한다. 그 기능들은 관절들을 결합하고, 관절에서 일어나는 바람직하지 못한 동작을 예방한다. 몸에서 각각의 관절은 일정한 운동범위를 허용하기로 되어 있다. 인대는 관절이 동작을 일으킬 때 적절한 위치에서 뼈들을 붙들어 놓지만, 인대가 손상되었을 때는 관절이 불안정하게 될 것이다. 특수한 이학적 검사는 인대 손상이 일어났는지 아닌지를 평가하기 위해 몸의 관절마다 검사방법이 고안되어져 있다.

윤활주머니(Bursae)

윤활주머니는 액낭 구조물로서 윤활액을 담고 있는 윤활막을 가진다. 점액성 액낭은 효과적으로 다양한 조직을 미끄러지게 하려고 몸의 전체에 걸쳐 자리 잡고 있다. 일부의 윤활주머니는 과도한 마찰로부터 힘줄을 보호하기 위해 그 주변을 에워싸고, 그 외의 윤활주머니는 근육, 뼈 및 피부 사이에 위치한다. 윤활주머니는 몸에서 움직임이 일어날 수 있는 어디에나 조직을 미끄럽게 하고 보호하기 위해 위치한다. 윤활주머니의 일반적인 위치의 예로는 어깨에서 세모근 아래에 위치하는 어깨세모근밑주머니(subdeltoid bursa)(그림 3.4 참조)와 팔꿈치 뒤쪽에 위치하는 팔꿈치머리주머니(olecranon bursa)가 있다. 과도한 사용이나 손상은 윤활주머니를 자극할 수 있다. 만약 염증을 일으킨다면, 윤활주머니염이라고 알려진 질환으로 발전한다.

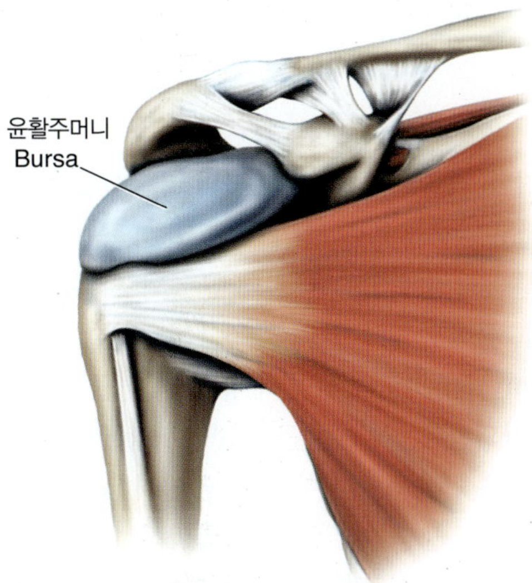

그림 3.4 대표적인 윤활주머니

골격근 해부학(Skeletal Muscle Anatomy)

근육은 여러 가지의 모양과 크기를 나타낸다. 골격근은 신체에서 가장 두드러진 근육의 유형이고, 신체 질량의 60% 정도를 차지할 것이다. 각각의 근육은 많은 층의 섬유들과 근육세포들로 구성된다(그림 3.5 참조). 근육의 크기와 섬유의 배열은 근육이 어떻게 작용을 할 것인지 결정한다. 근육세포는 가늘고 긴 섬유로 구성되는데, 이는 실 모양의 근원섬유를 포함한다. 근원섬유는 액틴과 미오신이라고 부르는 단백질을 가진다. 얇은 액틴잔섬유(actin filament)와 두꺼운 미오신잔섬유(myosin filament)가 자극을 받을 때, 서로를 지나서 미끄러져 근복이 짧아지는 원인이 되는 것이다. 서로를 지나는 잔섬유미끄러짐(filaments sliding)의 과정 또는 교차-연결(cross-bridging)은 복잡한 화학적, 기계학적, 분자학적 활동에 의해 일어나게 된다.

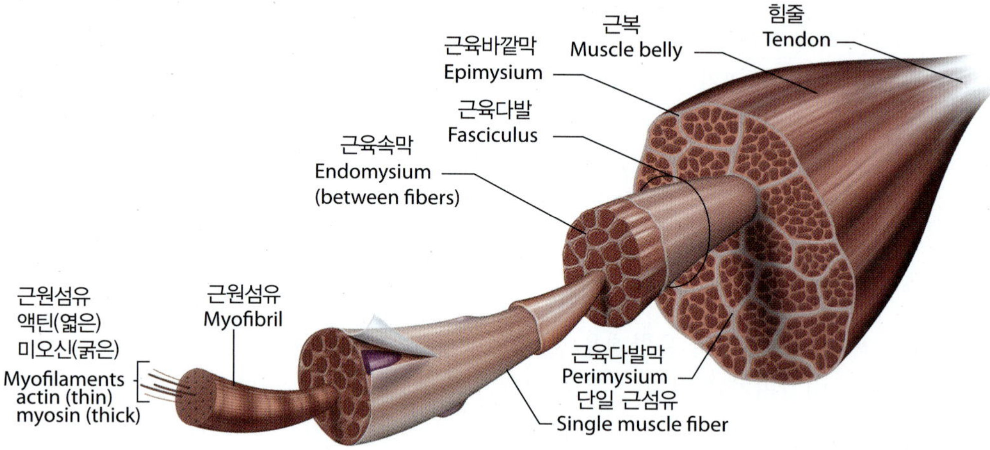

그림 3.5 골격근의 구조

근육의 층들 안에는 여러 가지 유형의 근막이 있거나 결합조직이 있다. 근막은 근육을 한데 모으고 근육과 뼈들을 부착하는 힘줄이 형성되는 끝부분에서 폭이 좁아진다. 또한 근막은 특수화된 조직으로서 떼어 놓으려고 구획을 형성한다. 근막의 바깥층은 전체 근육의 외부를 둘러싸는데, 이를 근육바깥막(epimysium)이라고 한다. 근육바깥막 안의 근육섬유 집단은 근육다발(fascicles)이라고 하는데, 이는 근육다발막(perimysium)에 의해 둘러싸여 진다. 근육다발 안에는 개개의 근육세포들 또는 근육섬유들로 특수화되는데, 이것은 근육속막(endomysium)에 의해서 둘러싸여 진다. 이러한 세 개 층의 결합조직은 근육의 전체에 걸쳐 끊이지 않는다.

좋지 않은 자세, 과사용 증후군, 외상, 감염, 질병, 탈수, 불충분한 영양, 심리학적 요인 그리고 그 외의 영향들은 근막에 유해한 결과를 가져다 줄 것이다. 근막의 건강상태가 나빠질 때에 조직을 제한하거나 속박하는 힘은 잠재적으로 신경, 혈관, 근육, 힘줄, 인대, 뼈 그리고 기관에 영향을 줄 것이다. 이러한 통증성 증상은 종종 X레이, MRIs, CAT 스캔, 척수조영상 그리고 근전도검사와 같은 표준적인 검사에서 나타나지 않는다. 운동선수들은 수년간 그들의 몸에서 근막성 통증을 호소할지도 모른다.

몸에 존재하는 근육섬유의 두 가지 다른 유형은 느린-연축형 Type I 섬유와 빠른-연축형 Type II 섬유이다(그림 3.6을 살펴보세요). 느린-연축형 Type I 섬유는 더 많은 혈액을 공급하고, 더 많은 미토콘드리아(근 수축을 위한 연료를 저장하는 기관)를 가지며, 유산소성 호흡을 이용한다. 따라서 Type I 섬유는 긴 시간 동안에 낮은 수준의 근 수축을 유지할 수 있다. 빠른-연축형 Type II 섬유는 강하고 폭발적인 수축을 일으키지만, 더 적은 혈액을 공급하고, 더 적은 미토콘드리아를 가진다. Type II 섬유는 더 적은 산소를 공급받고 근 수축 시 연료 공급의 서로 다른 과정을 이용하기 때문에, 더 많은 젖산을 생산하고 상당히 빨리 피로를 느끼게 된다.

많은 수의 Type I 섬유는 자세유지근과 긴 시간의 승부를 겨루는 운동선수들에서 발견된다. 스프린터와 같은 운동선수들은 빠른-연축형 근육섬유를 가진다. 사람이 가지는 근육섬유는 유전적 특성에 의해 결정되기 때문에, 대부분의 운동선수들은 그들의 근육섬유의 유형이 선천적으로 순응하려는 스포츠의 유형에 맞게 받아들인다. 스모 레슬링 선수는 마라톤 선수가 가지는 Type I 과 Type II 근육섬유의 양과는 다를 것이다.

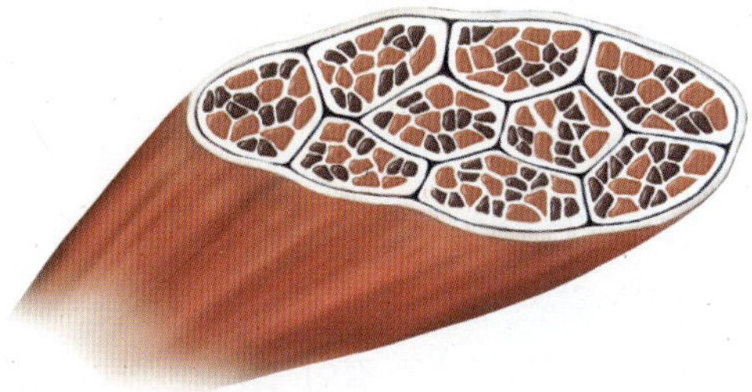

그림 3.6 빠른-연축형(밝은 부분)과 느린-연축형(어두운 부분) 근육섬유

비대와 위축(Hypertrophy and Atrophy)

몸에서 눈에 띄는 특성들 중에 하나가 적응하려는 능력이 있다는 것이다. 근비대나 근육 성장은 근육에 부가된 자극에 대해 반응하기 때문에 일어난다. 근육에 가해지는 기계적 부하는 자극을 일으키는데, 이는 근육에서 적응을 필요로 한다. 일반적으로 첫 4주 동안(또는 8주에 이르기까지)의 운동은 힘을 얻을 수 있지만, 이는 일반적으로 근수축을 일으키는 신경전도성자극(neural-drive-stimulating)의 증가에 의한 결과로서 일어난다. 이 기간 동안에 사람은 근육을 보다 효율적으로 사용하는 방법을 배운다. 하지만 적당한 자극이 계속된다면, 근육섬유들의 단

백질 합성이 변하기 시작한다. 추가적인 수축성 단백질은 현존하는 근원섬유들에서 합성되어 나타난다. 이 성장은 각각의 근육섬유 안에서 일어난다. 따라서 근비대는 각각의 근육세포의 성장에 의한 결과로서 일어난다.

근위축은 근육조직이 죽거나 줄어든 상태이다. 근육조직은 손상, 질병 또는 사용의 부족으로 인해 위축될 수 있다. 근육이 건강한 상태를 지속하기 위해서는 일정한 긴장상태와 가벼운 정도의 자극이 필요하다. 우주비행사가 우주공간에서 긴 기간 동안 생활한 후에 지구로 되돌아왔을 때, 그들은 서 있는 자세에 어려움을 가진다. 우주공간은 중력이 부족하기 때문에, 우주비행사들의 근육은 며칠 후에 쇠약하게 된다. 허리 통증에 권장되는 치료는 몇 주 동안에 침대에 누워 있게 하는 것이었다. 오늘날에 우리는 중력에 대항하는 움직임이 부족하게 되면, 오히려 문제를 악화시킬 뿐이라는 것을 알고 있다. 학자들은 그들이 침대에 누워있는 동안에 매일 3%의 근력을 잃는다고 한다. 만약 여러분이 팔이나 다리가 부러져 몇 주 동안 캐스트를 하고 이것을 제거한 후에 근육을 관찰한 적이 있다면, 여러분은 근육을 사용하지 않으면 위축을 일으킨다는 가장 좋은 예를 경험을 통해 알고 있는 것이다. 캐스트를 한 종아리나 팔의 근육은 건강한 다리와 팔의 근육에 비하여 절반 정도의 크기를 관찰할 수 있을지도 모른다. 근육이 위축되면 운동선수들은 근육의 크기와 힘을 회복하기 위하여 여러 방면의 재활과정을 경험해야 한다. 운동선수들이 건강한 근육조직을 유지하기 위해서는 적당한 자극을 종종 받아야 한다.

근수축의 유형(Types of Muscle Contraction)

수축이라는 용어는 "서로 당기다"라는 의미인데, 이는 근육의 경우에서 그르치기 쉬운 것일 수 있다. 근육이 수축을 하면, 근육은 같은 길이를 유지하거나 혹은 짧아지거나 또는 길어질지도 모른다. 등척성(isometric)이라는 용어는 "같은 길이"를 의미한다. 등척성 수축이 일어날 때, 근육의 길이는 본질적으로 같은 상태를 유지하려고 한다. 등척성 수축의 예는 위팔두갈래근(biceps)의 부풀어 오름을 돋보이게 하려고 구부린 상태로 있으려 하는 것이다.

구심성(concentric) 또는 "가운데를 향하는" 근수축은 근복의 장력이 몸의 분절을 움직이기 위해 저항을 충분히 이겨낼 때 발생된다. 구심성 수축이 일어날 때, 근육의 부착점들은 그림 3.7a에서 보여준 것과 같이 서로를 향하여 움직인다. 그 예는 위팔두갈래 컬(biceps curl)을 수행할 때인데, 이는 여러분이 여러분의 팔꿈치가 펴진 채로 여러분의 손에 무게가 주어지게 한 이후에 여러분의 팔꿈치를 구부리려고 여러분의 위팔두갈래근을 수축하여 여러분의 어깨 쪽으로 무게를 가져오도록 하는 것이다.

원심성(eccentric) 또는 길어지는 수축은 근육이 수축할 때에 부착점들이 서로 멀어지려는 움직임이 나타나는데, 이는 그림 3.7b에서 보여준 것과 같다. 원심성 수축의 예는 리버스 위팔두갈래 컬(reverse biceps curl)이다. 여러분은 여러분의 팔꿈치를 구부려 여러분의 어깨에서 여러분의 손에 무게가 주어진 채로 시작한다. 여러분은 여러분의 팔꿈치가 완전하게 펴질 때까지 여러분의 어깨로부터 멀어지게 무게를 천천히 움직인다. 여러분의 팔에 있는 위팔두갈래근은 팔꿈치가 천천히 펴질 때 길어지게 된다. 운동선수는 들기 운동에서 일부의 원심성 수축을 의도적으로 수행하는데, 이 활동은 부정적인 현상으로서 알려져 있다.

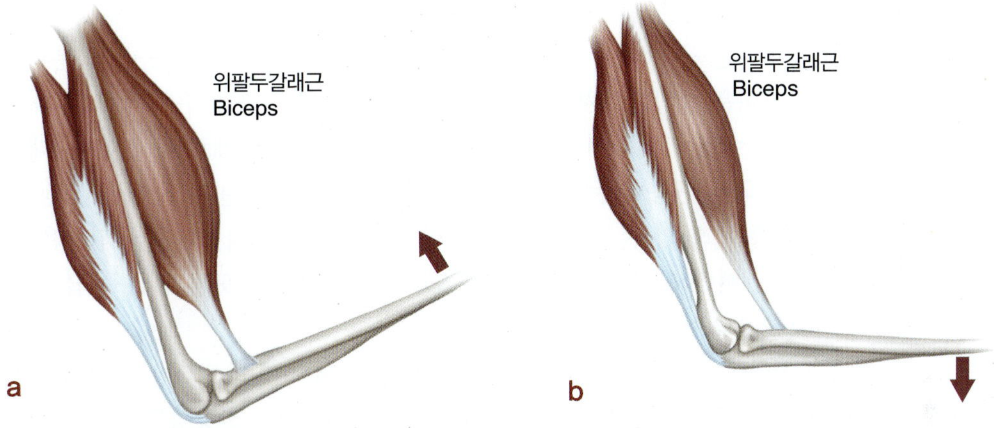

그림 3.7 위팔두갈래근(biceps)은 컬(curl) 동작에서 구심성 수축(a) 리벌스 컬(reverse curl)에서 원심성 수축(b)을 일으킨다.

근육성 문제(Muscle Problems)

여러 가지의 상황들은 근육조직에 유해한 결과를 가져다 줄 수 있다. 근육에서 무엇이 문제를 일으키는지에 관한 학습은 트레이너가 근육을 어떻게 처치해야 하는지를 이해하는데 도움을 준다.

지연성 근육통(Delayed Onset Muscle Soreness)

운동선수들은 여러 번에 걸쳐 손상이나 개인적인 이유로 인하여 긴 기간 동안 트레이닝을 할 수 없게 된다. 긴 휴식기 이후의 신체 활동에서 돌아오면 운동선수들의 근육에 무슨 일이 일어날까? 지연성 근육통(DOMS)이라는 용어는 신체 활동에서 돌아온 이후에 근육이 왜 아픈지를 설명하기 위해 사용된다. 좋고 건강한 운동은 근육을 자극한다. 근육에 잠시라도 자극을 가하지 않는다면, 조직에서 미세외상이 발생한다. 몸은 급성 외상의 초기 단계에서 항상 부어오른다. 근육조직에서 종창으로 인한 추가적인 압력은 근육으로 향하는 신경에 흥분을 일으키는 것으로 생각된다. 손상의 급성단계는 약 48~72시간 동안 지속되기 때문에, 근육은 2~3일 동안 통증을 느끼게 된다. 이상한 일은 건강하고 강한 사람조차도 그들이 활동을 바꾸어 다른 근육 집단들을 사용할 때에 이 통증성 적응을 종종 경험한다. 야구선수가 미식축구를 하게 되면, 지연성 근육통을 경험할지도 모른다. 다행히, 이 적응의 진행은 운동 시에 매번 일어나지 않고, 단지 신체 활동에서 돌아온 이후 대개 2~3일간 지속된다.

긴장(Strains)

긴장은 근육섬유가 찢어지는 근육의 손상이다. 긴장은 손상의 심각성에 따라 등급을 분류하게 된다. 1-등급 긴장은 가벼운 손상으로써 근육의 운동범위나 힘에 영향을 주지 않는다. 대부분의 1-등급 긴장은 운동선수가 인식하지 못하기 때문에 처치하지 않는 채로 두게 된다. 때로는 1-등급 긴장은 더 큰 자극이 근육에 주어질 때 2-등급 긴장으로 진행된다. 2-등급 긴장은 중간 정도의 손상으로써 통증, 힘의 손실 및 운동범위의 감소를 일으킨다. 3-등급 긴장은 가장 심각한 손상이고, 근육이 뼈에서 완전히 분리되는 결과를 초래할지도 모른다. 3-등급 긴장은 근육을 재부착하기 위한 수술이 요구된다.

스포츠마사지의 목적 중 하나는 근육의 긴장을 예방하는 것이다. 근육조직은 정기적이고 효과적인 스포츠마사지로 인하여 신장성, 유연성 및 수축성을 유지한다. 신장성은 손상을 일으키지 않고 늘어났다가 정상적인 안정 길이로 돌아오는 근육의 능력이다. 유연성은 손상을 일으키지 않고 안정 길이의 1.5배에 이르기까지 길어지는 근육의 능력이다. 수축성은 손상을 일으키지 않고 안정 길이의 절반에 이르기까지 짧아지는 근육의 능력이다. 건강한 근육조직은 운동선수들이 트레이닝을 하거나 경쟁을 할 때에 반동하고, 늘어나며, 수축해야 한다. 마사지는 이러한 모든 특성들을 향상시킨다.

염좌와 경련(Spasms and Cramps)

근육경직은 근육이 정상적인 안정 길이로 돌아오지 못하는 근육섬유의 기능부전이다. 근육염좌는 몸의 어떤 근육에서 언제든지 일어날 수 있다. 실제로 대부분의 사람들은 많은 근육들이 염좌된 상태로 매일 걷고, 앉아 있으며, 서 있다. 근육의 상당한 섬유들이 염좌되면, 근육은 짧아지고 제 기능을 하지 못하는데, 이러한 증상을 경련이라고 한다. 경련은 골격근의 불수의성, 발작성, 통증성 수축을 말한다. 근육염좌와 경련은 스트레스, 과사용, 탈수, 전해질의 불균형, 낮은 수준의 미네랄과 척추원반 탈출증 및 질병과 같은 손상에 의한 다양한 이유로 일어난다.

운동선수들은 수영, 달리기나 자전거 타기를 하는 동안 특히 다리에서 종종 염좌를 경험한다. 다리에서 일어나는 경련은 종종 "charley horses(미국 구어로서 운동선수에게 발생되는 쥐 또는 근육 경직을 의미함)"와 관련된다. 대부분의 이러한 경련의 유형은 활동 수준, 스트레칭 및 마사지에 의해 감소됨으로써 그 증상이 완화될 것이다. 운동선수들에서 근육염좌와 경련이 일어나는 그 외의 일반적인 곳은 등을 구부리고 펴게 하는 척추세움근이다. 척추세움근의 주요한 작용은 앉거나 서 있을 때 몸을 곧은 자세로 유지하는 것이다. 이러한 근육들은 좀처럼 휴식

통증–경련–통증의 순환기(Pain Spasm Pain Cycle)

통증–경련–통증의 순환기를 이해하는 것은 트레이너가 운동선수의 근육 통증을 감소시키거나 제거하는데 도움이 될 것이다. 통증은 일반적으로 근육에서 어떤 과민성 자극에 의해 시작된다. 이 과민성 자극은 물리적인 외상, 감염, 감성적인 긴장이 원인이 되어 나타날 것이다. 조직이 과민성 자극에 노출될 때, 운동선수는 통증을 느끼고 근육의 긴장이 증가한다. 근육의 긴장이 증가하면, 조직에서 부종이나 종창을 형성하게 된다. 이 종창은 혈액의 흐름을 감소시키는데, 이는 조직에서 염증을 일으키는 신진대사의 노폐물을 형성하는 원인이 된다.
또한 혈액의 흐름이 감소하는 것은 세포에 도달하는 산소의 양을 감소시키는데, 이를 국소 허혈(ischemia)이라고 한다. 염증은 조직에서 섬유성 반응의 원인이 되는데, 이는 근육의 신장을 한정되게 하고 관절의 움직임을 제한하며 근막을 짧게 만드는 것이다. 운동선수는 통증을 호소하고 있는 상태에서 몸의 일부를 움직이려고 할 때, 곧 바로 더 큰 통증을 느끼고 움직이려 하면 할수록 그 정도는 증가한다. 부드러운 마사지와 움직임은 통증–경련–통증의 순환기를 끊어지게 할 수 있다.

의 기회를 갖지 않는다. 척추세움근이 더할 나위 없이 일을 했다면, 누웠을 때 등 근육들은 이완되고 부드러워질 것이다. 하지만 여러분이 누워 있는 보통 사람의 등 근육들을 만졌을 때, 근육들이 단단하고 밧줄과 같은 느낌을 받게 된다. 때로는 근육들이 너무 단단하여 스틸 케이블처럼 느껴지기도 한다.

격렬한 트레이닝 후에 근육의 길이와 폭은 마사지와 스트레칭에 의해 회복될 수 있다. 마사지와 스트레칭을 하지 않고 오랜 시간의 힘이 드는 운동은 더 적은 근수축의 효율성, 운동범위의 감소, 더 적은 파워, 통증 및 더 큰 손상의 가능성에 이르게 한다. 트레이너는 항상 운동선수가 마사지 테이블에 누워있는 동안에 경련이 일어날 것이라는 가능성에 대해 알고 있어야 한다. 대부분의 경련은 치료적인 스트레칭을 적용함으로써 경감시킬 수 있지만, 운동선수가 하나의 근육집단 이상에서 경련을 일으키면 의학적인 주의를 기울여야 할 것이다. 하나의 근육집단 이상에서 일어나는 경련은 심한 탈수의 증상일 수 있는데, 이는 적합한 의료요원에게 의뢰해야 한다.

손상과 흉터 조직(Injuries and Scar Tissue)

근육세포가 부상으로 인해 손상될 때, 죽거나 영구히 사라진다. 근육세포는 유전학적으로 성장에 관련하는 세포를 대치하는 것이 너무 복잡하기 때문에, 사람의 몸은 흉터조직을 생성하는 능력이 발전하게 되었다. 흉터조직은 세포가 손상될 때 형성되기 시작하고, 세포벽의 내용물이 갈라진 틈새를 채우게 된다. 세포벽 안에 존재하는 건강한 단백질은 종창 안의 수분을 흡수한다. 일반적으로 종창은 흉터조직의 형성에 필요한 토대를 제공하기 위해 손상의 초기 5분 내에 발생하지만, 손상된 부위에서 부어오름을 계속적으로 일으킨다. 과도한 종창은 저산소증(hypoxic injury)이라고 말하는 2차성 세포 손상의 원인이 될 수 있는데, 이는 최초의 손상보다 더 심한 손상을 줄 수 있다. 저산소증은 산소가 손상된 주변의 건강한 세포에 도달하지 않기 때문에 일어난다.

손상된 부위에 냉의 적용은 손상의 급성단계 동안에 아주 중요한데, 이는 산소의 필요성이 감소된 낮은 신진대사의 상태로 건강한 세포를 놓이게 함으로써 도움을 주기 위한 것이다. 냉은 건강한 세포의 신진대사를 낮추기 위해 손상된 부위에 최소 30분 정도 적용할 필요가 있다. 건강한 세포의 신진대사가 감소될 때, 세포들은 살기 위해 더 적은 산소를 필요로 한다.

손상 직후에 대식세포(macrophage)라고 불리는 백혈구가 죽은 세포의 조직을 에워싸고 이를 없애기 시작한다. 이 과정은 손상된 부위 주변에서 감지할 수 있는데, 이는 건강한 조직 주위보다 따뜻해지기 때문이다. 대식세포의 임무가 끝난 후에, 단백질 가닥을 서로 묶고 손상된 부위의 분비액 내에 그것들을 삽입한다. 이러한 단백질은 서로를 탐지해내고 흉터조직을 형성하는 토대가 된다. 단백질 가닥이 형성됨에 따라 손상된 근육은 근육섬유의 방향에 맞추어 가닥을 배열하기 위해 적당한 운동범위를 획득해야 한다. 흉터조직이 형성되기 시작하면, 인접한 부위로 합쳐져 모든 조직을 달라붙게 할 수 있고 흉터로 인하여 적절한 움직임을 제한할 수 있다. 흉터는 추가적인 과민성 자극상태나 재손상을 일으키는 원인이 될 수 있다.

손상이 일어난 부위에 부드러운 심횡 마찰법(cross-fiber friction)을 적용하는 것은 흉터조직이 부드럽게 형성되고 더 유연하게 되도록 돕는다. 손상된 근육을 움직이는 것은 근육섬유가 움직이는 방향에 맞추어 흉터조직을 배열하도록 돕는다. 심횡 마찰법 이후에 냉을 적용하는 것은 손상된 부위의 과도한 염증을 예방한다.

흉터조직 형성의 마지막 단계 중 하나는 몸에서 더 큰 내구력을 갖게 하려고 흉터조직 안으로 바탕질(ground substance)을 삽입할 때 일어난다. 근육 좌상의 발병 이후 흉터조직이 재손상 없이 여러 방면에 걸치는 근육성 수축을 견디기에 충분할 만큼 건강하게 되려면 6~8주의 기간을 필요로 할지도 모른다.

관절의 움직임(Joint Movement)

골격근은 이동이나 움직임을 제공하기 위해 관절 위를 가로지른다. 관절에서 어느 한쪽의 근육들이 수축하여 짧아질 때, 관절을 움직이게 하려면 반대쪽의 근육들이 억제되어 늘어나야 한다(그림 3.7(39쪽을 참고하세요). 관절은 수축된 근육의 방향으로 움직인다. 부드럽고 조절된 운동은 관절을 가로지르는 구심성과 원심성 근육들 사이에서 협응된 수축이 요구된다. 관절을 반대방향으로 움직이려면, 지금까지 억제된 근육이 수축하고 수축된 근육이 억제되어야 한다. 근수축은 가속을 일으키려고 신체 움직임의 속도를 올리거나 감속을 일으키려고 신체 움직임의 속도를 낮추기 위해 일어날 수 있다. 가속과 감속 모두 근육들에 추가적인 자극을 가한다. 가속이나 감속 동안에 추가적인 자극은 운동선수들에서 좌상이나 근육 손상을 종종 일으키게 한다.

관절을 당기는 근육의 힘은 근수축에 의해 발생된다. 수축에 의해 발생된 힘의 양은 동원되는 섬유의 수에 달려있다. 예를 들어, 여러분이 한 손으로 볼링공을 쥐고 다른 한 손으로 볼펜을 쥐고 있다면, 여러분은 각각의 팔에서 근육을 수축하기 위해 동원되는 섬유의 양에 차이를 느낄 수 있어야 한다.

운동학(kinesiology, 인체의 운동에 관한 연구)의 분야는 관절에서 여러 가지의 근육 작용을 설명하기 위하여 작용근(agonist), 대항근(antagonist), 협동근(synergist) 및 안정근(stabilizer)의 4가지 용어를 사용한다. 몸에서 어떤 관절이 운동범위를 따라 움직일 때, 이 운동에 처음으로 반응하는 근육을 '작용근' 이라고 한다. 각각의 작용근은 항상 반대방향에서 일을 하는 근육을 가지는데, 이를 '대항근' 이라고 한다. 운동범위를 따라 운동을 보조하는 근육은 '협동근' 이라고 하며, 관절이 고정되게 잡아주는 근육을 '안정근' 이라고 한다. 몸에서 관절 위를 가로지르는 근육은 달기기, 점핑이나 던지기와 같은 어떤 일정한 스포츠 활동을 위하여 네 가지 작용 중 하나를 수행해야 하고 신체가 운동범위를 따라 움직일 때 그 작용들은 변한다.

대부분의 운동선수들은 관절이 운동범위를 따라 움직일 때, 반대쪽의 근육집단들에서 발생되는 내적 저항을 인식하지 못하고 피로해지기 시작한다. 더 큰 피로는 더 심한 경직이 있다는 것이다. 더 큰 근육경직은 더 큰 저항이 운동선수의 몸에서 관절을 가로지르고 있다는 것이다. 스포츠마사지를 적용하는 이유 중 하나가 몸에서 관절 위를 가로지르는 근육집단 내의 긴장을 감소시키는 것이다. 운동선수는 완전한 운동범위를 힘들이지 않고 수행할 수 있어야 한다. 운동선수들이 통증이 없는 운동의 자유도(freedom)를 가질 때, 그들은 트레이닝을 즐길 수 있고 더 경쟁적으로 된다.

근육 접합(Muscle Pairings)

트레이너는 각각의 관절 위를 가로지르는 한 쌍의 근육들 중에서 어느 한쪽의 근육이 더 강하다는 것을 알아야 한다. 근육은 관절의 어느 한쪽이 상대적으로 강하다면, 관절의 운동범위는 항상 더 강한 근육집단의 방향으로 짧아지려는 경향이 있을 것이다. 만약 스포츠의 유형이 관절의 반복적인 운동을 필요로 한다면, 관절을 가로지르는 더 약한 근육은 더 빨리 피로해질 것이다. 근육이 피로해짐에 따라 더 약한 근육(약성 근육, weaker muscle)은 경직을 일으키고 결국에는 경련을 유발하려는 경향을 가진다. 관절을 가로지르는 더 강한 근육(강성 근육, steronger muscle)은 경직성 근육을 당기려 할 것인데, 이는 근육 좌상을 일으키는 원인이 된다. 표 3.2는 여러 가지의 관절에서 상반되는 근육들에 대한 강성 근육과 약성 근육들의 목록을 제시하고 있다.

표 3.2 관절들에서 강성과 약성 근육들

강성 근육들(Stronger muscles)	약성 근육들 (Weaker muscles)
종아리 근육들(장딴지근과 가자미근) Calf muscles(gastrocnemius and soleus)	정강이 근육들(앞정강근) Shin muscles(tibialis anterior)
앞넙다리 근육들(넙다리네갈래근) Anterior thigh muscles(quads)	뒤넙다리 근육들(뒤넙다리근) Posterior thigh muscles(hamstrings)
엉덩이 폄 근육들(큰볼기근) Hip extensor(gluteus maximus)	엉덩이 굽힘 근육들(허리근들과 엉덩근) Hip flexors(psoas and iliacus)
등 근육들(척추세움근) Back muscles(erector spinae)	배 근육들(배곧은근과 배빗근들) Abdominal muscles(rectus abdominis and obliques)
가슴 근육들(큰가슴근) Chest muscles(pectoralis major)	가운데등(가운데등세모근과 마름근들) Midback(middle trapezius and rhomboids)
어깨의 안쪽돌림 근육들(넓은등근, 큰원근, 큰가슴근, 어개밑근 및 앞어깨세모근) Internal rotators of the shoulder (latissimus dorsi, teres major, pectoralis major, subscapularis, and anterior deltoid)	어깨의 가쪽돌림 근육들 (가시아래근, 작은원근 및 뒤어깨세모근) Lateral rotators muscles of the shoulder (infraspinatus, teres minor, and posterior deltoid)
팔꿈치 굽힘 근육들(위팔두갈래근과 위팔근) Elbow flexors(biceps and brachialis)	팔꿈치 폄 근육들(위팔세갈래근) Elbow extensors(triceps)
아래팔 굽힘 근육들(Forearm flexors)	아래팔 폄 근육들(Forearm extensors)
아래팔 뒤침 근육들(Forearm supinators)	아래팔 엎침 근육들(Forearm pronators)
손목 굽힘 근육들(Wrist flexors)	손목 폄 근육들(Wrist extensors)

관절을 가로지는 강성 근육에 대비하여 약성 근육을 이해하는 것은 트레이너가 운동선수들을 위한 적합한 스트레칭과 근력강화 프로토콜을 제안하기 위해 필요하다. 대부분의 경우에 트레이너는 단축성 근육과 강성의 약한 근육에 강한 스트레칭을 필요로 할 것이다. 다른 한편으로 트레이너는 어깨에서 손상을 예방하기 위해 가쪽돌림근들의 근력강화와 스트레칭을 항상 필요로 한다. 가쪽돌림근들은 안쪽돌림근들에 비해 항상 더 약하고 단단하다.

관절을 가르는 강성 근육에 대비하여 약성 근육을 이해하는 것에 대한 또 하나의 중요한 점은 자세와 근육조직의 건강에 어떻게 영향을 미치는지에 대한 그 관계를 아는 것이다. 몸통에서 앞쪽의 큰가슴근(pectoralis major)은 뒤쪽의 중간등세모근(middle trapezius)과 마름근(rhomboid)에 비해 항상 더 강하다. 몸의 앞쪽에 있는 근육의 짧아짐은 뒤쪽에 있는 근육을 늘이는데, 이는 몸통에서 둥근어깨자세(rounded shoulder position)를 일으키는 주요 원인이다. 근육들은 긴 기간 동안에 짧아진 자세를 유지하든지 늘어난 자세를 유지하든지, 어떤 자세도 기능적이지 않다. 짧아진 가슴근의 충혈과 지속되는 늘어남에 의해 팽팽해진 가운데등세모근과 마름근은 근육으로 혈액의 흐름을 감소시킨다.

혈액 흐름의 만성적인 감소는 근육에서 신진대사성 노폐물의 생산을 축적하는 원인이 될 수 있는데, 이는 근육조직에서 통증유발점(trigger point)을 형성하는 주요 원인이다. 통증유발점은 근육조직에서 압통의 국소화된 부위이고, 눌려질 때 통증의 유발하는 원인이 되지만 통증을 유발하는 실제 근원은 인접한 부위에서 느껴질지도 모른다. 이러한 통증의 발생은 연관통(referred pain)으로 알려져 있고, 각각의 근육은 관련성 패턴의 통증을 가진다. 일부의 패턴은 근육의 발통점에서 국소화 되고, 일부는 통증유발점에서 먼쪽 부위에 나타난다. 몸에서 각각의 근육은 여러 가지의 방사통과 더불어 다수의 통증유발점을 형성할 수 있다. 짧아진 자세나 늘어난 자세, 어느 쪽이든 이 자세로 의해 일정하게 되풀이되는 스트레스는 긴 기간 동안에 걸쳐 병들게 하는 원인이 될 수 있다. 트레이너는 몸에서 근육 균형의 중요성을 알 필요가 있다. 몸에서 앞뒤로, 양옆으로 그리고 돌림근육들에 대한 건강한 근육성 균형을 유지하는 것은 근육의 건강을 위하여 결정적인 것이다.

골근부착부질병(enthesopathy)은 근-힘줄 접합부 또는 힘줄과 인대가 뼈나 관절주머니에 부착하는 부위에서 진행되는 질병이다. 골근부착부질병은 국소적인 압통에 의해 특징을 지우고, 머지않아 골근부착부염(entheistis)으로 발전할지도 모른다. 골근부착부염은 외상성 질병으로서 근육의 정지부에서 발생하는데, 이곳에 되풀이하여 발생하는 근육의 자극은 염증을 유발하여 섬유증과 석회화를 일으킨다.

(계속)

운동범위(Ranges of Motion)

몸에서 각각의 관절은 일정한 수의 운동범위를 나타낸다. 표 3.3은 관절에서 일어나는 일반적인 운동이나 움직임의 범위에 대한 설명을 제공한다. 관절은 양쪽 방향으로 항상 일을 해야 되기 때문에 각각의 관절을 위한 운동범위의 수는 같은 수를 항상 나타낼 것이다. 다음은 몸에서 주요 관절들과 관절들이 지나는 운동범위의 유형과 수에 대하여 설명하고 있다.

- 발가락 – 4개의 운동범위: 굽힘, 폄, 벌림 및 모음

표 3.3 관절의 움직임들

동작	움직임	보기
굽힘(Flexion)	구부리는, 관절을 접을 수 있는	팔꿈치는 푸쉬-업(push-up)의 시작에서 구부려진다.
폄(Extension)	관절이 일직선을 이루는	팔꿈치는 푸쉬-업 시에 곧게 펴진다.
벌림(Abduction)	가운데로부터 멀어지는	팔과 다리는 점핑 잭(jumping jack) 시에 몸으로부터 멀어진다.
모음(Adduction)	가운데를 향하는	팔과 다리는 점핑 잭 시에 몸 쪽으로 움직인다.
가쪽돌림 (External rotation)	바깥쪽으로 회전하는	어깨 관절은 야구공을 던지기 위해 바깥쪽으로 회전한다.
안쪽돌림 (Internal rotation)	안쪽으로 회전하는	어깨 관절은 엉덩이 위에 손을 놓기 위해 안쪽으로 회전한다.
안쪽들림(Inversion)	발바닥을 안쪽으로 돌리는	발목을 안쪽으로 구른다.
가쪽들림(Eversion)	발바닥을 바깥쪽으로 돌리는	발목을 바깥쪽으로 구른다.
뒤침 (supination)	손바닥이 얼굴 위쪽을 향하여 아래팔을 돌리는	아래팔은 드라이버를 사용하여 나사를 죄이기 위해 (일반적으로)얼굴 위쪽을 향하여 돌린다.
엎침 (Pronation)	손바닥이 얼굴 아래쪽을 향하여 아래팔을 돌리는	아래팔을 드라이버를 사용하여 나사를 풀기 위해 (일반적으로)얼굴 아래쪽을 향하여 돌린다.
발바닥굽힘 (Plantarflexion)	발로 점을 찍는	캐프 레이즈를 수행할 때 지면을 향하여 점을 찍는
발등굽힘 (Dorsiflexion)	발을 구부리는	발꿈치로 버티어 뒤쪽으로 흔드는, 앞쪽발을 들어올리는

출처: J. G. Haas, 2010, *Dance anatomy* (Champaign, IL: Human Kinetics), 3.

- 발목 – 4개의 운동범위: 발등굽힘, 발바닥굽힘, 안쪽들림, 가쪽들림
- 무릎 – 4개의 운동범위: 굽힘, 폄, 안쪽돌림 및 가쪽돌림
- 엉덩이 – 6개의 운동범위: 굽힘, 폄, 벌림, 모음, 안쪽돌림 및 가쪽돌림
- 척추 – 6개의 운동범위: 굽힘, 폄, 오른쪽 돌림, 왼쪽 돌림, 가쪽굽힘(오른쪽 굽힘 또는 왼쪽 굽힘)
- 어깨뼈 – 6개의 운동범위: 올림, 내림, 내밈, 뒤당김, 위쪽돌림 및 아래쪽돌림
- 어깨 – 6개의 운동범위: 굽힘, 폄, 벌림, 모음, 안쪽돌림, 가쪽돌림
- 팔꿈치 – 2개의 운동범위: 굽힘과 폄
- 아래팔 – 2개의 운동범위: 뒤침과 엎침
- 손목 – 4개의 운동범위: 굽힘, 폄, 벌림(노쪽굽힘) 및 모음(자쪽굽힘)
- 손가락 – 4개의 운동범위: 굽힘, 폄, 벌림 및 모음(손은 발이 할 수 없는 움직임을 일으킬 수 있다. 손에서 엄지와 새끼는 서로 만나고 접촉하기 위해 구부릴 수 있는데, 이 운동범위를 맞섬(opposition)이라고 부른다.)

몸에서 주요 관절의 운동범위를 모두 이해하는 것은 운동선수의 몸에서 적합한 기능을 평가할 수 있는 첫 단계의 하나이다. 트레이너는 관절이 움직일 수 있는 각각의 방향을 아는 것이 필요하고, 운동범위를 따라 얼마만큼 움직이는지 알아야 한다. 비록 관절에서 과도한 운동범위는 심각한 문제를 일으킬 수 있지만, 운동선수의 수행력을 향상시키고 손상을 예방하도록 도움을 줄 수 있는 주요 요소는 운동범위를 최대화하는 것이다. 너무 많은 유연성을 가지는 관절은 불안정하게 될 것이고 쉽게 긴장해질 것이다. 만약 인대가 늘어났다면, 관절 위를 가로지르는 근육은 관절에서 긴장을 예방하도록 도움을 주기 위해 강화되어야 한다.

질적인 접촉과 조직의 감촉 (Quality Touch and Tissue Texture)

트레이너들 상호간에 실시한 조사에서 이런 질문을 던졌다. "한 트레이너가 다른 트레이너로부터 받는 마사지가 좋은 시술이 될 것인지를 알기 위해 얼마나 오래 걸리느냐?", "몇 초 내에"라고 대답한다, 그 결과는 마사지에 친숙하지 않은 사람들에게 놀랄 만한 것처럼 보일지도 모른다. 하지만 숙련된 트레이너는 즉각적으로 질적 접촉을 분별하고 판단하여 알 수 있다.

질적인 접촉은 오랜 경험에 의해 이뤄진다. 트레이너는 효과적인 마사지를 하려면 인체 해부학을 알아야 하지만, 질적인 접촉은 많은 관심과 기술을 시행함으로써 찾아온다. 운동선수들이 여러 명의 트레이너에게 마사지를 받을 때, 운동선수들은 접촉의 질을 서로 비교하지 않을 수 없다. 접촉의 질은 나이나 실습 혹은 높은 수준의 교육에 달려있지 않다. 이따금, 접촉의 질은

어느 특정한 사람이 하늘에서 부여받은 선물과도 같은 것이다. 트레이너는 교육과 실습에 의해 질적인 접촉을 나아지게 할 수 있지만, 일부의 사람은 바로 시작부터 질적인 접촉을 지닌다.

질적인 접촉의 일부는 트레이너의 열정으로부터 이뤄진다. 다른 부분은 운동선수의 몸을 감지하는 트레이너의 능력과 적합한 마사지 기술을 시행함으로써 이뤄진다. 건강한 근육이든 기능부전성 근육이든, 근육은 어떤 일정한 느낌과 감촉을 가지고 있다. 조직의 감촉을 느끼고 지각할 수 있다는 것은 효과적인 마사지를 제공하는데 결정적인 것이다.

건강한 근육조직은 어떤 느낌이 들까? 그 대답은 단순하다. 건강한 근육조직은 부드럽고 안정되어야 한다. 건강한 근육의 중요한 특성은 신장성, 유연성 및 수축성이다. 건강한 근육의 특성은 보다 더한 탄성을 지니는 반면에 건강하지 않은 근육은 보다 더한 가소성을 지닌다. 훌륭한 트레이너는 근육조직에서 가소성의 느낌을 지각하고 더 건강한 탄성의 정도를 회복하기 위한 노력을 하려고 한다.

조직에는 약간의 다른 유형의 촉감을 있는데, 트레이너는 이를 지각할 수 있어야 한다. 근육에서 손상이 발생하였을 때, 조직에서는 종창이 항상 뒤를 따른다. 조직에서 과도한 체액은 일반적으로 근육을 흐늘흐늘하고 푹신하게 느끼도록 만든다. 단지 근육의 몇 가닥이 손상될 때, 근육에서 기타 줄이 끊어진 것과 같이 실오라기처럼 늘어나는 느낌을 갖는다. 온전한 근육이 아프거나 과도하게 사용될 때, 이 근육은 두꺼워지고 유연하지 못한 느낌을 갖게 한다. 근육이 뼈로부터 분리될 때, 그들은 뽀빠이 효과(Popeye effect)를 만들어내면서 뒤범벅이 될 것이다.

트레이너는 감촉을 이해하는 것 외에 근육이 어떻게 층을 이루는지 알 필요가 있다. 그 예로 몸에서 등의 가운데 부위를 들고자 한다. 트레이너가 접촉하는 첫 조직은 피부이다. 피부에서 따뜻한지, 차가운지, 건성인지, 지성인지, 뻣뻣한지 또는 두꺼운지를 느낄 수 있다. 조직의 그 다음 층은 가운데 등세모근일 것인데, 이 근육의 섬유는 척추에 대하여 수평적으로 배열된다. 가운데등세모근 아래의 근육조직 층은 마름모근이다. 마름모근의 섬유는 척추에 대하여 45° 의 각도로 배열된다. 마름모근 아래의 근육조직 층은 척추세움근이며, 이 근육의 섬유는 척추에 대하여 수직적으로 배열된다. 마사지를 시행하는 동안에, 트레이너는 각각의 근육에 적합한 마사지 기법을 결정하기 위해 근육의 감촉과 조직의 섬유 배열을 지각한다.

제 4 장

경기 전 마사지 계획 (Preevent Massage Planning)

경기 전 마사지의 주요 목적은 선수가 경기장에서 시합이나 운동을 준비하는데 도움을 주기 위해서이다. 경기 전 마사지는 결코 선수의 준비운동으로 대체되는 것을 의미하지 않는다. 마사지의 속도는 항상 경쾌하고 리드미컬해야 하고, 15분 이상 지속돼서는 안된다. 마사지는 선수가 스포츠 활동에 사용하는 근육을 목표로 한다. 상피조직을 따뜻하게 하고, 스포츠에 사용되는 근육으로의 혈류를 증가시키고, 관절을 적절한 가동범위에 걸쳐 움직이고, 선수의 신체에 가해지는 어떠한 긴장도 완화시키고, 시합 전 심리적인 상승을 부여해야 한다. 영화 록키의 한 장면에서, 록키는 필라델피아 예술 박물관 입구 앞에서 운동 중 하나로 72계단을 오른다. 이때 주제곡이 배경으로 크게 연주된다. 일부 관객 중에는 이 장면을 보는 것만으로 가슴이 벅차 오르기도 한다. 이러한 감정은 경기 전 마사지로 선수들에게 부여하고자 하는 심리적인 상승의 한 예가 된다.

마사지 처치는 선수의 신체 중 아프거나 통증이 심한 부위에 너무 많을 신경을 쓰지 않도록 실시되어야 하고, 조직에 자극이나 염증을 유발할 수 있는 기술을 적용하는 것을 피해야 한다. 느리고 긴 활주법은 선수를 차분하게 진정시키기 때문에 경기 전 마사지에는 절대 포함시켜서는 안된다. 경기 전 마사지의 목적은 운동선수의 몸을 자극하고 선수가 최상의 운동수행을 하도록 고무시키는 것이다.

경기 마사지의 계약(Contracting for Event Massage)

스포츠 경기 전 마사지를 제공하기 위한 첫 단계는 후원기관으로부터 시합에서 마사지를 할 수 있는 권리를 확실히 해두는 것이다. 마사지 트레이너는 바로 시합에 나와서, 마사지 테이블을 설치하고, 선수를 마사지 할 수 없다. 보통은 계약서 작성을 통해 후원 기간과 시합에서 마사지를 제공하는 당사자 간에 계약을 한다. 이 수기 계약서에는 시합에서 마사지를 수행하는데 필요한 기관 면허를 법적 의무사항으로 요구한다. 프로팀과 대학팀들은 보통 연중 시합 내내 트레이너가 동행한다. 대부분의 주에서는 스포츠팀과 동행하는 트레이너에 대해 면제조항을 갖는다. 일부 개인선수나 팀의 경우 후원기관이 선수와 팀 구성원을 위해 트레이너를 고용하기도 한다. 팀은 시합을 위해 텐트를 설치하고, 트레이너는 오로지 후원하는 팀의 구성원만을 위해 텐트에서 일하게 된다.

시합에서 전문적인 방법으로 마사지를 제공하는 데는 많은 계획이 필요하다. 계약은 다음과 같은 시합에서 제공되는 마사지에 대한 모든 주요 고려사항을 포함해야만 한다.

- **몇 일 동안 시합이 이루어지는가?** 시합이 오래 지속될수록 마사지를 제공하는 트레이너의 수가 보다 많이 필요하기 때문에, 시합기간을 아는 것이 중요하다. 선수들이 필요할 때 경기 전 마사지를 가능하도록 해주는 것이 마사지 성과에 매우 결정적이다. 대부분의 운동선수는 15분의 경기 전 마사지를 받기 위해 오랜 시간을 서성이며 기다리는 것을 원치 않을 것이기 때문에, 얼마나 많은 트레이너가 필요한지를 아는 것이 적절한 마사지를 제공하는 데 필수적이다.

- **얼마나 많은 선수들이 시합에 나서고, 몇 시간 동안 마사지가 제공되어야 하는가?** 많은 트레이너들이 적절한 서비스를 제공하는데 필요한지는 하루에 몇 시간 동안 마사지가 가능한지와 얼마나 많은 선수가 시합에 나가게 되는지에 달려 있다. 더욱이, 스포츠 시합이 하루 종일 계획되어 있다면, 트레이너들은 미리 도착하여 경기 전 마사지를 준비해야만 한다. 선수가 하루에 여러 번 시합에 나간다면, 트레이너는 경기 사이와 경기 후(5장 경기 후 마사지에서 보다 자세히 알아보자)에 모두 필요하다.

- **어디서 마사지가 이루어지는가?** 마사지가 실외에서 이루어진다면, 시합날의 날씨가 중요해진다. 시합이 춥거나, 비가 오거나 혹은 매우 덥거나 건조한 날에 있을 수 있다. 위에 지붕이 없다면 선수는 마사지를 받기 위해 직사광선 아래에 누워야 하거나 땀이 비 오듯 내려서 흠뻑 젖게 될 것이다. 어느 경우든 마사지가 이루어 질 수 없다. 텐트나 지붕이 있는 개방구조가 적당하다. 대부분의 큰 시합에서는 기획사들이 이러한 구조물들을 제공한다. 추운 날씨에는 선수들에게 담요가 제공되어야 한다. 더운 날씨에는 공기를 순환시키는 선풍기가 도움이 된다.

- **스포츠 마사지 중에 의료 응급상황이 발생하면 어떻게 해야 하는가?** 마사지는 인체의 연한 조직을 다루는 것으로 정의된다. 어느 규정에서도 트레이너의 목적이 응급상황에서 의료적 처치를 제공하는 것으로 정의되지 않는다. 트레이너의 시합 중 업무로는 운동선수에게 제공되는 서비스가 어떠한 역할을 하는지를 알아야만 한다. 운동선수는 심각한 탈수, 고체온증, 저체온증, 쇼크, 심장마비, 그 밖의 여러 상황을 겪을 수 있다. 언제든 응급상황은 시합 중에 일어날 수 있고, 응급 의학을 다루도록 훈련된 전문가들 중 하나가 이 상황을 처리해야 한다. 트레이너는 미리 다른 의료 서비스가 무엇이 있는지와 운동선수들이 그들을 필요로 할 때 어디에 있어야 할지를 알고 있어야 한다. 트레이너들은 의사, 간호가 혹은 응급의학 전문가들

이 보유되어 있는지의 여부와 어떻게 그들의 치료와 도움을 받을 수 있는지를 알고 있는 것이 필요하다.

- **트레이너는 보수를 얼마나 받는가?** 트레이너가 얼마를 지급 받는지는 중요한 문제이다. 트레이너는 팀 조직의 일부이기 때문에 후원기관이, 시합 참가자가, 협력기관이 보수를 지급할 수도 있다.

실행 및 기록-유지 준비사항 (Logistical and Record - Keeping Preparations)

모든 시합마다 다르기 때문에, 마사지를 제공하는 데 있어 순차적인 체계가 모든 사람을 행복하게 하는데 중요하다. 트레이너와 선수는 일이 조직적이고 전문적인 방법으로 이루어지지 않으면 혼란스러울 수 있다. 일부 시합에서는 약속이 필요할 때도 있지만, 마사지는 선착순을 기본으로 수행된다. 마사지 시행 장소로부터 마사지를 원치 않는 사람들을 분리시키는 것 또한 중요하다. 선수들은 사생활을 중요시할 뿐만 아니라 트레이너는 업무를 잘 수행하기 위해 불필요한 사람을 배제시키는 것이 필요하다.

안전하고 효과적인 경기 전 스포츠 마사지를 제공하기 위하여 마사지 제공자는 원칙적으로 시합이 시작되기 전에 마사지 할 장소를 직접 현장검사 해야만 한다. 경기 전 스포츠마사지 장소에서 고려해야 할 사항들로는 마사지가 실내에서 혹은 실외에서 이루어지는지의 여부, 어떻게 선수들이 마사지 구역을 찾을 수 있을지와 언제 도착할 것인지, 어떤 복장을 할 것인지, 시합 전에 얼마 동안 마사지를 받을 수 있는지의 여부 등이 있다.

시합 전 마사지에 대한 정확한 기록을 유지하는 것이 트레이너로 하여금 선수의 선호도를 알 수 있게 해준다. 트레이너가 경기 전 마사지를 다양한 시합에서 제공하고, 기록을 유지하면 각각의 스포츠에 어떤 처치가 필요한지를 빨리 배울 수 있게 해준다. 기록을 보관하는 것은 또한 트레이너가 각각의 스포츠에 대해 처치한 수많은 선수들의 통계자료와 공통적인 처치부위를 수집하는 데 도움이 된다.

트레이너는 마사지를 수행하기 전에 해당선수에 대해 마사지 신청양식(1장의 예와 같이)과 표시할 전신 도표를 준비해야만 한다. 신청양식은 간략해야 한다. 선수는 마사지를 받기 위해 서류를 작성하는데 많은 시간을 소비하는 것을 좋아하지 않는다. 선수 이름, 참가하는 스포츠, 그리고 마사지를 원하는 신체부위 등을 작성할 만한 공간이면 충분하다.

일반적인 전신 챠트는 선수의 전면, 후면, 양측면을 포함하여 표시할 수 있도록 하면 된다. 전신의 윤곽선은 선수가 어떤 부위에 집중적으로 경기 전 마사지를 받고 싶어하는지를 표시하기 쉽게 해준다. 만약 선수가 어떤 부위에 작게 X나 O를 표시하면, 트레이너는 선수에게 상해가 있는지의 여부를 물어서 확인해야 한다. 비록 트레이너가 마사지하는 동안 불편함을 막기 위해 어떠한 부상도 알고 있어야만 하지만, 선수도 부상에 대한 최소한의 주의를 기울여야 한다. 부상에 대한 과도한 우려는 선수로 하여금 시합에 앞서 경미한 아픔과 통증으로 집중력을 흐트러뜨릴 수 있다. 운동이나 시합 전에 상처 부위나 부상에 대한 선수의 관심을 유발하는 것은 경기 전 마사지의 의도에 반하는 비생산적인 것이다.

적절한 마사지 시기(Appropriate Massage Timing)

트레이너가 경기에 적절히 대비해서, 이제 경기 전 마사지를 제공할 준비가 되어 있다고 가정하자. 처음 고려할 것은 '언제 경기 전 마사지를 수행할 것인가' 이다. 시기는 어떤 종류의 스포츠에 선수가 참가하는지에 달려있다. 일부 종목의 스포츠는 선수들로 하여금 즉각적인 빠른 반응을 요구한다. 예를 들어, 스프린터들은 총소리에 폭발적으로 블록을 차고 나가야 한다. 복싱과 같은 일부 스포츠는 선수는 시합 첫 라운드에서 일찍 KO(나가떨어지게) 되는 것을 막기 위해 가능한 한 이완되어 있는 것이 필요하다. 권투선수는 흔히 경기 시작 전에 심판으로부터 지시사항을 듣는 동안에도 계속 목과 어깨에 마사지를 받는다. 그러나 달리기 선수들에 대해서는 선수의 반응시간이 느려질 가능성이 있기 때문에 트레이너는 경주를 시작하기 전까지 마사지를 하는 것을 바라지 않는다. 경기 전 마사지는 선수의 시합을 대비한다. 스포츠에서 반응시간을 아는 것은 효과적이 마사지를 제공하는데 핵심이 된다.

다른 고려사항으로 경기 전 마사지를 선수가 워밍업을 하기 전에 실시할지 후에 실시할지의 여부를 결정해야만 한다. 이를 결정하기 위해 트레이너는 적절한 워밍업의 생리학적 효과를 이해해야 한다. 어떤 선수는 가끔 주변을 조금 뛰고, 몇 가지 간단한 스트레칭을 하고 나서, 워밍업이 되었다고 주장한다. 적절한 워밍업은 선수의 심박수를 증가시키고, 호흡수를 증가시키고, 체온을 상승시키고, 신경학적 경로의 활성도를 높여 준비한다. 최상의 워밍업은 최소한의 능력을 발휘하여 그 스포츠에 필요한 움직임을 직접 포함하여 워밍업하는 것이다. 선수는 보통 땀이 나지 않으면 워밍업이 되지 않는다. 적절한 워밍업을 하는 데는 10~15분 정도 소요된다.

만약 좋은 워밍업 효과가 심박수를 증가시키고, 호흡수를 증가시키고, 체온을 상승시킨다면, 선수가 누워서 10~15분 동안 경기 전 마사지를 받으면 그 동안 이러한 효과는 어떻게 될까? 그 워밍업 효과는 사라질 것이다. 대부분의 경우 경기 전 마사지는 운동선수가 워밍업을 하기 전에 끝내야 한다.

경기 전 마사지 인터뷰(Preevent Massage Interview)

경기 전 마사지를 시작하기에 앞서, 트레이너는 간략한 인터뷰를 실시해야만 한다. 마사지를 시작하기 전 몇 가지 질문을 물어봄으로써 트레이너는 선수의 목소리와 음조(목소리 톤)를 들을 수 있게 된다. 일부 운동선수들은 시합 직전에 극도로 긴장하게 된다. 그리고 트레이너는 경기 전 선수가 어떻게 반응하는 지를 주의깊게 들음으로써 긴장감을 감지할 수 있다. 만약 트레이너는 선수가 긴장한다는 것을 인식한다면, 경기 전 마사지가 경기를 준비하는데 도움이 될 것을 선수에게 확인해줘야 한다. 대개 선수들은 경기 전에 약간 긴장한다. 그리고 경기 전 마사지에 대한 느낌은 긴장감으로부터 그들의 관심을 전환할 수 있다. 인터뷰에 쓰이는 일반적인 질문들은 다음과 같다.

- **경기 전 마사지를 받아 본 적이 있는가?** 트레이너는 선수가 마사지로부터 기대되는 것을 알고 있는지, 선수가 선호하는 경기 전 마사지의 방법이 있는지, 어떠한 마사지 기술을 받아왔는지 그리고 선수가 신체 어느 부위에 직접 경기 전 마사지를 받기 원하는지를 알아내기 위해 이 질문을 한다. 많은 선수들은 미신을 믿는다. 그들은 입었을 때 행운을 주는 선호하는 셔츠나 양말이 있고, 그들에게 일상적으로 행해지는 경기 전 마사지는 매우 특수한 경우가 될 것이다. 선수는 그들의 일상적인 행동을 바꾸는 트레이너의 행위를 부진한 경기에 대한 부정적인 경험이나 핑계거리로 삼을 수도 있다.
- **시합 전에 얼마나 시간이 있는가?** 경기 전 마사지는 선수가 시합 전에 적절한 워밍업을 할 수 있을 만큼 항상 충분한 시간에 실시되어야 한다. 경기 전 마사지가 적당한 워밍업을 대신할 수는 없다.
- **신체 어느 부위를 집중적으로 실시해주기를 바라는가?** 일부 선수들은 시합 전에 단지 최소한의 일들만 이루어지기를 바란다. 그들은 그저 신체의 한 부분이나 부위만을 고려할 수 있다. 그저 수 분 동안 어깨나 발목을 문지르거나 스트레칭 해주는 것으로 선수를 매우 행복하게 만들 수 있다. 트레이너는 시합 전 마사지를 과도하게 하지 말 것을 확실히 해둬야 한다. 트레이너는 시합 직전에 운동선수를 마지막으로 도와주는 사람이 될 수 있기 때문에, 선수의 편안한 감정을 도울 수 있는 단순한 일들에 대한 요청이 있을 것이다.
- **시합 전에 일반적으로 긴장을 느끼는 신체 부위를 알고 있는가?** 선수는 보통 자신의 신체를 조율하고 시합 전에 무엇이 불편하게 하는지를 정확히 알고 있다. 트레이너는 선수로부터 정확하게 어느 부위를 처치해야 할지를 쉽게 지시 받을 수 있다.

트레이너는 선수에게 "만약 도중에 불편하면, 이야기 하세요."라고 주지시키고 마사지를 시작해야 한다. 그리고 나서 이같이 말할 수 있다, "나는 언제든 지금 하고 있는 것을 멈추거나 바꿀 수 있습니다. 왜냐하면 나의 최고 목표는 당신의 시합을 위해 가능한 한 좋은 느낌을 갖고 마사지 테이블을 나서기를 바라기 때문입니다." 많은 운동선수들이 어떻게 마사지 받기를 바라는지를 말할지 잘 모른다. 만약 트레이너가 선수에게 가해지는 처치가 치료에 필수적인 것인 것을 확인시켜주지 않으면, 선수들은 대부분 아무말도 하지 않는다.

트레이너는 관절가동범위에서 마사지나 부드러운 스트레칭을 처치함으로써 선수들이 워밍업 하는데 도움이 되도록 해야 한다. 경기 전 마사지 기술은 운동전에 조직을 워밍업시키고, 혈류를 증가시기고, 불편함을 감소시키는데 도움을 준다. 관절가동범위와 스트레칭 처치는 관절과 근육의 움직임을 준비하도록 해준다. 관절가동범위의 처치는 관절의 장력(긴장도)를 감소시키고 윤활작용을 한다. 스트레칭 처치는 근육조직을 늘리고, 근육으로의 혈류를 증가시키고, 근육 내의 과도한 장력을 감소시킨다.

경기 전 마사지의 초점(Focus of the Preevent Massage)

경기 전 마사지는 보통 10~15분 이상 지속되면 안되고 옷을 입고도 자주 제공된다. 마사지가 제공되는 동안, 트레이너는 선수를 독려하기 위해 계속 말을 해야 한다. 선수에게 보기 좋은 외형, 좋은 근육의 느낌, 시합에 잘 준비된 느낌 등을 말하는 것은 마사지를 하는 것 만큼 선수를 북돋워줄 수 있다. 만약 선수들이 긴장한 것으로 여겨지면, 트레이너는 선수들을 말로 독려하여 긴장을 잘 분산시킬 수 있도록 도울 수 있지만 그들 자신이나 시합에 대한 부정적인 이야기로부터 이겨낼 수 있도록 노력해야 한다. 선수를 이해하는 것은 중요하다. 선수들은 각자 다른 방식으로 시합을 준비한다. 일부는 조용히 앉아서 시합을 준비하기를 좋아하고 일부는 긴장된 에너지가 너무 많아 시합 직전에 수다스럽거나 활동적이기도 하다. 트레이너들은 개개의 운동선수들의 필요사항이 무엇인지 관찰해야 하고 준비과정을 방해해서는 안된다.

트레이너는 선수가 좋은 감정으로 마사지 테이블에서 나아가 시합을 준비하기를 원하지, 무기력하거나 바로 나가 떨어지길 바라지 않는다. 마사지 속도는 자극을 주면서 빠르게 진행되어야 한다. 트레이너는 신체의 상피조직의 온기를 일으키고 심부근육으로의 혈류 증가를 꾀한다. 좋은 접근법은 관절가동범위를 따라 관절들을 움직이고 윤활작용을 증가시키고 그리고 난 후 근육을 부드럽게 늘려주는 것이다.

경기 전 마사지의 일반적인 규칙은 경기 시간에 가까울수록, 마사지는 보다 덜 침습적이어야만 한다는 것이다. 트레이너는 결코 시합 전에 선수의 근육을 손상시키거나 긴장시키게 만들고 싶어하지 않는다. 시합직전에 심부근육 마사지나 과도한 스트레칭을 선수에 적용하는 것은 종종 신체를 다루는 데 있어 너무 많은 변화를 유발한다. 대부분의 경기 전 마사지에서 인체에 오일이나 윤활제를 사용하지 않는 것은 피부의 땀구멍을 막을 수 있기 때문이고, 그로 인해 선수의 땀 분비를 곤란하게 만들게 된다. 레슬링과 같은 스포츠에서, 기름이 발라진 신체는 선수에게 불공정 판정을 줄 수 있다.

트레이너는 경기 전 마사지를 일상적으로 상체와 하체에 처치해야 한다. 경기 전 마사지는 전신에 적용하는 것을 의도하는 것은 아니다. 트레이너는 선수의 스포츠 종목에 주로 사용되는 근육을 목표로 한다. 상체의 경기 전 마사지는 다음과 같은 기술을 포함해야 한다:

- 열을 발생시켜 등/허리의 상피조직을 워밍업시키는 마찰

- 등/허리와 팔 근육으로의 혈류를 증가시키는 압박
- 과도한 근육 긴장을 감소시키기 위한 팔과 어깨 털기와 흔들기
- 팔과 어깨 근육을 자극하는 가벼운 두드림, 안마
- 팔과 어깨 관절의 경직성을 증가시키거나 감소시키기 위한 관절가동범위 처치
- 근육을 워밍업 시킬 준비를 위한 부드러운 스트레칭

하체의 경기 전 마사지는 다음과 같은 기술들을 포함해야 한다:

- 열을 발생시켜 다리의 상피조직을 워밍업시키는 마찰
- 다리와 엉덩이 근육으로의 혈류를 증가시키는 압박
- 과도한 근육 긴장을 감소시키기 위한 다리와 엉덩이 털기와 흔들기
- 다리와 엉덩이 근육을 자극하는 가벼운 두드림, 안마
- 다리와 엉덩이 관절의 경직성을 증가시키거나 감소시키기 위한 관절가동범위 처치
- 근육을 워밍업 시킬 준비를 위한 부드러운 스트레칭

경기 전 마사지를 적용하는 동안, 트레이너는 항상 선수들이 어떻게 경기 전 마사지 기술에 반응하는 지를 관찰해야 한다. 목표는 항상 선수가 시합에 준비된 느낌으로 마사지 테이블을 나가도록 하는 것이다. 경기 전 마사지는 선수를 자극하고 고무시키기 위함이다. 만약 선수가 편안히 웃으며 이동하면, 트레이너는 훌륭하게 일을 수행한 것이다.

부상의 발견(Discovery of Injuries)

가끔 경기 전 마사지를 수행하는 동안 트레이너는 선수가 극심한 고통을 느끼거나 경기를 안전하게 치르는데 방해가 될 수 있는 손상을 발견할 수 있다. 이러한 상황은 까다로운 문제이다. 왜냐하면 트레이너는 선수와 신뢰관계 때문에 공개하기를 원하지만, 선수가 경기에 참가하고 추가적인 손상을 경험하는 것은 원치 않기 때문이다. 선수에게 마사지를 제공하기 전에, 트레이너는 이러한 상황을 조절할 수 있는 시스템 안에 위치해 있어야만 한다.

마사지 신청양식은 경기 전 마사지를 받기 전에 선수의 통증과 부상을 검사할 수 있는 시스템의 일부가 된다. 선수가 마사지 테이블에 오르기 전에 어떻게 움직이는지를 관찰하는 것은 가능한 문제에 대한 실마리를 제공할 수 있다. 선수가 경기 전 마사지에 어떻게 반응하는지를 관찰하는 것은 중요하다. 트레이너는 경기 전 마사지를 받을 때 선수들이 내는 소리와 일반적

이지 않은 소리나 급격한 반응에 대한 어떠한 의문점에도 귀를 기울여야 한다.

비록 트레이너는 운동선수를 시합에 참가하지 못하게 할 수 있는 권한은 없지만, 처치가 선수에게 해롭게 보인다면 언제든 처치를 중단할 수는 있다. 스포츠팀이나 의학팀과 같이 일할 경우에는 트레이너는 의문점이 발생하면 항상 상사(상위 권위자)에게 조언을 구해야 한다. 트레이너는 시합 전에 이미 통증이나 부상을 입은 운동선수에게 상황이 악화될 수도 있음을 설명해 줄 준비가 되어 있어야 한다. 트레이너는 항상 선수에게 최선을 다 하기를 바란다.

제 5 장

경기 후 마사지 계획 (Postevent Massage Planning)

경기 후 마사지의 주요 목적은 선수의 신체활동 또는 시합으로부터의 회복을 돕는 것이다. 여러 주, 여러 달에 걸친 지속적인 운동 뒤에 선수의 신체에 가해지는 스트레스는 과훈련(overtraining)을 유발할 수 있다. 경기 후 마사지는 선수의 신체 회복을 도울 뿐 아니라, 극도의 피로를 막을 수 있는 심리적 상승(psychological lift)도 유도할 수 있다.

경기 후 마사지는 선수의 쿨다운(cool down)을 결코 방해하려는 의도는 없다. 마사지의 속도는 경기 전 마사지 보다 훨씬 느리다. 마사지의 주요 부위는 선수가 경기에서 사용된 근육들에 맞춰진다. 중요한 것은 신경계의 안정과 신체가 원래의 항상성 상태로의 회복을 돕는 배출기법이다.

경기 후 마사지는 가볍고, 느리고, 미끄러지듯이 스트로크(gliding strokes)로 시작하여, 선수의 신체가 압력에 적응함에 따라 점점 강해진다. 오일이나 로션은 활주법에 대한 피부의 마찰을 낮추기 위해 사용된다. 통증이 감소함에 따라, 니딩(kneading), 스트로크(strokes)가 조직의 각층에 적용되어 노폐물 제거를 돕는다. 압박법(compression stroke)은 근섬유들을 펴지게 하고 근육들로의 혈류량을 회복시켜준다. 광타법(broadening stroke)은 아픈 수축 근육을 길고 넓게 펴준다. 활주법으로 다시 돌아가서 직전의 마사지를 받은 근육을 이완시켜 준다. 부드러운 스트레칭은 혈액순환을 강화시켜 주고, 조직의 길이 회복, 통증완화 그리고 운동 후 관절 경직을 예방해 준다.

경기 후 주의사항(Postevent Precautions)

트레이너는 경기 전 마사지에 비해 경기 후 마사지에서 더 많은 기술을 적용해야 한다. 선수가 운동이나 경기를 완전히 마치고 난 후, 트레이너는 선수가 경기 후 마사지를 받을 수 있는 건강한 상태인지를 반드시 확인하여야 한다. 최소한 철인 3종 경기와 마라톤의 의료팀은 선수를 치료할 수 있다. 신체 불편을 호소하는 증상이 있을 때는 즉시 의료팀에게 데리고 가야한다. 의료

진으로부터 퇴원을 허락 받은 후에 선수는 쿨다운을 실시할 수 있고, 트레이너는 경기 후 마사지를 시작할 수 있다. 선수는 신체활동에서 바로 마사지를 받을 수 없으며, 특히 장시간의 운동선수일수록 주의하여야 한다.

트레이너는 그들의 역할이 시합 중 마사지를 제공하는 것이지, 응급의료 서비스를 제공하는 것은 아님을 이해하고 있어야 한다. 하지만 긴급상황에서 의료진이 없는 상황이라면, 전문 의료진이 도착할 때까지 트레이너는 응급처치를 취해야 할 것이다. 마사지를 하는 트레이너는 반드시 기본적인 응급처치를 알아야 한다. 응급처치와 심폐소생술은 마사지사에게 필수는 아니지만, 이것들은 현장에서 유용하게 쓰일 수 있다.

경기 후 마시지를 제공하는 트레이너는 가끔 선수들의 탈수, 이상고열(몸에서 과도하게 열이 오르는 것), 저체온증(불충분한 열이 몸에서 생성되는 것) 등의 증상들을 마주한다. 이러한 증상들은 계속적으로 나빠질 수 있기 때문에, 트레이너는 이 경우들의 초기 징후를 알아챌 수 있는 능력이 요구된다. 일반적으로 경기 후 마사지를 받으러 온 선수들은 트레이너들의 현재 선수의 기분을 묻는 질문에 대답할 수 있어야 한다. 선수들은 너무 덥지도, 춥지도 않아야 하며, 큰 어려움 없이 마사지 테이블에 올라가고 내려갈 수 있어야 한다.

실행 및 기록-보관 준비사항
(Logistical and Record-Keeping Preparations)

경기 후 마사지는 선수가 그 날의 경기를 모두 마치고 난 후 시작한다. 경기 후 마사지를 편성하는 사람은 누구나 마사지를 받으러 온 선수를 관리하는 시스템을 갖고 있어야만 한다. 서명한 신청서(sign-in sheet)는 마사지 부위의 순서를 지키는데 도움이 된다. 트레이너는 단순히 선수가 작성한 신청서의 순서에 따라 마사지를 해주면 된다. 만약 선수가 경기 후 마사지 신청양식을 작성한다면, 그들은 자신의 마사지 순서를 기다리는 동안 신청서에 서명하고 신청양식을 작성할 수 있다.

대부분의 경기 후 마사지 신청양식은 전신차트를 포함하기 때문에(1장 참조), 선수는 자신이 마사지가 필요한 부위를 표시할 수 있다. 트레이너는 신체의 앞쪽(faceup)부터 시작할지, 혹은 등쪽(facedown)부터 시작할지의 여부를 결정하기 위해 차트가 어떻게 표시되었는지를 반드시 보아야 한다. 만약 선수가 다리 뒤를 표시했다면 그 선수는 반드시 엎드려서 시작해야 한다. 만약 선수가 다리의 앞, 뒤 모두를 표시했다면, 그 선수는 얼굴을 위로하고 테이블에 누워 시작해야 한다. 경기 후 마사지를 하는 동안 트레이너는 선수의 신체 상태를 반드시 살펴야 한다. 마사지가 시작될 때 선수가 얼굴을 위로 한 자세로 누워있으면, 트레이너는 선수와 대화가 더 효과적으로 이루어질 수 있고 마사지를 하는 동안 얼굴 표정을 관찰할 수 있다. 경기 후 마사지가 아파서는 안되기 때문에 트레이너는 마사지가 선수를 불편하게 만드는 어떠한 징후라도 반드시 관찰해야 한다.

쿨-다운의 중요성(Importance of The Cool-Down)

경마시합의 기수는 절대 우승한 말을 결승선에서 바로 데리고 시상대에 가지 않는다. 말은 항상 쿨-다운 단계(cool-down cycle)를 거치게 된다. 가만히 서있는 말을 전력으로 달리게 한 뒤 다시 급정지시키는 것은 말의 몸에 엄청난 스트레스를 준다. 이는 인간에게도 동일하다. 그러므로 모든 선수들은 경기 후 마사지를 받기 전에 적절한 쿨다운 단계를 실시해야 한다.

쿨-다운의 생리적 효과들은 워밍업의 생리적 효과와 정반대다. 심박수, 호흡수 그리고 체온은 서서히 감소할 것이다. 물을 마시며 천천히 걷는 것이 적극 추천된다. 심박수가 떨어지고 체온이 정상으로 돌아온 후, 간단한 스트레칭은 유연성을 유지하는데 도움을 준다. 때때로 날씨가 극도로 춥거나 더울 때에는 적절한 쿨-다운이 힘들다. 선수들은 쿨-다운을 하는 동안 적절하게 옷을 입어주는 것이 요구된다. 이러한 이유들로 인해, 트레이너는 선수가 신체활동 또는 경기를 마친 후 바로 마사지 테이블에 올 수 없다는 것을 확인시켜 주어야 한다.

경기 후 마사지 인터뷰(Postevent Massage Interview)

경기 후 마사지가 시작하기 전, 트레이너는 선수가 마사지 테이블에 오는 것을 관찰하여 선수가 정상적으로 걷지 않거나 아픈 곳에 대한 징후를 찾아야 한다. 만약 선수가 경기 후 마사지 신청 양식을 작성했다면 트레이너는 선수와의 면담 시작 전에 이를 훑어보아야 한다. 선수가 정상적으로 질문을 듣고 답할 수 있는지의 여부를 확실히 확인하기 위해 짧은 인터뷰를 실시한다. 트레이너는 다음과 같은 질문을 할 수 있다. "오늘 기분 어때요? 가장 불편한 게 무엇인가요? 마사지 중 제가 어떤 부위를 집중적으로 하길 원하나요?"

그런 뒤 트레이너는 선수가 마사지 테이블에 올바른 위치에 올라올 수 있도록 조언을 해주어야 한다. 마사지가 시작할 때, 트레이너는 "혹시 어떤 것이라도 제가 불편하게 한다면, 말해주세요." 라고 반드시 말해주어야 한다. 트레이너는 반드시 선수에게 마사지 도중 선수에게 피드백(feedback)을 줄 것을 기대하고 있다는 것을 알려주어야 한다. 선수는 트레이너에게 마사지가 너무 강하거나 약하다고 말할 수 있고, 마사지가 아프다거나, 어떤 부위에 집중하길 원하는지 등을 말할 수 있다. 트레이너와 선수간의 의사소통은 경기 후 마사지의 효율을 위해 필수적이다.

단순부상의 인지(Simple Injury Recognition)

부상을 진단하거나 부상 치료법을 처방하는 것은 트레이너의 실습 영역이 아니다. 그러나 일반적이지 않은 징후이나 증상을 가지고 경기 후 마사지를 받으러 온 선수는 마사지 시작 전에 반드시 평가받아야 한다. 만약 트레이너가 마사지전 평가를 실시하는 동안 선수의 건강에 대해 우려할 만한 사항이 있으면, 선수를 해당 의료진에게 보내야 한다. 선수들이 흔히 갖는 부상은 표면 피부 상처(염증, 타박상, 열상 포함), 염좌(sprains), 좌상(strains)이 있다.

- **염증**(Inflammation)은 세포 부상에 대한 국소 반응이다. 이것은 적열(redness), 열, 모세혈관 확장, 그리고 백혈구 침윤(leukocyte infiltration)으로 정의된다. 백혈구 침윤은 일반적이지 않은 부위에 세포가 축적되는 것이다. 이 증상은 조직의 손상에 의해 발생하여, 적절한 구조를 유지하지 못하게 되는 것이다. 예를 들어, 건강한 조직에 적은 양의 피를 운반하는 모세혈관 즉, 작은 혈관은 외상으로 인해 신체의 한 부분에 너무 많은 피가 들어가는 손상을 받을 수 있고, 그래서 멍이 들 수 있다. 염증은 일반적인 부상 회복반응이고, 고통을 제거하는 기전을 제공하고, 회복 과정을 개시한다. 염증이 진행되는 동안에는 마사지가 그 심각성을 덜어줄 것이다.
- **타박상**(Contusions)은 피부 아래 조직에 일어난 부상이다. 표피나 피부의 분열이 없는 내출혈이다. 근육이 손상을 받았을 때, 작은 혈관은 자주 파괴되고, 일반적이지 않은 곳으로 피가 흐르게 하는데, 이것이 타박상의 원인이다. 타박상은 대부분 눈으로 확인할 수 없기 때문에 문제가 된다. 타박상에 실시되는 마사지의 압박은 대부분 아프다. 만약 타박상 부위가 마사지를 받는다면, 멍이 들고 칼슘이 응고될 수 있어 근육조직에 단단한 칼슘 덩어리가 형성될 수 있다. 타박상이 있을 때 그 부위에 마사지하는 것은 금기사항이다. 트레이너는 눌러보면 스펀지처럼 부풀어 오른 느낌 때문에 타박상이 있는 부위를 알 수 있다.
- **열상**(Lacerations)은 피부 표피가 파괴되는 것을 말한다. 스포츠 활동 중 선수가 서로 부딪히거나 땅에 떨어질 경우 긁히게 된다. 찢겨진 상처에는 절대 마사지를 해선 안 된다. 자전거 경기에서, 선수들이 자전거에서 떨어지면 피부 표면이 긁혀 찢기게 되는 로드래쉬(road rash)라는 부상을 입는다. 표면피부는 긁혀서 찢기게 된다. 이러한 상황이 발생했을 때 그 부위에 반드시 기본적인 응급처치를 해줘야 한다. 로드래쉬의 상처를 입은 선수가 마사지테이블에 누워 경기 후 마사지를 받는 것은 매우 힘든 시간이 될 것이다.
- **염좌와 좌상**(Sprains and strains)은 염증, 타박상, 그리고 열상 후, 운동이나 시합 중에 선수들이 마주하기 쉬운 가장 일반적인 상해이다. 염좌는 3장에서 이미 배운 것처럼 관절에서 나타나는 상해이고, 좌상은 근육이나 힘줄에서 주로 나타나는 상해이다. 염좌와 좌상은 일반적으로 생명을 위협하지는 않지만, 매우 고통스러울 수 있다. 염좌와 좌상은 1차, 2차, 3차로 분류된다. 1차 염좌나 좌상은 가장 가벼운 정도이다. 3차 염좌나 좌상은 가장 심한 상태이다. 염좌와 좌상은 생명을 위협하지 않기 때문에, 트레이너는 간단한 관절과 근육 검사로 확인할 수 있어야 한다. 근육검사는 선수에게 단순히 저항에 대해 근육을 수축해보라고 요청함으로써 이루어진다. 만약 근육이 좌상을 갖고 있다면, 선수는 좌상이 일어난 근육에서 불편함을 느낄 것이다. 관절검사는 여러 방향으로 관절에 자극을 가하면 된다. 단순 관절검사 실행할 때, 트레이너는 일반적으로 관절에 스트레스를 가해 어떠한 인대 손상이 발생했는지를 결정할 수 있다. 근육에 좌상이 발생했을 때, 선수들은 관절 움직임에 불편함을 호소할 것

이다. 관절에 좌상이 있을 때는, 선수는 관절의 불안정성을 호소할 것이다. 약한 정도의 좌상과 염좌의 경우, 선수는 종종 경기나 시합을 계속할 수 있다. 좌상이나 염좌가 발생하자마자 가능한 빨리 RICE 처치를 실시해야 한다.

경기 후 마사지의 중점사항 (Focus of The Postevent Massage)

많이 달리는 달리기 선수와 운동선수들은 가끔 극심한 쾌감을 느끼는 상태인 러너스 하이(runner' s high)를 경험한다. 엔도르핀은 내인성(자연발생적인) 진통제로 작용하는 것으로 생각되고, 인체는 운동 중에 보다 많은 양을 생성한다. 이들 내인성 진통제들과 상승된 체온은 선수들을 약간 무감각하게 만든다. 그래서 운동이나 시합이 끝난 직후에는 선수들이 다른 때만큼 민감하게 느끼지 못할 수 있다. 운동선수들이 그날 쿨다운과 휴식을 취한 후에 그들은 종종 신체의 아픔을 훨씬 더 겪게 된다. 이러한 이유로 심부-조직 마사지는 경기 후 마사지 동안 처치되어서는 안된다. 이 상태에서는 운동선수들이 자신에게 가해지는 압력에 대해 적절한 피드백을 트레이너에게 줄 수 없다. 마사지는 그 순간에는 좋게 느껴질 수 있지만 장시간에는 손상을 유발할 수 있다.

연구를 통해 운동이 근육에 손상을 일으키는 것이 증명되고 있다. 미세외상(microtrauma)이 근육에 일어날 수 있다. 액틴 세사(filament)와 미오신 세사는 우리가 말하는 근섬유의 미세섬유이다. 액틴과 미오신 세사는 근육의 수축으로 서로 교차한다. 액틴과 미오신 세사는 Z-선에 부착되어 있으면서, 근수축으로서 Z-선을 서로 보다 가까이 끌어당긴다(그림 5.1 참고). 경기 전 마라톤 선수의 근육을 찍은 사진에서 액틴-미오신 세사와 Z-선은 정상적인 배열을 보인다. 반면 경기 후 근육을 찍은 사진에서는 근수축으로 인한 손상 때문에 근조직 내 Z-선이 붕

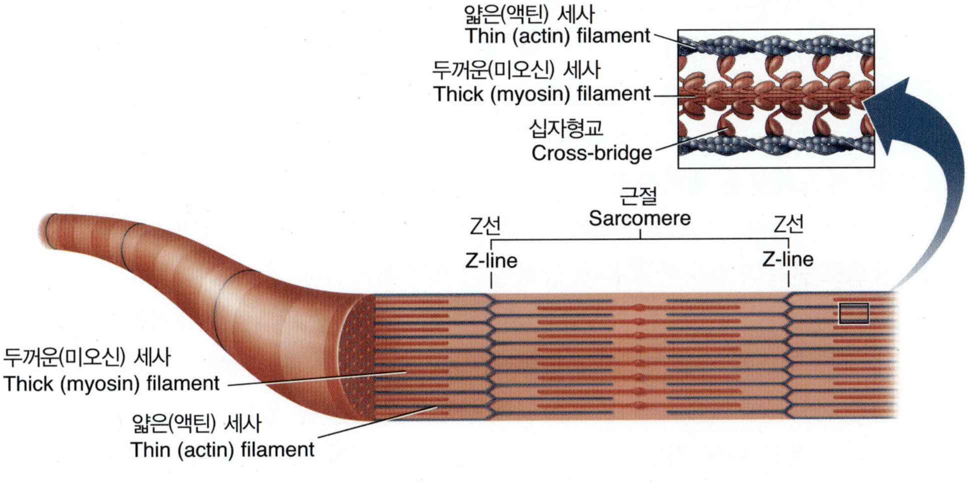

그림 5.1 액틴과 미오신 세사는 근수축을 이루어내기 이해서 서로 교차되어 움직인다.

괴된 것으로 나타났다. 경기 후 마사지를 마라톤 선수에게 처치하는 트레이너는 이러한 조직 손상을 볼 수는 없지만, 선수는 운동 후 손상부위에서 미세외상을 확실히 느낄 수 있다.

만약 선수가 운동이나 시합을 끝내고 경기 후 마사지를 받으러 도착했을 때 일정 수준의 미세외상성 손상을 받은 상태라면, 이전의 경기 후 마사지와는 다른 기술이 반드시 사용된다. 경기 후 스포츠 마사지는 절대로 통증을 유발해서는 안된다. 만약 선수가 장기간의 시합에 참가하고 있다면, 신체에 약한 탈수와 근육에 약한 염증이 발생하기 쉽다. 경기 후 마사지 기술은 선수의 신체를 회복시키기 시작하는 데 도움이 되기 위함이다. 너무 많은 마사지를 가하는 것은 선수의 몸을 또 다른 운동으로 몰아가는 것과 같을 수 있다.

경기 후 마사지가 시합 직후에 처치되는 경우에 30분 이상 지속돼서는 안된다. 더욱이 경기 후 스포츠 마사지는 가끔은 옷을 입은 채 오일로 발과 다리 등과 팔, 그리고 손에만 처치하기도 한다. 트레이너는 운동 후 마사지를 선수의 회복을 가장 도와주는 부위에 처치하길 원한다. 예를 들어, 만약 많은 달리기를 요구하는 경기라면 트레이너는 시합 후 마사지 기법을 다리와 엉덩이에 처치하기를 원한다. 트레이너는 약 5분 동안 각 다리의 앞뒤에 경기 후 마사지를 처치하기를 원하게 된다. 남은 10분은 선수가 트레이너에게 받고 싶다고 말하는 부위에 사용할 수 있다.

압박 에플루라지(compressive effleurage)는 시합 후 마사지로 통증과 염증을 감소시키기 위한 첫 번째 스포츠 마사지 기술이다. 압박 에플루라지는 그 부위의 과도한 신경자극을 낮춰주고, 국부 혈류를 증가시켜서 그 부위에 새로운 혈류를 공급하여 치료를 도와주고, 임파구 배출을 도와 체액과 대사성 노폐물들을 이 부위에서 제거하는데 도움을 준다. 압박 에플루라지는 가장 효과적인 경기 후 마사지 기술로서 장기간 시합에 참가하는 선수들의 치료 속도를 높이는데 적용될 수 있다.

압박 에플루라지 후에, 페트리사지를 적용하는 것은 적절한 방법이다. 1장에서 배웠듯이, 페트리사지는 근육조직을 쥐어짜고 주무르면서 집어 올리는 동작을 포함하고 있다. 근육이 피로해지면, 근육경련이 시작되어 근육을 수축시키고 혈류를 감소시킨다. 이러한 근육의 길이와 혈류의 감소는 운동 후 통증을 증가시킬 수 있다. 편안한 수준의 압력으로 가해지는 페트리사지는 아픈 근육에 통증 자극을 낮춰준다. 들어올리고 쥐어짜는 효과는 근육 조직을 부드럽게 하고 근육내에서 혹은 다른 근육과 함께 뭉치지 않도록 하고, 근육 조직을 쥐어짜는 것은 또한 조직으로부터 대사성 노폐물을 제거해주는 작용을 하는 것으로 생각된다.

페트리사지 뒤에는, 압박 기술을 불룩한 근육에 적용할 수 있다. 압박법(compression stroke)은 손바닥으로 근육의 불룩한 부분에 압력을 가하여 처치된다. 손바닥을 근육 위에 위치시킨 후, 압력을 아랫방향으로 가하고, 손바닥과 뼈 사이에 불룩한 근육부위를 움켜쥔다. 압박법을 지친 근육의 불룩한 부위에 가할 때, 너무 많은 압력이 가해지는 것을 피해야 좋은 처치이다. 과도한 압력이 아픈 근육군에 가해지면 선수를 매우 불편하게 만들 수 있다. 트레이너는 아랫방향으로 누를 때마다 근육군 내에 저항을 느낄 수 있어야 한다. 압박법을 불룩한 근육군에 가하면 길이가 수축된 근섬유를 펼치는 것으로 생각된다. 근섬유-펼침 기술은 근 긴장(근육의 지속적이고 수동적인 부분 수축)을 적절하게 회복시켜주고, 고통스런 자극을 완화시켜주고, 근육군으로의 혈류를 증가시킨다. 압박법은 경기 후 마사지에서 빠른 회복에 필수이다.

네 번째 기술인 광타법(broadening stroke)은 압박마사지에서 경기 후 마사지의 마지막인 최종 압박 에플루라지로 순조롭게 이어주는데 사용될 수 있다. 광타법은 양손 바닥을 사지의 중간에 대고, 근육이 손 아래에서 납작해지고 펼쳐지게 될 때까지 윗방향과 아랫방향으로 압력을 가하는 것이다. 이 윗방향과 아랫방향 움직임은 처치되는 근육의 너비를 증가시키고, 근육이 피로나 운동 후 통증으로 짧아진 근육을 원래의 자연스런 길이로 회복시켜준다. 경기 후 마사지를 정리하는 마사지는 언제나 압박 에플루라지이어야 한다. 에플루라지는 편안하게 진정시키는 효과 때문에 마지막에 사용하기에 좋은 기술이다. 압박 경찰법은 목적은 쿨다운 과정으로 자극된 신경을 안정시키고, 체액을 배출시키고, 아픈 근육으로의 혈류를 회복시키는데 있다.

경기 후 마사지가 끝난 후에는, 스트레칭이 마사지 부위에 가해진다. 적절한 스트레칭은 근육 통증을 감소시키고, 근육으로의 혈류를 증가시키고, 통증없는 관절가동범위를 증가시킨다. 경기 후 스트레칭은 조직의 염증상태와 근육의 통증 때문에 절대 과도하게 하면 안된다. 경기 후 마사지 처치는 보다 길게 처치될수록, 선수의 체온이 떨어질 가능성이 더욱 높다. 이러한 이유로 경기 후 마사지는 30분 이상 지속되어서는 안된다. 운동선수의 체온이 쿨다운 과정 동안에 떨어지면, 선수는 보통 약간 뻣뻣해지고 움직임이 조금 더 힘들어진다. 스트레칭이 경기 후 마사지 기술 직후에 처치되는 것은 관절의 경직을 감소시키고 운동 후 통증을 감소시킬 수 있다.

경기 후 마사지가 끝난 후에, 간단한 인터뷰가 진행되어야 한다. 이 인터뷰는 다음 질문들과 같이 간단하다: "지금 느낌은 어떠한가? 내가 당신이 가장 관심있는 부위들을 잘 다루었는가?" 트레이너는 선수가 마사지테이블에서 일어나는 동안의 신체 움직임을 잘 관찰해야 한다. 테이블에 30분 동안 누워있던 선수가 근육을 다시 활동적으로 움직이기 시작해야 한다. 가끔은 선수가 테이블에서 일어날 때 경미한 근육 경련이나 쥐를 경험할 수 있다. 트레이너는 선수가 어려움 없이 일어나 걸을 수 있는지를 반드시 확인해야 한다. 트레이너는 선수에게 "당신을 치료할 수 있게 돼서 고맙습니다. 내가 처치한 마사지가 당신을 훨씬 기분 좋게 만들었기를 바랍니다." 라고 말함으로써 경기 후 마사지 처치를 끝마칠 수 있다.

경기 후 마사지를 마친 후에 선수는 회복감, 근통증 감소, 보다 편한 움직임 등을 느낄 수 있어야 한다. 당신이 운동 중에 인체에서 발행하는 모든 생리학적 변화들을 고려할 때, 경기 후 마사지를 받는 것은 상당한 의미가 있는 것이다.

Ⅱ부

마사지 기술 적용
(Applying Massage Techniques)

제 6 장

스트레칭 (Stretching)

대부분의 허리 통증 환자를 위한 치료는 바로 누운 자세에서 양쪽 무릎을 굽힌 상태로 몇 주 동안 침상 안정을 취하는 것이었다. 이 치료 프로토콜은 더 이상 권장되지 않는데, 이는 근육을 사용하지 않아 근육이 약화되고 관절이 굳어버리기 때문이다. 사실 근육과 관절에서 유연성을 감소시키는 첫 번째 원인이 사용의 부족이다. 근육의 근막이나 결합조직은 일반적으로 근육의 유연성과 관절가동범위를 제한시킨다. 활동하지 않는 상태로 인해, 근육의 근막 층들은 짧아질 것이고, 근육은 제 기능을 못하게 될 것이다. 스트레칭은 적절한 기능을 가져다주기 위하여 근육의 결합조직에 탄력성과 유연성을 회복시킬 것이다.

유연성을 감소시키는 그 밖의 일반적인 원인은 만성적인 긴장, 손상들, 질병 및 관절염이 있다. 만성적인 긴장은 다양한 원인에 의해 근육에서 발생되는 초과된 긴장상태이다. 정서적인 혼란은 근육의 긴장을 증가시킬 수 있고, 과도한 사용 또는 손상은 만성적인 긴장을 일으킬 것이다. 만성적인 긴장은 가동범위를 제한하는 섬유증과 유착을 일으킬 수 있다. 만성적인 긴장은 근육조직을 짧아지게 할 것이고, 관절주머니의 움직임을 제한할 수 있다. 관절의 손상은 움직임으로부터 관절을 보호하는 연골에 손상을 일으킬 수 있다. 그리고 관절염 상태는 관절 내 구조물의 손상을 유발할 것이고, 움직임 시에 통증을 일으킬 것이다. 이러한 모든 것은 활발한 스트레칭의 일련의 과정을 수립하기 전에 고려되어야 한다.

유연성 부족의 추가적인 원인들은 통증, 발통점, 과사용 증후군, 탈수, 불충분한 영양, 좋지 않은 자세, 부족한 순환, 스트레스 및 감염을 포함한다. 통증 신호가 한 근육에서 뇌로 받아들여질 때, 뇌는 근육을 긴장시키는 반응을 운동신경으로 보냄으로써 움직임을 제한하고, 그것에 의해 근육의 유연성이 감소하게 된다. 통증유발점은 근육섬유에 형성되어 근육섬유를 짧아지게 하고, 근육의 유연성을 감소시킨다. 근육의 과도한 사용은 과민성 자극 상태를 증가시키는데, 이는 근육 내의 긴장을 증가시키는 원인이 된다. 체액의 부족이나 탈수는 근육의 경직이나 경련을 일으킬 수 있고, 유연성을 감소시킬 수 있다. 불충분한 영양은 근육섬유의 수축과 이완을 일으키는 ATP(근육 연료)의 수준에 영향을 미치고, 유연성을 감소시킨다. 불량한 자세는 관절을 가로지르는 근육의 길이에 차이를 일으키는데, 이것은 근육으로 향하는 혈류의 흐름을 감소시키고 근육의 유연성을 제한한다. 부족한 순환은 근육으로의 산소와 영양 공급이 감소되고, 신진대사 노폐물의 이동이 감소됨으로써 근육의 유연성이 감소된다. 스트레스는 몸에서 공격-도피 기전(fight or flight mechanism)을 유발하는데, 이는 근육의 긴장을 증가시키고, 유연성을 감소시킨다. 마지막으로 감염은 근육조직에 유독성의 화학적 불균형을 일으키는데, 이는 근육의 유연성을 감소시킨다.

스트레칭의 기본(Stretching Fundamentals)

3장에서 배운 바와 같이, 각각의 근육은 근육 바깥막(epimysium), 근육 다발막(perimysium) 및 근육 속막(endomysium)의 세 개 층들로 구성되는 결합조직을 가진다. 근육의 층들 다음에는 관절에 이르게 된다. 관절의 바깥층은 관절주머니(joint capsule)라고 한다. 관절주머니 안에는 윤활막, 관절 공간, 연한 유리연골 그리고 나서 뼈가 있다. 인대는 관절을 구성하는 뼈들에 부착되고, 관절에서 일어나는 바람직하지 못한 동작을 예방한다. 조직의 이러한 층 중 어떤 것은 관절의 가동범위를 제한할 수 있고, 유연성을 감소시킬 수 있다.

지금, 스트레칭의 기본 용어를 살펴보고자 한다. 스트레칭(stretching)은 조직의 손상 없이 몸의 움직임이 완전한 길이의 한계 혹은 가능한 모든 범위까지 확장되는 것이다. 스트레칭은 단순히 관절의 한쪽 방향으로 조직을 연장하는 것이다. 각각의 관절은 조직의 손상없이 관절 위를 가로질러 조직을 늘어나게 할 수 있는 한계점을 가진다. 스트레칭 동안에 적용되는 힘의 양에 대하여 주의하는 것은 스트레칭의 효율성을 위하여 결정적인 것이다.

유연성(flexibility)은 완전한 가동범위에 걸쳐서 부드럽게 움직일 수 있는 근육과 관절의 능력이다. 몸의 모든 동작은 근육과 관절에서 일정한 양의 유연성을 필요로 한다. 각각의 관절은 관절 위를 가로지르는 한 쌍의 근육을 가진다. 모든 관절은 정상적인 근육의 불균형을 가지는데, 이는 관절에서 한 쪽의 근육은 반대쪽의 근육에 비해 선천적으로 강하다는 것을 의미한다. 매일하는 스트레칭을 실행하는 것은 각각의 관절을 가로지르는 정상적인 근육의 불균형을 건강한 유연성의 한계 범위 내에서 유지되는 것을 가능하게 한다.

관절의 가동범위(range of motion)는 특정한 위치를 향하여 일으킬 수 있는 움직임의 양이다. 관절의 가동범위는 원의 각도 내에서 관절 움직임의 한계 범위에 대하여 측정되어 진다. 이 도구는 고니오미터(goniometer)라고 하는데, 이는 360°의 각도를 나타내고 두 개의 측정 팔이 있다. 고니오미터는 가동범위를 측정하기 위하여 사용되어진다. 고니오미터의 한 팔은 고정되고, 다른 한 팔은 측정하려는 관절의 운동을 따라서 움직인다. 이동이 가능한 팔이 관절 운동의 한계점에 멈추면, 양팔 사이에 있는 휠에서 각도를 읽을 수 있다.

*관절의 해부학적 가동범위*는 관절의 전체 가동범위의 가능성을 말한다. 관절의 해부학적 가동범위를 파악해야 운동제한이 있는지 알 수 있다. 운동선수에게 머리를 가능한 한 많이 돌리

는 동작을 지시할 경우, 턱이 어깨와 일직선이 되도록 할 수 있어야 한다. 이 움직임이 목의 해부학적 가동범위라 할 수 있다. 만약 턱이 어깨와 일직선이 되기 전에 멈춘다면, 어느 부위가 이 동작의 수행을 제한하고 있는지에 대한 검사가 이루어져야 한다.

근육의 스트레칭은 동적 스트레칭(반동), 정적 스트레칭(유지), 긴장-이완(근육을 긴장시킨 후 스트레칭), 늘어난 근육의 반대 근육을 수축시키는 상호억제(reciprocal inhibition) 등의 다양한 방법이 있다. 대부분의 트레이너들은 원하는 치료적 효과에 따라 한 가지 혹은 모든 스트레칭 방법을 이용한다. 이 각각의 스트레칭에 대해 좀 더 자세히 살펴보기로 하자.

- **동적 스트레칭(Ballistic stretching)**은 관절이 늘어난 상태에서 반동을 이용하는 스트레칭으로 가장 선호도가 낮은 방법이다. 몸의 근골격계는 신장반사(myotatic stretch reflex로 알려진)라고 하는 보호기전이 내재되어 있다. 관절이 가동범위를 따라서 움직일 때, 어느 시점에서 늘어난 근육조직에 불편함이 느껴지기 시작하는데, 이는 긍정적인 신호이다. 이 불편감은 장시간 근육이 늘어난 상태를 유지하는 것과 힘을 더 부하하지 말 것을 경고함으로써 근골격계의 부상을 예방할 수 있도록 해주기 때문이다. 몸의 근육은 가동범위 내에서 안정감 있는 속도로 운동하려고 한다. 반동은 즉각적으로 신장반사(stretch reflex)를 일으키는데, 이는 늘어난 근육의 수축을 야기한다. 이는 또한 근육이 늘어나고 있는지 아니면 수축 중인지 뇌가 감지하는 것을 방해하여, 갑작스런 근 수축을 유발하여 근육 좌상을 초래할 수 있다.

- **정적 스트레칭(Static stretching)**은 관절의 가동범위를 따라서 지날 때, 관절이 늘어난 상태로 수초에서 수분 동안 지속하는 방법으로 널리 이용되는 스트레칭 방법이다. 요가 스트레칭은 정적 스트레칭의 대표적인 예로, 요가 동작을 불편함이 없는 상태의 자세로 호흡과 이완을 유지하면서 지속하는 것이다. 일부에서는 정적 스트레칭이 정신적 이완 효과를 경험하기도 한다.

- **긴장-이완 스트레칭(Tense relax stretching)**은 관절을 펴게 한 후, 근육을 수 초간 수축하는 방법이다. 늘어난 근육은 몇 초간 이완된 후, 관절을 새로운 자세로 움직여 스트레칭하고자 하는 근육을 지속적으로 늘린다. 손상된 근육은 때때로 완전히 이완되지 않을 때가 있는데, 긴장-이완 스트레칭은 근복 내에 수축을 먼저 일으키고, 그 수축을 이완시켜줌으로써 근육섬유를 재훈련시켜 더욱 효과적으로 근육섬유를 연장하는데 도움을 준다.

- **상호억제(Reciprocal inhibition)**는 작용근을 수축시키면서 대항근을 늘리는 것이다. 모든 관절의 가동범위는 최소한 두 근육의 상호작용과 관련이 있다. 관절이 가동범위를 따라서 움직임 때, 한 근육은 늘어나고, 다른 한 근육은 짧아진다. 상호억제 스트레칭 기법 사용 시, 대항근 스트레칭을 증가시키기 위해 작용근을 의식적으로 수축시킨다. 상호억제는 근육의 경련을 완화하는데 이용되기도 하며, 관절의 교대되는 가동범위를 따라서 움직일 때 자연적으로 이루어지는 과정이다.

스트레칭의 효과(Benefits of Stretching)

마음은 생각을 하고, 신체는 반응을 한다. 스트레칭을 하는 가장 큰 이유는 긍정적인 정신적 자세를 유지하기 위함이다. 모든 운동선수들은 매일 매일 스트레스를 경험한다. 스트레스의 기본적인 반응은 근육의 긴장과 가쁜 호흡이다. 운동선수의 근육에 긴장이 쌓이게 되면 신체는 더 큰 저항을 만들어낸다. 이 근육긴장을 줄이는 것은 관절의 가동범위를 최대한 용이하게 증가시킬 수 있도록 해준다.

건강한 근육은 탄성이 있어야 하며, 늘어남과 수축이 효율적으로 이루어져야 한다. 매일하는 스트레칭의 일련 과정을 반복함으로써 신체에 스트레스가 미치는 효과를 감소시킬 수 있으며, 근육이 건강한 상태를 유지할 수 있도록 해준다. 근육이 더 건강할수록 더욱 강렬하고 신속하게 수축시킬 수 있으며, 이는 결과적으로 운동선수의 운동수행력을 강화시킨다. 매일하는 스트레칭의 일련 과정을 실시하는 운동선수는 기분을 안정시켜주는 스트레칭을 즐기는 방법을 배울 것이다. 결과를 몸소 체험함으로써, 매일하는 스트레칭의 일련 과정을 하는 것이 더 쉬워질 것이다.

스트레칭의 적용은 목적에 따라 달라질 수 있다. 경기 전 마사지 스트레칭은 준비운동을 위한 것이며, 경기 후 스트레칭은 과도한 근육의 긴장과 운동 후의 근육통을 완화해 준다. 그리고 손상 회복 스트레칭은 근육의 경련을 줄여주고, 혈액순환을 촉진하며 신경근의 재훈련을 시키는 것이다. 경기 전 준비운동을 위한 마사지 스트레칭은 반드시 치료적 스트레칭을 포함하여야 한다. 준비운동은 선수의 체온을 상승시켜 스트레칭을 더욱 용이하게 해줄 뿐만 아니라, 경기 중 선수의 부상을 예방하는데 도움이 된다. 경기 후 마사지는 근육통을 위한 스트레칭을 반드시 포함하여야 한다. 경기 중 축적된 젖산과 다른 신진대사성 노폐물은 근육경직과 통증을 유발한다. 스트레칭은 혈액 순환을 도와주고 근육에 산소를 전달하여 재생 과정을 원활하게 도와준다.

운동선수가 경기중 입은 손상으로 고통을 감지하면, 뇌는 자동으로 해당 부위의 근육을 긴장시키는 명령을 내리는데 이 과정을 부목화(splinting)라고 한다. 뇌는 통증을 느끼지 않으려고, 손상 부위의 동작을 제한하고자 한다. 이로 인해 혈액과 산소의 순환을 더디게 하고 손상 부위의 가동범위를 제한할 수 있다. 이때 손상 부위에 가벼운 스트레칭을 실시할 경우, 혈액순환과 산소운반을 촉진시켜 치료 과정에 도움을 줄 수 있다. 재활치료 시에 가장 중요한 목표는 가동범위의 증가와 선수의 통증을 줄여주는 것이다. 운동선수는 치료 후 통증이 줄고, 관절의 정상적인 움직임이 가능한 가동범위로 개선되었는지 즉각 알 수 있다. 이런 결과 때문에 운동선수들은 더 이상 필요 없을 때까지 치료적인 관리가 계속되어야 한다.

스트레칭은 선수로서 생명력을 연장하는데 정신적인 도움을 주기도 한다. 운동선수들이 스트레칭을 하면서, 기분이 좋아지게 되고 운동을 더욱 즐기게 된다. 긍정적인 마음으로 경기에 임할 때 최선을 다해 노력한다. 매일하는 스트레칭의 일련 과정을 하는 선수는 그렇지 않은 선수에 비해 정신적인 이점 또한 얻게 된다. 나이 든 운동선수들은 나이가 증가함에 따라 스피드와 근력(power)이 떨어질 수밖에 없다. 근력은 근육섬유의 수축 길이와 그 수로 결정된다. 정기적인 스트레칭의 일련 과정은 이 근육섬유의 최대 길이 비율을 유지할 수 있도록 도와준다. 매일하는 스트레칭의 일련 과정을 수행하는 선수들은 선수로서의 탄탄한 경력을 쌓아갈 수 있으며, 내내 최적의 수행력도 유지할 수 있게 된다.

심호흡(Take a Deep Breath)

올바른 호흡은 인체의 모든 기관에 매우 중요하다. 스트레칭을 시행하는 동안에 올바른 호흡으로 몸에 산소를 전달함으로써 긴장이 해소된다. 긴장된 근육은 모세혈관으로 혈액을 공급하는 것을 방해한다. 흡기는 폐로 더 많은 산소를 운반하며 혈액이 이를 근육으로 운반한다.
스트레칭을 하는 동안에 완전히 이완된 상태로 올바른 심호흡을 배우는 것은 초기에 상당한 집중력을 요한다. 대부분의 사람들이 관절의 가동범위를 따라서 움직이거나, 근육이 늘어나고 있다고 느끼게 되면 호흡을 일시적으로 멈춰버리기 때문이다. 대부분의 운동선수들의 반응은 스트레칭할 때 근육이 늘어나는 것을 느끼면서 과도한 스트레칭을 막기 위해 호흡을 일시적으로 멈추거나 늘어나는 근육을 팽팽하게 한다. 제일 효과적인 방법은 호흡을 먼저 깊게 들이마신 후, 관절이 가동범위를 따라 움직여 근육이 늘어나기 시작할 때 호흡을 내쉬는 것이다. 운동선수들은 호흡을 내쉬는 훈련을 반드시 습득하여 근육이 효과적으로 늘어날 수 있도록 해야 한다.

일관된 실행(Consistent Practice)

근수축과 근억제는 신경계와 근육계의 협력적인 작용이다. 촉진의 법칙은 한 자극이 다른 자극을 수용하지 않도록 특정한 뉴런의 무리를 지난 후, 그 다음에 오는 자극이 같은 경로를 지나도록 연속되게 하려는 상태이다. 종종 더 큰 자극이 경로를 따라서 지날 때, 더 적은 저항의 자극을 경험한다. 이 관계는 "실행은 완벽하게 만든다"라는 격언과 관련된다. 나쁘거나 좋은 어떤 행동이 충분히 반복된다면, 그 행동은 더 쉬울 것이고, 더 수월하게 할 수 있다. 따라서 스트레칭에 관한 학습은 정확한 실행이 필요하다. 스트레칭의 방법이 더 정확하게 실행된다면, 더 적은 저항을 받음으로써 스트레칭의 효율성을 높일 수 있다.

몸에서 모든 관절의 모든 가동범위를 증가시키고 유지시키는 것은 유연성을 좋게 하려고 실행하는 일상적인 과정의 목표가 된다. 몸에서 모든 관절의 완전한 가동범위를 유지하기 위하여, 운동선수들은 그 관절의 모든 가동범위에 걸쳐서 각각의 관절을 움직이는 체계적인 방법이 필요하다. 그 다음에, 동시적으로 호흡에 집중하고 잡념을 잊어버린 상태에서 동작을 여러 번 반복하는 것이 필요하다. 실행을 더 체계적으로 하면, 동작을 더 쉽게 일으킨다. 뛰어난 유연성은 단지 마음을 다하는 매일의 실행에 의해 성취된다.

대부분의 운동선수들은 그들의 몸에서 특정한 관절의 특정한 가동범위에서 매우 유연하지만, 다른 관절에서 다른 가동범위에서는 유연하지 못하다. 대부분의 운동선수들이 가지는 경향은 그들이 익숙한 가동범위는 반복하고, 그렇지 않은 가동범위는 피하려고 하는 것이다. 현명한 운동선수들은 잘 하거나 못하든 가동범위를 찾아서 고르고, 힘든 가동범위에 숙달될 때까지 반복적으로 실행한다.

능동적 독립 스트레칭(Active Isolated Stretching)

운동선수들은 스트레칭을 시작하기 전, 준비운동을 시작해야 한다. 준비운동의 목적은 신체의 온도를 높이고, 호흡률을 증가시키고, 순환을 증진하고, 신경의 경로를 준비한다는 것을 기억하라. 땀이 나기 시작할 때까지 고정식 자전거를 타는 것(일반적으로 약 10분 정도)은 준비운동의 효과적인 방법이다.

능동적 독립 스트레칭(AIS)을 적용하기 위해서는 식별감, 분리성 및 강렬함의 세 가지 주요 개념이 중요하다. 효과적인 스트레칭을 위한 첫 번째 단계는 늘리려는 근육을 식별하는 것이다. 두 번째 단계는 늘리려는 목표 근육을 분리시키기 위하여 운동선수를 적절한 자세로 취하게 하는 것이다. 세 번째 단계는 목표 근육을 최적으로 늘리기 위하여 필요한 활동을 강렬하게 일으키는 것이다.

운동선수들은 이 장에서 어떤 유형의 스트레칭이라도 스스로 수행할 수 있다. 각각의 스트레칭은 운동선수들이 스트레칭을 정확하게 스스로 수행할 수 있게 필요한 정보를 제공한다. 하지만 이러한 스트레칭에서 어떤 유형이나 모두를 실행하는 동안에, 트레이너나 다른 운동선수는 파트너로서 도움을 줄 수 있다. 능동적 독립 스트레칭은 다른 사람에 의해 운동선수의 신체 자세를 관찰할 수 있고, 가동범위의 끝부분에서 약간의 추가적인 늘어남을 부가할 수 있기 때문에 효과적이다. 운동선수와 어떤 사람의 의한 보조는 의사소통이 잘 이루어져야 한다. 움직임의 타이밍과 사용되는 힘의 양은 적당해야 한다. 운동선수들과 트레이너는 스트레칭의 끝 범위에서 근육이 손상에 매우 취약하다는 것을 기억해야 한다.

보조성 스트레칭의 예로서, 능동 분리성 스트레칭의 복습을 위해 SLR(straight leg raise)을 활용해 보자. SLR은 바로 누운 자세에서 무릎이 잠겨진 상태를 유지하면서 머리 쪽을 향하여 다리를 올리는 동작이다. 능동 분리성 스트레칭의 첫 번째 단계는 늘리려는 근육을 식별하는 것이다. SLR은 뒤넙다리근을 늘린다. 두 번째 단계는 목표 근육을 늘리기 위해 가장 효과적인 자세를 취하는 것이다. 뒤넙다리근을 위한 자세는 바로 누운자세이다. 근육은 결코 그들이 동시에 늘어나고 수축할 수 없기 때문에, 체중부하 자세에서 스트레칭을 해서는 안 된다. 운동선수는 스트레칭을 수행하는 동안에 숨을 내쉬어야 한다. 운동선수는 너무 많은 노력을 기울여 뒤넙다리근을 스트레칭하기 위해 무릎의 잠긴 상태를 유지하려고 넙다리네갈래근의 과도한 수축을 일으키거나 다리 앞쪽에 힘을 주어서도 안 된다. 이러한 노력은 너무 강렬하기 때문에, 스트레칭의 목적에 어긋나서 운동선수가 좌상을 일으키는 원인이 된다.

세 번째 단계는 최적의 스트레칭을 성취하기 위하여 활동을 강렬하게 하는 것이다. 트레이너나 스트레칭 파트너는 가동범위를 따라서 운동선수의 엉덩이 관절을 안내해야 하고, 가동범위의 끝부분에서 약 2파운드(1kg)의 압력을 부가해야 한다. 트레이너는 운동선수의 관절에서 일어나는 가동범위를 따라서 부드러운 끝 느낌에 이르기까지 근육을 늘리는데, 이 끝 느낌은 가동범위의 끝 지점에서 마치 아직도 늘릴 수 있는 공간을 가지고 있는 것과 같은 근육의 느낌을 일으킨다. 이 지점에서, 운동선수는 숨을 내쉬어야 한다. 근육은 결코 늘리려는 힘을 일으켜서는 안 된다.

뒤넙다리근은 단지 2초 동안 늘어난 자세를 유지해야 한다. 트레이너 또는 파트너는 마사지 테이블에서 안정 자세로 다리를 되돌리려는 운동선수를 보조한다. 다리가 안정 자세에 있는 동안에 운동선수는 숨을 들이마셔야 하며, 다리의 긴장을 풀어야 한다. 트레이너는 이를 확실히 하기 위해 늘어난 다리를 흔든다. 흔들기는 운동선수에게 긴장을 잃은 상태를 상기시키기 위해 팔과 다리에 적용하고, 되풀이되는 사이에 늘어났던 근육을 이완한다. 곧게 편 다리의 스트레칭은 8~10번 반복하여 실행해야 한다. 좋은 신체적 조건을 가진 운동선수는 각각의 근육집단에 대한 스트레칭을 3세트(각각 8~10번 반복) 실행할 수 있다.

가장 효과적인 스트레칭의 일련 과정으로, 몸에서 각각의 관절에 대한 각각의 가동범위는 완전한 가동범위를 유지하기 위해 필요할 때마다 스트레칭을 실행해야 한다. 더 좋은 유연성을 필요로 하는 운동선수의 근육들이 목표가 되어야 한다. 근육들은 결코 과도하게 늘어나서는 안 되는데, 특히 최근에 손상된 근육에서 그러하다. 트레이너나 파트너는 스트레칭을 적용할 때 운동선수의 반응을 항상 관찰해야 한다. 만약 그 과정에 통증이 발생한다면, 스트레칭은 중단되어야 하고, 재평가하여 적용해야 한다.

목 스트레칭(NECK STRETCHES)

목의 스트레칭을 위하여, 선 자세에서 양쪽 무릎을 약간 굽히고 지지를 위해 양쪽 무릎 위에 손을 얹어 앞으로 기울인다. 목의 준비운동은 머리를 원 그리듯이 움직여서 목을 휘돌리는데, 각각의 방향으로 8~10번 실행한다.

목 굽힘(Cervical Flexion)

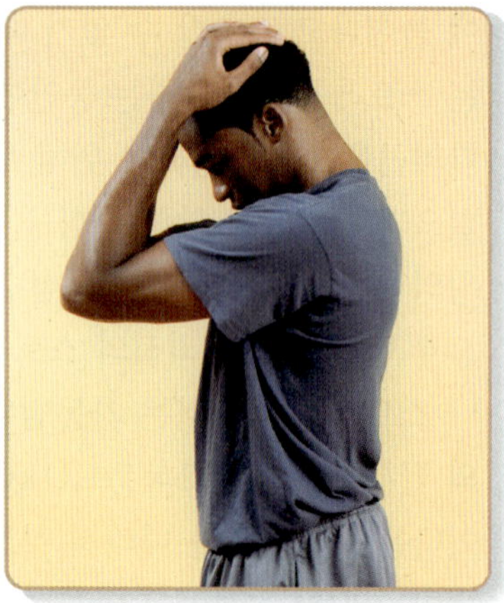

턱을 굽혀 가슴에 닿으려고 한다. 머리 뒤에 손을 두고 목 앞의 근육들을 수축하여 턱을 가슴 쪽으로 가져온다. 가동범위를 증가시키기 위하여, 머리 뒤의 손을 서서히 당긴다. 늘어난 상태에서 2초 동안 유지한 이후에 턱을 똑바로 들어올린다. 8~10번을 반복하여 실행해야 한다.

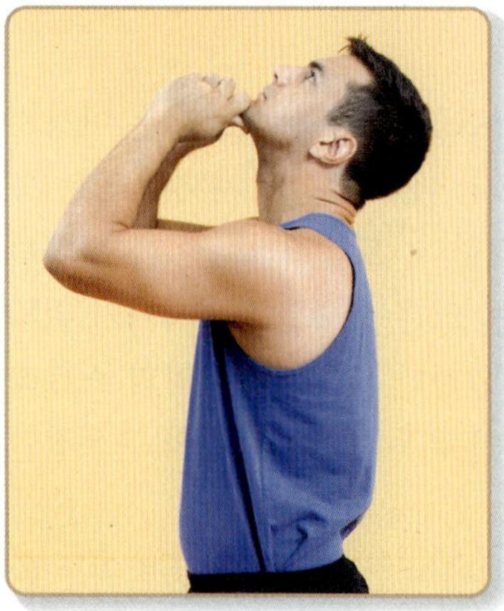

목 폄(Cervical Extension)

턱 아래를 양손으로 받쳐 목 뒤의 근육들을 수축하여 머리가 천장을 올려다보게 한다. 가동범위를 증가시키기 위하여, 손으로 서서히 밀어 올린다. 2초 동안 유지한 이후에 머리를 곧은 자세로 되돌린다. 이 신장법이 통증이나 불쾌감을 준다면, 계속하여 실시하지 않아야 한다. 8~10번 반복하여 실행한다.

가쪽 굽힘(Lateral Flexion)

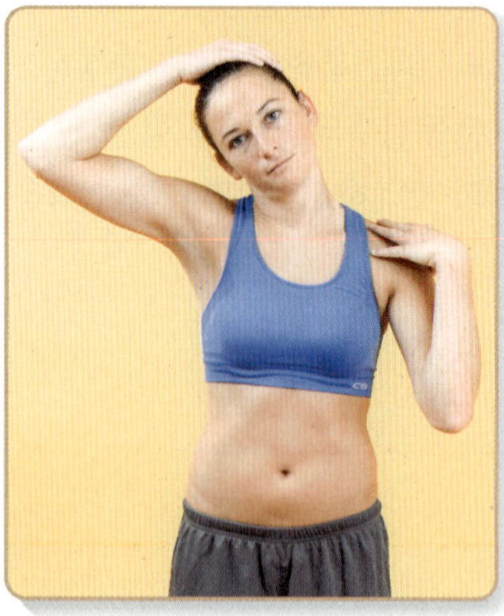

귀를 같은 쪽의 어깨에 닿도록 한다. 신장의 범위를 증가시키기 위하여, 같은 쪽(굽히는 쪽)의 손을 반대쪽 머리의 맨 위에 놓는다. 목의 옆에 있는 근육들을 수축하여 귀를 어깨 쪽으로 가져온다. 2초 동안 유지한 이후에 머리를 곧은 자세로 되돌린다. 한쪽에 8~10번 실행한 이후에 반대쪽에도 8~10번 실행한다.

목 돌림(Cervical Rotation)

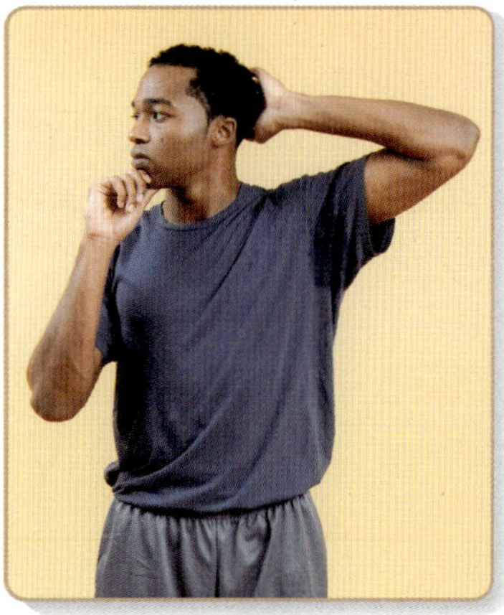

턱을 한쪽 어깨 방향으로 돌려, 같은 쪽(돌리려는 쪽)의 손으로 턱을 받치고, 반대쪽 손을 머리 뒤에 두어, 한쪽으로 목 돌림을 돕기 위해 양손을 이용한다. 2초 동안 유지한 이후에 목을 곧은 자세로 되돌린다. 한쪽에 8~10번 실행한 이후에 반대쪽에도 8~10번 실행한다.

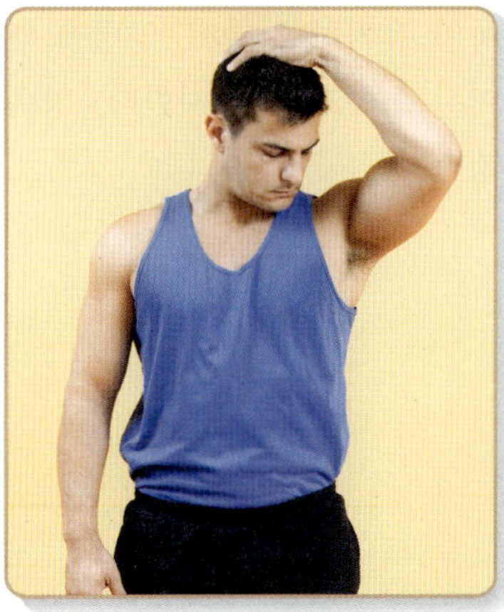

머리를 45° 돌린 자세에서 목 굽힘 (Cervical Flexion With 45-Degree Head Turn)

머리를 한쪽으로 45° 돌리고 목의 앞 근육들을 수축하여 목을 굽힌다. 손을 머리의 맨 위와 뒤에 걸쳐서 놓고, 2초 동안 목을 가슴 쪽으로 서서히 당긴 이후에 머리를 곧은 자세로 되돌린다. 한쪽에 8~10번 실행한 이후에 반대쪽에도 8~10번 실행한다.

머리를 45° 돌린 자세에서 과도한 폄 (Cervical Hyperextension With 45-Degree Head Turn)

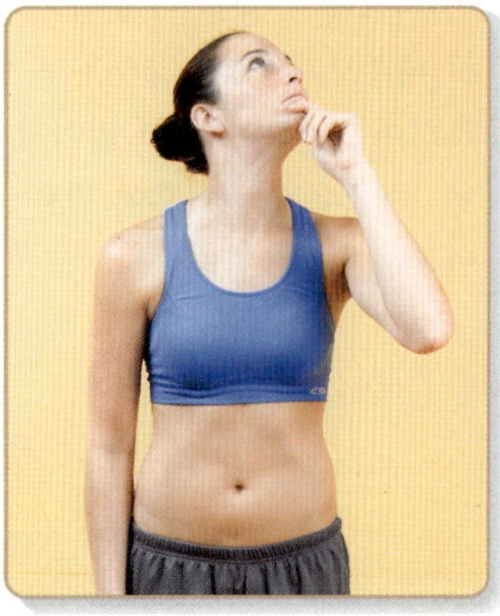

목의 옆을 늘리기 위하여 손으로 턱 아래를 받친다. 머리를 45° 돌리고 목을 가쪽에서 뒤쪽으로 펴서, 2초 동안 유지한 이후에 머리를 똑바른 자세로 되돌린다. 한쪽에 8~10번 실행한 이후에 반대쪽에도 8~10번 실행한다.

어깨 스트레칭(SHOULDER STRETCHES)

어깨의 준비운동은 선 자세에서 양쪽 무릎을 약간 굽혀 앞으로 기울인다. 팔을 앞으로 들어 올려 원을 그리듯이 서서히 돌리면서 어깨를 휘돌리는데, 교대되는 방향으로 8~10번 실행한다.

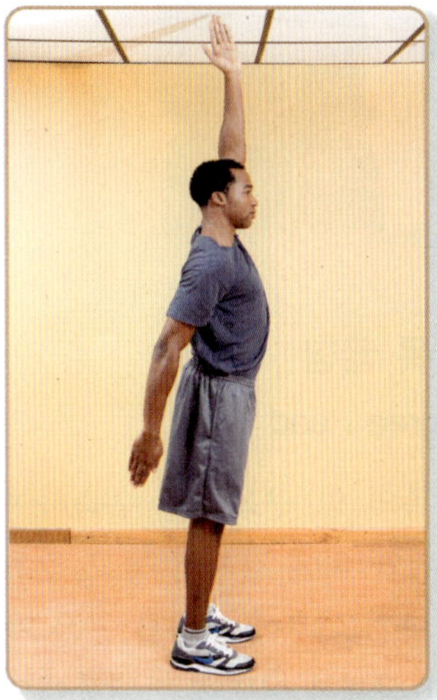

상반되는 팔 굽힘과 폄 스트레칭

(Opposite Arm Flexion and Extension Stretch)

선 자세에서 팔을 양옆에 늘어뜨린다. 한쪽 팔은 팔꿈치의 굽힘없이 머리 위로 향하여 앞으로 곧게 들어 올림과 동시에 다른 쪽 팔은 불편함이 없는 범위까지 뒤쪽으로 움직인다. 각각의 팔은 늘어난 자세에서 2초 동안 유지하고 나서, 양팔을 옆으로 내려 반대방향으로 움직여서 2초 동안 유지한다. 양쪽 방향으로 8~10번 반복하여 실행한다.

팔을 편 자세에서 가슴 스트레칭

(Chest Stretch With Arms Extended)

선 자세에서 팔을 어깨 높이만큼 앞으로 뻗어 양손바닥을 서로 마주보게 한다. 양팔을 곧게 편 채, 등 가운데 근육들을 수축하여 양손이 가능한 멀어지게 움직인다. 늘어난 자세에서 2초 동안 유지한 이후에 팔을 시작 위치로 되돌린다. 8~10번 반복하여 실행한다.

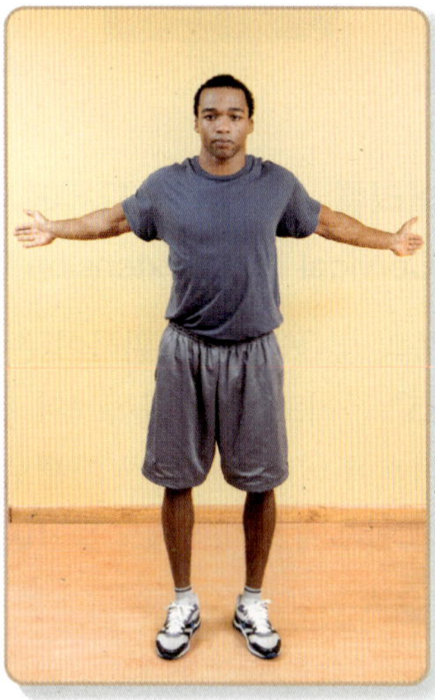

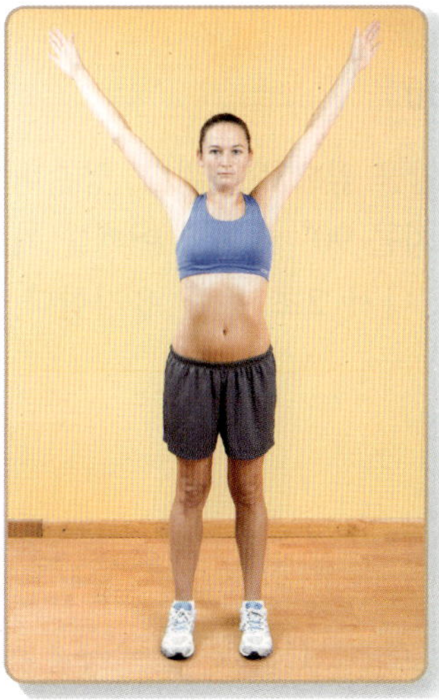

어깨 위 45° 방향으로 팔을 편 자세에서 가슴 스트레칭
(Chest Stretch With Arms Extended 45 Degrees Above Shoulders)

선 자세에서 팔을 어깨 위 45° 방향으로 펴고 양손바닥을 서로 마주보게 한다. 뒤쪽 위의 어깨 근육들을 수축하여 양팔이 가능한 한 멀어지게 움직인다. 늘어난 자세에서 2초 동안 유지한 이후에 팔을 몸의 앞쪽으로 되돌린다. 8~10번 반복하여 실행한다.

어깨 아래 45° 방향으로 팔을 편 자세에서 가슴 스트레칭
(Chest Stretch With Arms Extended 45 Degrees Below Shoulders)

선 자세에서 팔을 어깨 아래 45° 방향으로 펴고 양손바닥을 서로 마주보게 한다. 뒤쪽 아래의 어깨 근육들을 수축하여 양팔이 가능한 한 멀어지게 움직인다. 신장된 자세에서 2초 동안 유지한 이후에 팔을 몸의 앞쪽으로 되돌린다. 8~10번 반복하여 실행한다.

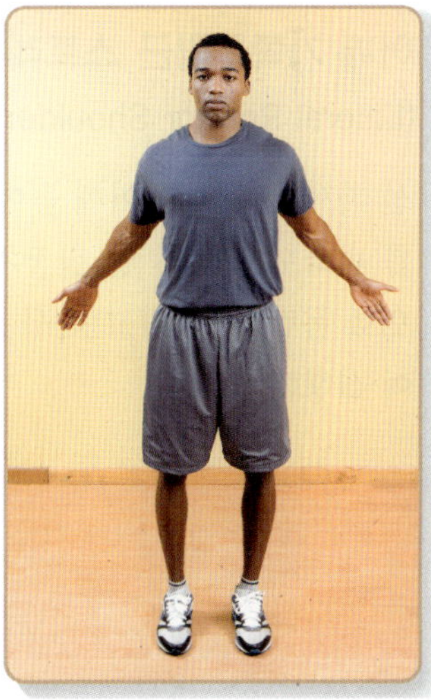

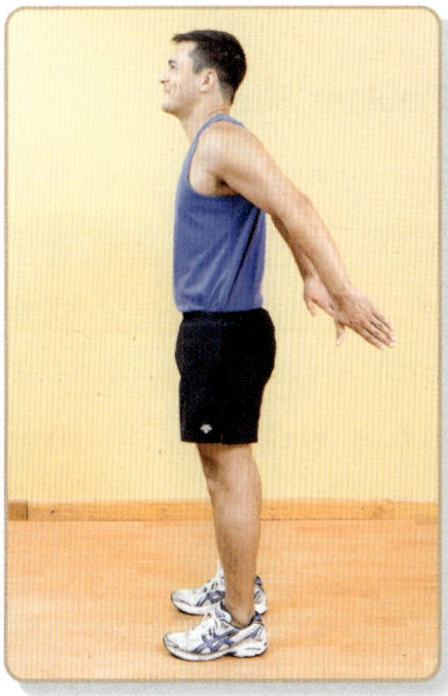

팔 폄 스트레칭
(Arm Extension Stretch)

선 자세에서 양옆에 팔을 늘어뜨린다. 양팔을 팔꿈치의 굽힘 없이 가능한 몸의 뒤쪽으로 움직인다. 늘어난 자세에서 2초 동안 유지한다. 8~10번 반복하여 실행한다.

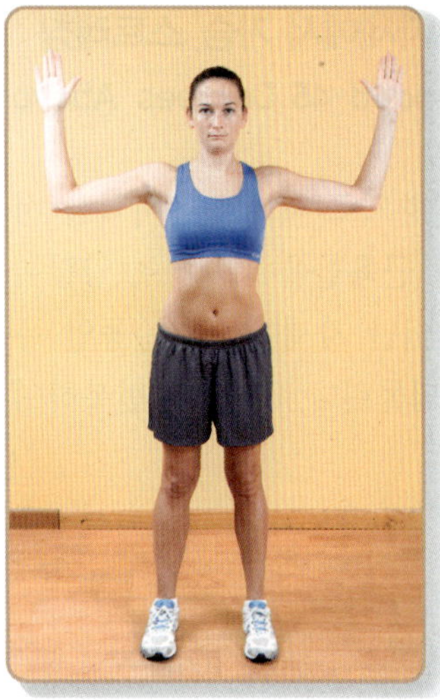

어깨 안쪽돌림근 스트레칭 (Medial Rotator Shoulder Stretch)

선 자세에서 양쪽 팔을 어깨 높이만큼 옆으로 올린다. 양손바닥이 앞을 바라보게 하여 양 팔꿈치를 90° 굽혀서 어깨를 가능한 바깥쪽으로 돌린다. 그리고 나서 2초 동안 유지한다. 8~10번 반복하여 실행한다.

어깨 가쪽돌림근 스트레칭 (Lateral Rotator Shoulder Stretch)

선 자세에서 팔을 어깨 높이만큼 옆으로 올린다. 양손바닥이 뒤를 바라보게 하여 양 팔꿈치를 90° 굽혀서 어깨를 가능한 안쪽으로 돌린다. 그리고 나서 2초 동안 유지한다. 8~10번 반복하여 실행한다.

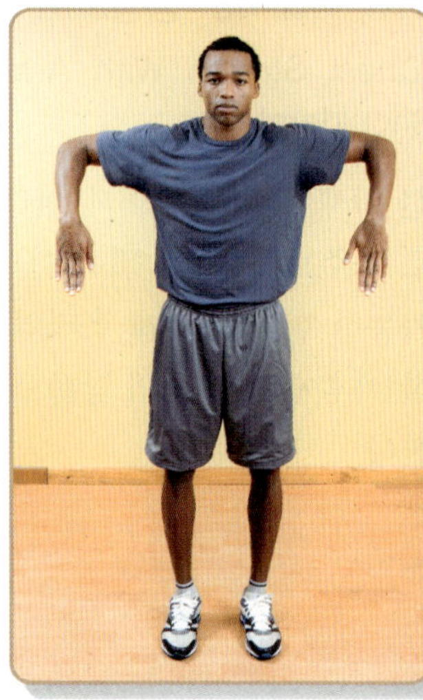

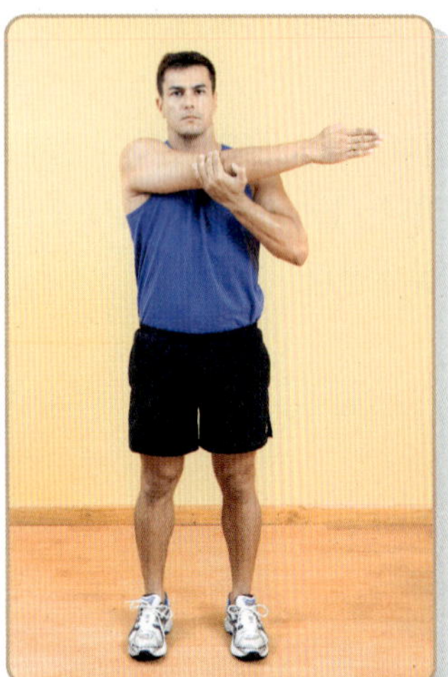

어깨 뒤쪽 스트레칭(Posterior Shoulder Stretch)

선 자세에서 한쪽 팔을 어깨 높이만큼 앞으로 올려 곧게 뻗어 몸의 앞을 가로질러 가슴 쪽으로 누른다. 다른 쪽 손으로 팔꿈치 뒤를 눌러 신장을 돕는다. 양어깨는 완전하게 늘어날 때까지 같은 높이를 유지해야 한다. 늘어난 상태에서 2초 동안 유지한다. 한쪽에 8~10번 실행한 이후에 반대쪽에도 8~10번 실행한다.

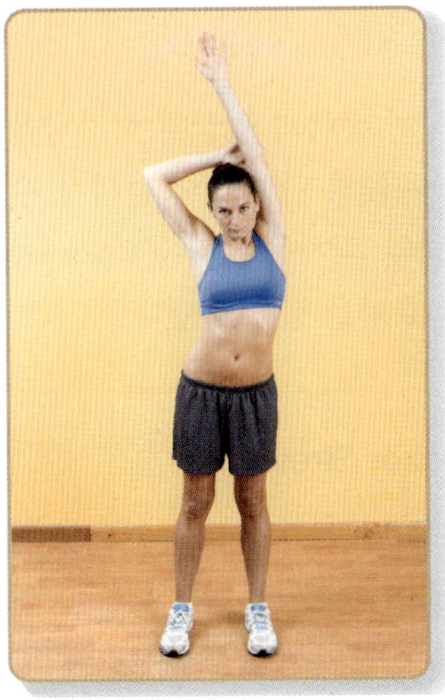

어깨 옆쪽 스트레칭(Side Shoulder Stretch)

선 자세에서 한쪽 팔을 몸의 옆에서 가능한 한 어깨 너머 머리 뒤쪽으로 가져오고, 반대쪽 손으로 팔꿈치를 당겨 늘어나는 것을 돕는다. 늘어난 상태에서 2초 동안 유지한 이후에 팔을 옆으로 되돌린다. 한쪽에 8~10번 실행한 이후에 반대쪽에도 8~10번 실행한다.

어깨 세갈래근 스트레칭(Triceps Shoulder Stretch)

선 자세에서 한쪽 팔을 어깨 높이로 올려 손바닥이 앞을 바라보게 한다. 팔꿈치를 뾰족하게 만들기 위해, 손이 어깨에 이를 때까지 팔꿈치를 굽힌다. 반대쪽 손으로 팔꿈치를 서서히 올려 가능한 한 뒤쪽으로 곧게 세운다. 늘어난 상태에서 2초 동안 유지한다. 한쪽에 8~10번 실행한 이후에 반대쪽에도 8~10번 실행한다.

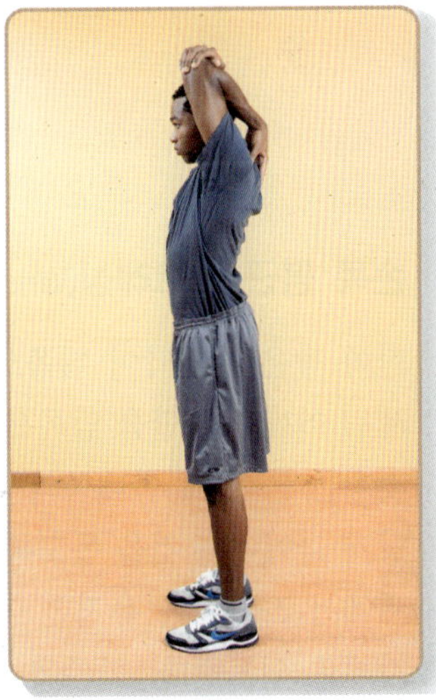

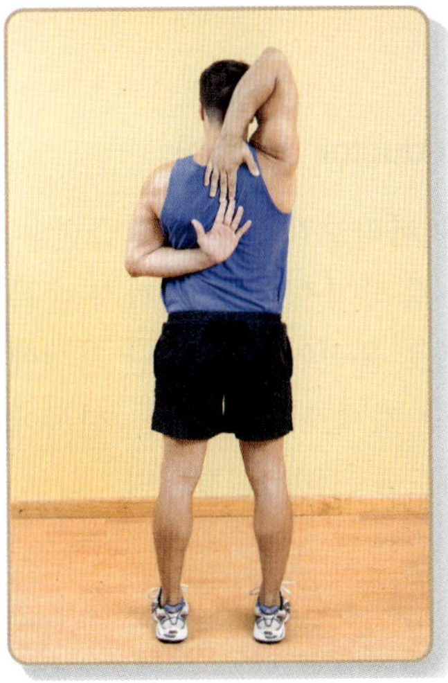

등뒤에서 손 마주잡기(Posterior Hand Touch)

선 자세에서 한쪽 팔은 어깨 너머로 곧게 세우고, 손바닥은 몸의 앞을 바라보게 하여 팔꿈치를 머리 뒤로 굽혀 아래로 내린다. 반대쪽 팔은 팔꿈치를 굽혀서 손바닥이 뒤를 바라보게 하여 등 뒤쪽으로 올린다. 그리고 나서 양손을 접촉하게 한다. 만약 유연성이 충분하지 않다면, 양손은 손가락끼리 결합할 수 있게 한다. 8~10번 실행하고 팔의 위치를 바꾸어 반대쪽에도 8~10번 실행한다.

손목과 팔꿈치 스트레칭(WRIST AND ELBOW STRETCHES)

여러 종목의 스포츠는 공을 던지거나 클럽 또는 라켓의 진동에 의하여 손목과 팔꿈치에 자극을 가한다. 손목의 스트레칭은 통증의 일부를 감소시키고, 아래팔 근육들의 단축을 경감시킬 수 있다. 골퍼 엘보우와 테니스 엘보우는 일반적으로 아래팔 근육들의 과사용 증후군(overuse syndrome)으로, 손상의 급성 단계를 지난 이후에 스트레칭을 하면 효과를 잘 나타낸다.

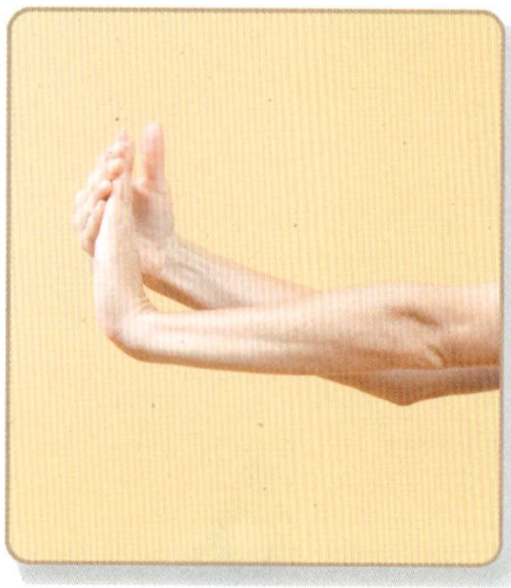

손목 굽힘근 스트레칭(Wrist Flexor Stretch)

한쪽 팔은 손바닥이 아래쪽을 바라보게 하고 손가락들을 곧게 세워 어깨 높이만큼 앞쪽으로 뻗는다. 한쪽의 손목을 올려 뒤로 젖히는데, 이때 다른 쪽의 손을 이용하여 손가락들을 뒤쪽으로 서서히 당겨 늘어나는 것을 돕도록 한다. 손가락들과 손목이 늘어난 자세에서 2초 동안 유지한 이후에 손목을 손바닥이 아래쪽을 바라보는 자세로 되돌린다. 한쪽에 8~10번 실행한 이후에 다른 쪽에도 8~10번 실행한다.

손목 폄근 스트레칭(Wrist Extensor Stretch)

한쪽 팔은 손바닥이 위쪽으로 바라보게 하고 손가락들을 곧게 세워 어깨 높이만큼 앞쪽으로 뻗는다. 한쪽의 손목을 내려 뒤로 젖히는데, 이때 반대쪽의 손을 이용하여 손가락들을 뒤쪽으로 당겨 늘어나는 것을 돕도록 한다. 손가락들과 손목이 신장된 자세에서 2초 동안 유지한 이후에 손목을 손바닥이 위로 향하는 자세로 되돌린다. 한쪽에 8~10번 실행한 이후에 다른 쪽에도 8~10번 실행한다.

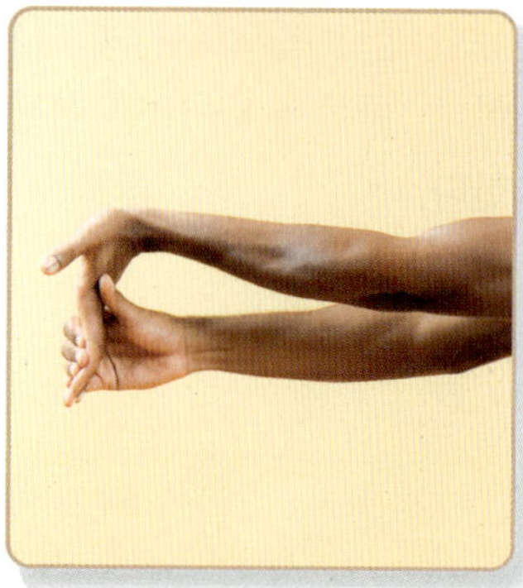

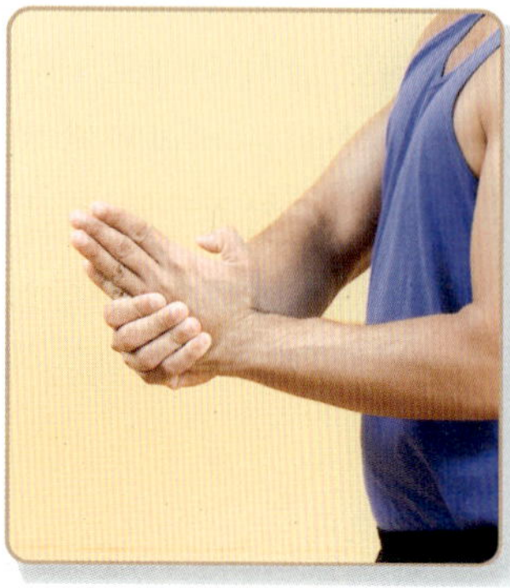

손목 모음근 스트레칭(Wrist Adductor Stretch)

한쪽의 팔꿈치는 손바닥이 안쪽을 바라보게 하여 90° 굽힌다. 다른 쪽의 손을 이용하여 손목이 움직이지 않을 때까지 손목을 아래팔로부터 멀어지게 위쪽으로 움직인다. 늘어난 자세에서 2초 동안 유지한 이후에 시작 자세로 되돌린다. 한쪽에 8~10번 실행한 이후에 다른 쪽에도 8~10번 실행한다.

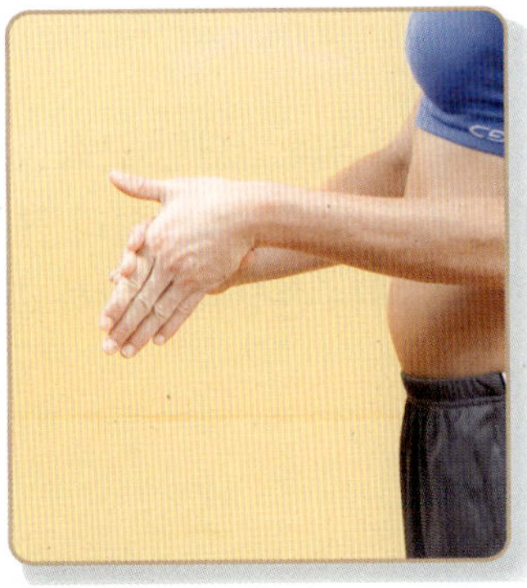

손목 벌림근 스트레칭(Wrist Abductor Stretch)

한쪽의 팔꿈치는 손바닥이 안쪽을 바라보게 하여 90° 굽힌다. 다른 쪽의 손을 이용하여 손목이 움직이지 않을 때까지 손목을 아래팔로부터 멀어지게 아래쪽으로 움직인다. 늘어난 자세에서 2초 동안 유지한 이후에 시작 자세로 되돌린다. 한쪽에 8~10번 실행한 이후에 다른 쪽에도 8~10번 실행한다.

손목 뒤침근 스트레칭(Wrist Supinator Stretch)

한쪽의 팔은 팔꿈치를 90° 굽히고 손바닥이 아래쪽을 바라보게 하여 몸의 옆쪽에 놓는다. 반대쪽 손의 손가락들을 사용하여 늘리려는 쪽의 손을 넘어 새끼의 옆쪽을 잡고 손목을 몸 쪽으로 비틀어 돌린다, 그리고 나서 2초 동안 유지한다. 한쪽 손에 8~10번 실행한 이후에 다른 쪽 손에도 8~10번 실행한다.

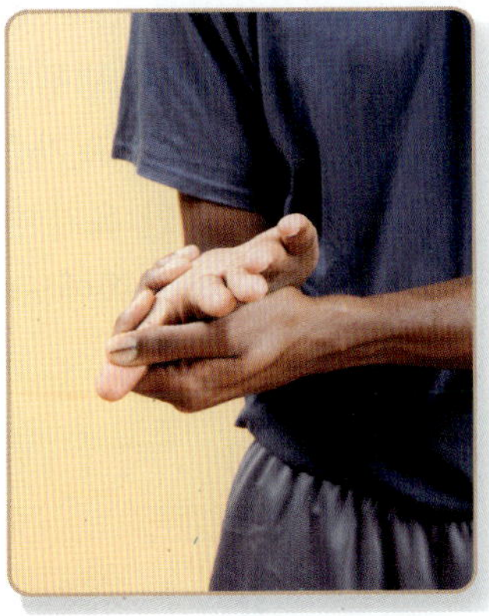

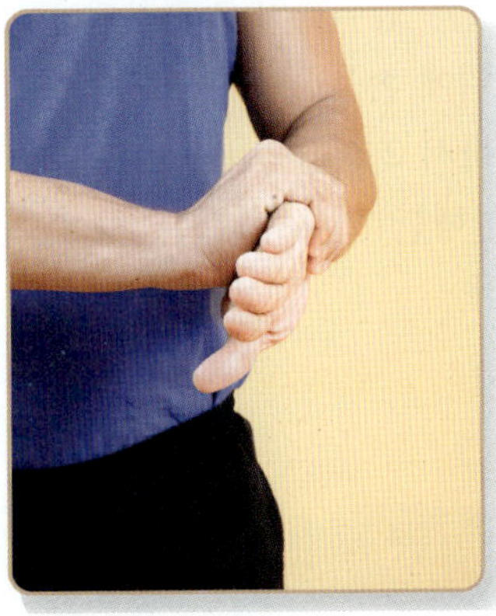

손목 엎침근 스트레칭(Wrist Pronator Stretch)

한쪽의 팔은 팔꿈치를 90° 굽히고 손바닥이 위쪽을 바라보게 하여 몸의 옆쪽에 놓는다. 반대쪽 손의 손가락들을 사용하여 늘리려는 쪽의 손 아래에서 손의 엄지 옆쪽을 잡고 손목을 몸에서 멀어지게 비틀어 돌린다, 그리고 나서 2초 동안 유지한다. 한쪽 손에 8~10번 실행한 이후에 다른 쪽 손에도 8~10번 실행한다.

등 스트레칭(BACK STRETCHES)

운동선수들의 호소하는 가장 일반적인 불평 중에 하나가 허리 통증이다. 허리의 단단한 근육들은 운동선수에서 다리와 팔 근육들의 과도한 사용을 보상하기 위해 무리를 주게 된다. 허리 근육들의 스트레칭은 다른 근육들이 등 근육들의 보상을 필요로 할 때 발생되는 손상을 예방하고 등을 보호한다.

한쪽 다리의 무릎을 가슴으로 (Single-Leg Knee to Chest)

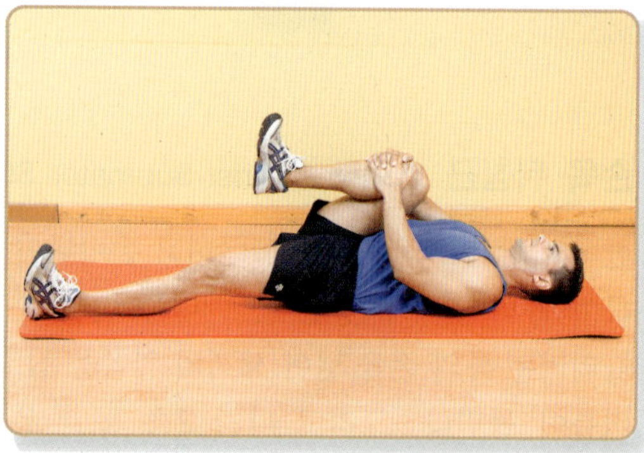

바로 누운자세에서 한쪽 무릎을 올려 가슴 쪽으로 불편함이 없는 범위까지 가져온다. 무릎의 맨 위에 양손을 놓고 가슴 쪽으로 당긴다. 그리고 나서 2초 동안 유지한다. 한쪽에 8~10번 실행한 이후에 다른 쪽에도 8~10번 실행한다.

양쪽 다리의 무릎을 가슴으로 (Double-Leg Knee to Chest)

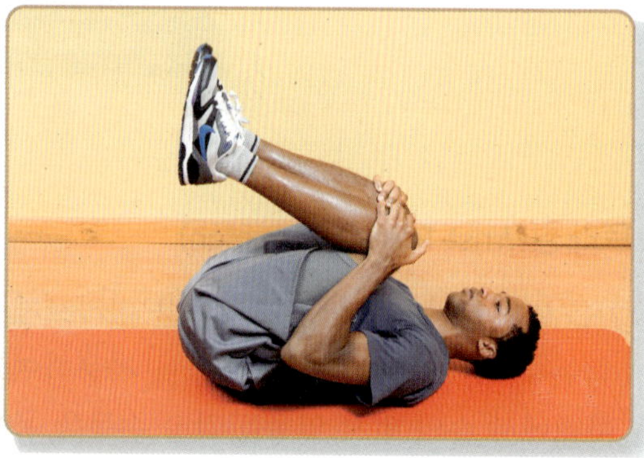

바로 누운자세에서 양 무릎을 올려 가슴 쪽으로 불편함이 없는 범위까지 가져온다. 각각의 무릎의 맨 위에 손을 놓고 가슴 쪽으로 당긴다. 그리고 나서 2초 동안 유지한다. 한쪽에 8~10번 실행한 이후에 다른 쪽에도 8~10번 실행한다.

무릎 굽힌 자세에서 몸통 굽힘 스트레칭 (Bent-Knee Trunk Flexion Stretch)

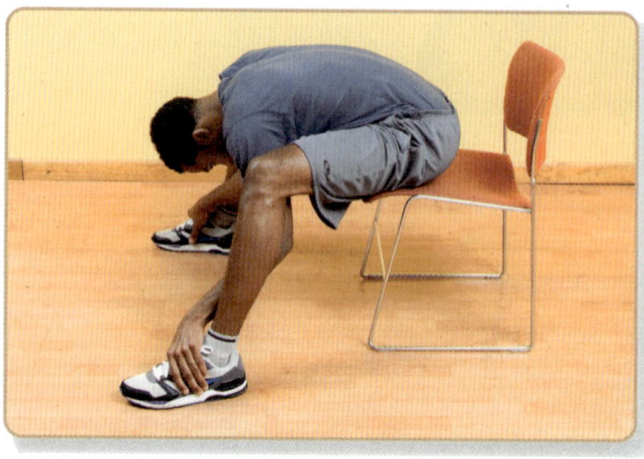

의자의 가장자리에 앉은 자세에서 양발을 바닥 위에 두고 다리를 어깨 너비만큼 벌린다. 앞으로 기울려 양손을 양발의 맨 위에 얹어 머리를 불편함이 없는 범위까지 양다리 사이로 숙인다. 2초 동안 유지한 이후에 앉은 자세로 되돌린다. 8~10번 반복하여 실행한다.

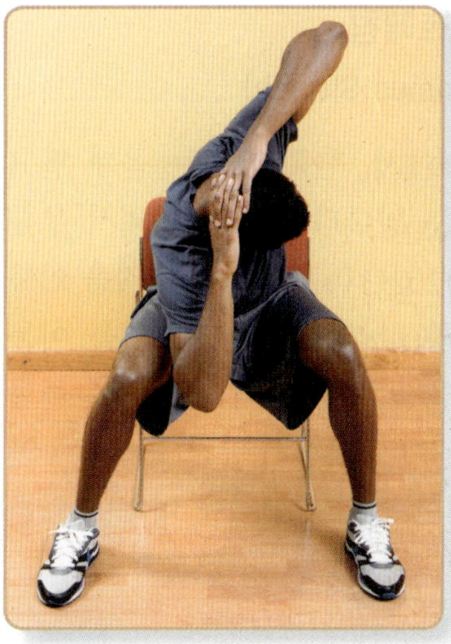

위쪽 몸통돌림근 스트레칭
(Upper Trunk Rotation Stretch)

의자의 가장자리에 앉은 자세에서 양다리를 어깨 너비만큼 벌리고 손을 머리 뒤에 둔다. 몸통을 비틀어 돌리면서 앞으로 기울려 머리를 양다리 사이로 불편함이 없는 범위까지 숙이게 한다. 2초 동안 유지한 이후에 앉은 자세로 되돌린다. 한쪽에 8~10번 실행한 이후에 다른 쪽에도 8~10번 반복하여 실행한다.

가쪽 몸통의 가쪽굽힘 스트레칭
(Lateral Trunk Side-Bending Stretch)

선 자세에서 한쪽 손은 가능한 한 다리의 옆을 따라 아래로 미끄러지게 하고, 반대쪽 팔은 머리 위로 올린다. 2초 동안 유지한 이후에 선 자세로 돌아온다. 한쪽에 8~10번 실행한 이후에 다른 쪽에도 8~10번 실행한다.

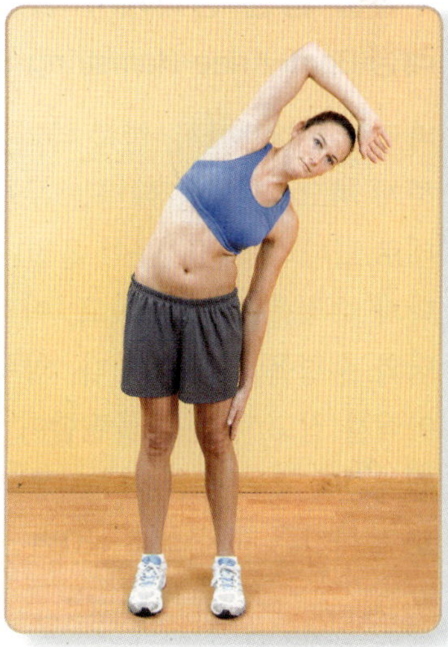

엉덩이와 무릎 스트레칭(HIP AND KNEE STRETCHES)

무릎은 몸에서 가장 복잡한 관절이다. 이 관절은 달리기를 필요로 하는 스포츠에서 제한 없이 굽히고, 펴지고, 그리고 돌림이 일어나야 한다. 엉덩이 근육들에서 제한은 무릎에 영향을 줄 수 있다. 엉덩이와 무릎을 둘러싸는 근육들의 스트레칭은 손상을 예방하는데 도움을 준다.

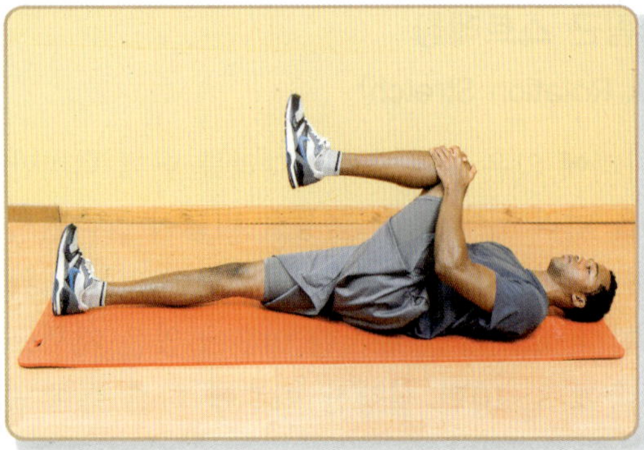

큰볼기근 스트레칭 (Gluteus Maximus Stretch)

바로 누운자세에서, 한쪽 다리는 곧게 뻗고 다른 쪽 다리는 넙다리를 90도 올려서 무릎을 90° 굽힌다. 넙다리는 바닥과 수직을 이룰 것이고, 아래쪽 다리는 바닥과 수평을 이룰 것이다. 무릎을 반대쪽 어깨 방향으로 불편함이 없는 범위까지 굽혀서 당긴다. 2초 동안을 유지한 이후에 시작 자세로 돌아간다. 한쪽에 8~10번 실행한 이후에 다리를 바꾸어 다른 쪽에도 8~10번 반복한다.

무릎을 굽힌 상태에서 뒤넙다리근 스트레칭(Bent-Knee Hamstring Stretch)

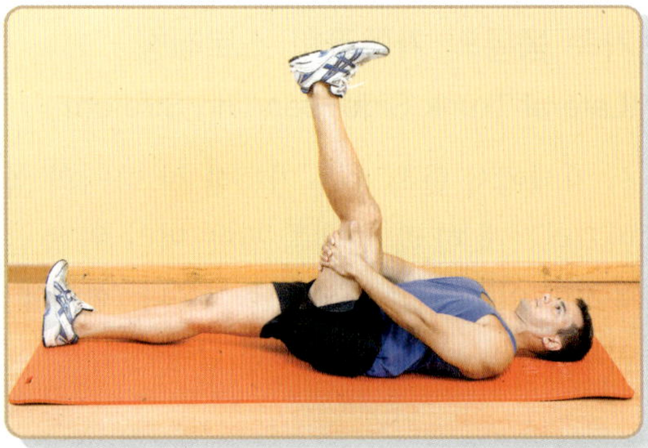

바로 누운자세에서, 한쪽 다리는 바닥에 편평하게 펴고 다른 쪽 다리는 무릎이 굽혀진 상태로 넙다리를 90° 들어 올린다. 넙다리는 바닥과 수직을 이룰 것이고, 아래쪽 다리는 바닥과 수평을 이룰 것이다. 양쪽 손으로 무릎 아래를 잡고 무릎을 불편함이 없는 범위까지 뻗어준다. 2초 동안을 유지한 후에 시작 자세로 돌아간다. 한쪽에 8~10번 실행한 후에 다리를 바꾸어 다른 쪽에도 8~10번 반복한다.

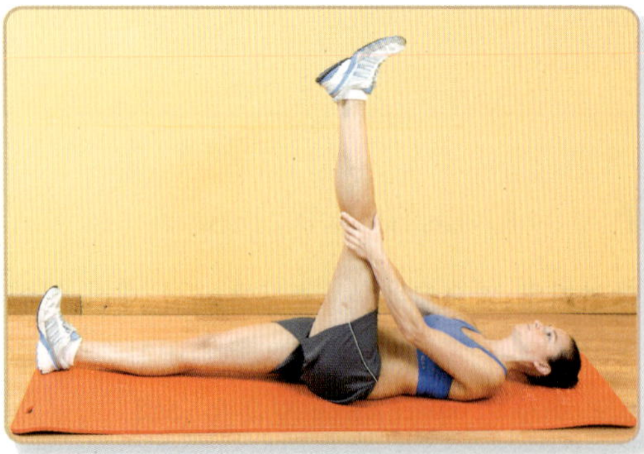

다리를 편 상태에서 뒤넙다리근 스트레칭(Straight-Leg Hamstring Stretch)

바로 누운자세에서, 한쪽 다리는 바닥에 편평하게 펴고 다른 쪽 다리는 무릎의 굽힘없이 불편함이 없는 범위까지 올린다. 양손으로 무릎 아래를 잡고 2초 동안 유지한다. 그리고 나서 시작 자세로 돌아간다. 한쪽에 8~10번 반복하여 실행한 이후에 다리를 바꾸어 다른 쪽에도 8~10번 실행한다.

샅고랑 모음근 스트레칭
(Adductor Groin Stretch)

양쪽 다리를 모아 바로 누운자세에서, 한쪽 다리를 불편함이 없는 범위까지 가쪽으로 벌린다. 2초 동안 유지한 이후에 시작 자세로 돌아간다. 한쪽에 8~10번 반복하여 실행한 이후에 다리를 바꾸어 다른 쪽에도 8~10번 실행한다.

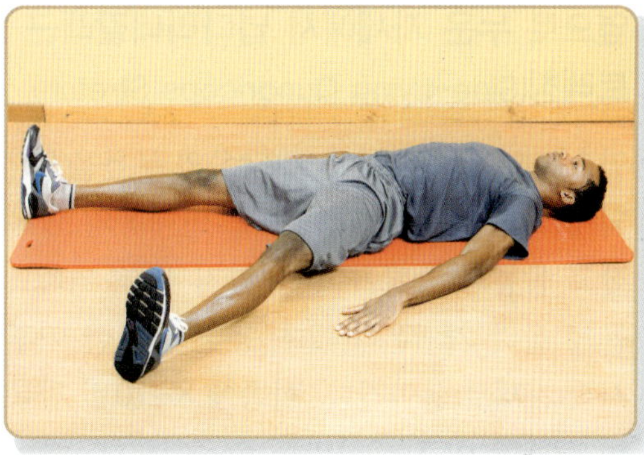

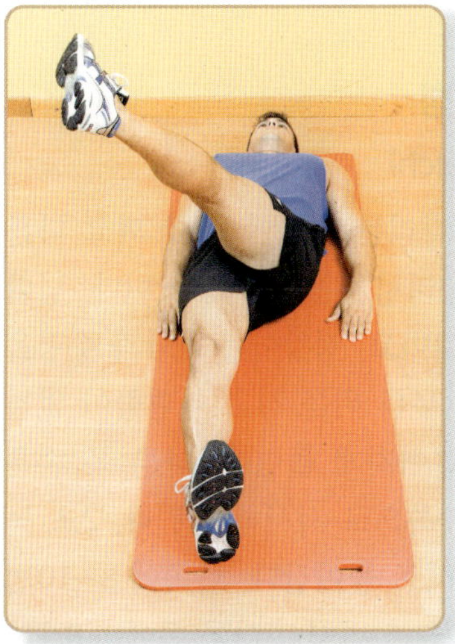

4자형 엉덩정강인대 스트레칭
(Figure-Four Iliotibial Band Stretch)

양쪽 다리를 모아 바로 누운자세에서, 한쪽 다리는 90° 자세로 곧게 올린 후에 불편함이 없는 범위까지 몸의 앞쪽을 가로지른다. 엉덩이는 바닥과 편평하게 유지하려 한다. 만약 필요하다면, 같은 쪽의 팔로 다리를 가로지는데 도움을 준다. 그리고 나서 시작 자세로 돌아간다. 한쪽에 8~10번 반복하여 실행한 이후에 다리를 바꾸어 다른 쪽에도 8~10번 실행한다.

엉덩이 굽힘근 요근 스트레칭
(Hip Flexor Psoas Stretch)

무릎을 꿇은 자세에서, 한쪽 무릎은 발을 움직여 앞쪽으로 가져오고 다른 쪽 다리는 몸통 뒤로 곧게 물린다. 지지를 위해 양손을 앞쪽의 넙다리 위에 올려 불편함이 없는 범위까지 앞으로 기울인다. 2초 동안 유지한 이후에 시작 자세로 돌아간다. 한쪽에 8~10번 반복하여 실행한 이후에 다리를 바꾸어 다른 쪽에도 8~10번 실행한다.

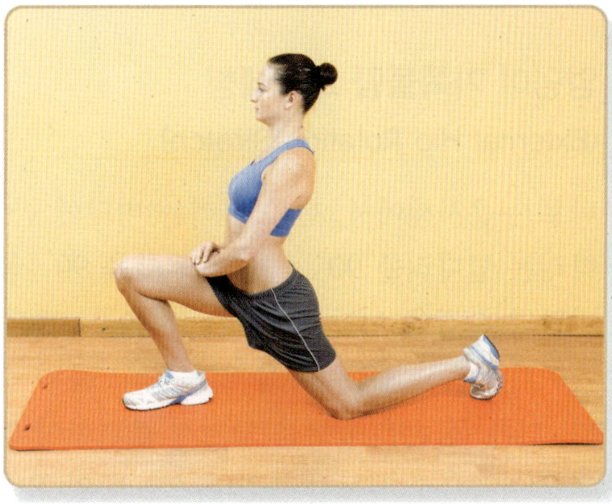

옆으로 누운 자세에서 넙다리네갈래근 스트레칭(Side-Lying Quadriceps Stretch)

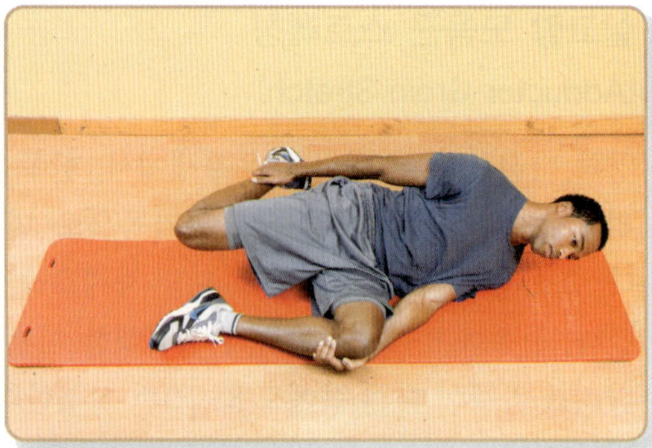

옆으로 누운 자세에서, 바닥쪽의 무릎을 90° 가 되게 가슴 쪽으로 가져온다. 반대쪽의 발목을 잡고 몸통과 수평이 될 때까지 무릎 뒤쪽으로 곧게 올려 가져온다. 2초 동안 유지한 이후에 시작 자세로 돌아간다. 한쪽에 8~10번 반복하여 실행한 이후에 다리를 바꾸어 다른 쪽에도 8~10번 실행한다.

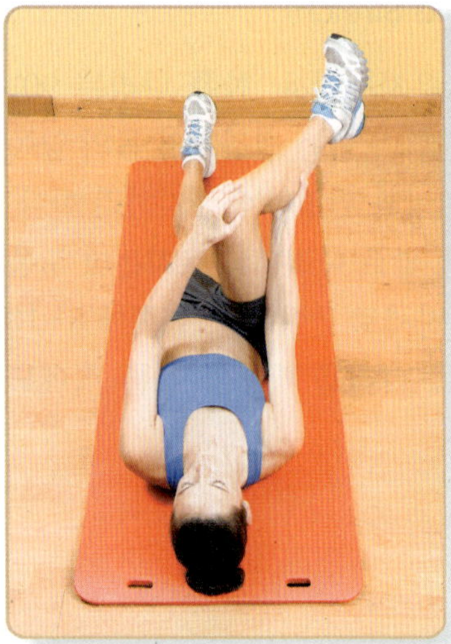

엉덩이 안쪽돌림 스트레칭 (Internal Hip Rotation Stretch)

바로 누운자세에서, 한쪽 다리는 바닥에 곧게 펴고 다른 쪽 다리는 넙다리를 90° 올려서 무릎을 90° 굽힌다. 넙다리는 바닥과 수직을 이룰 것이고, 정강이는 바닥과 수평을 이룰 것이다. 한쪽 손으로 무릎 위를 잡고 불편함이 없는 범위까지 몸의 중심에서 멀어지게 돌린다. 다른 쪽 손은 종아리를 당겨서 다리를 가쪽으로 서서히 돌린다. 2초 동안 유지한 이후에 시작 자세로 돌아간다. 한쪽에 8~10번 반복하여 실행한 이후에 다리를 바꾸어 다른 쪽에도 8~10번 실행한다.

엉덩이 가쪽돌림 스트레칭 (External Hip Rotation Stretch)

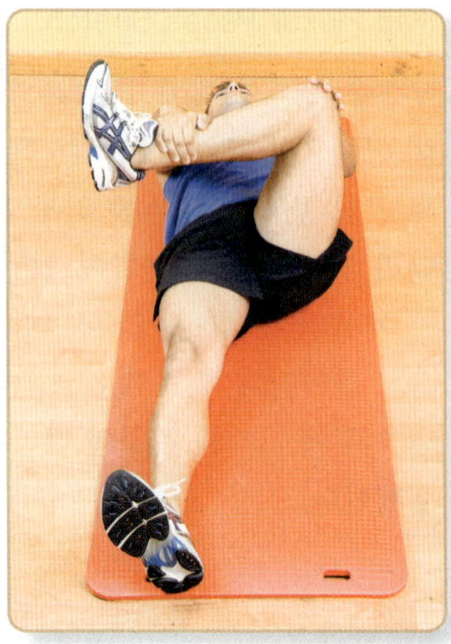

바로 누운자세에서, 한쪽 다리는 바닥에 곧게 펴고 다른 쪽 다리는 넙다리를 90° 올리고 무릎을 90° 굽힌다. 넙다리는 바닥과 수직을 이룰 것이고, 정강이는 바닥과 수평을 이룰 것이다. 한쪽 손으로 무릎 위를 잡고 몸의 중심 쪽으로 돌린다. 다른 쪽 손은 발목을 당겨서 불편함이 없는 범위까지 다리를 안쪽으로 서서히 돌린다. 2초 동안 유지한 이후에 시작 자세로 돌아간다. 한쪽에 8~10번 반복하여 실행한 이후에 다리를 바꾸어 다른 쪽에도 8~10번 실행한다.

무릎 안쪽돌림 스트레칭
(Knee Internal Rotation Stretch)

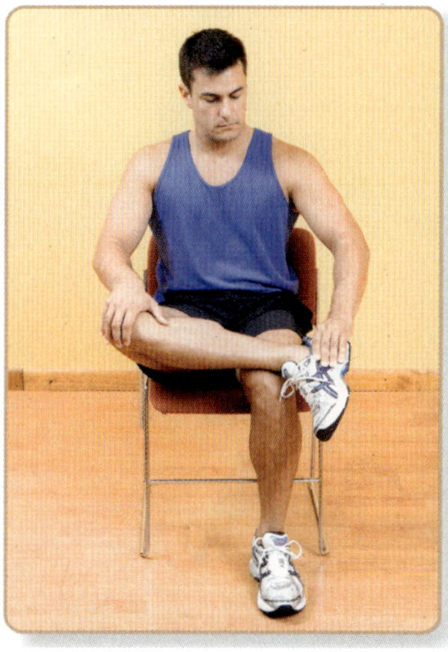

의자에 앉은 상태에서, 한쪽 다리는 발이 다리의 맨 위를 지나도록 다른 쪽 다리 너머로 가로지른다. 가로지른 다리의 발은 불편함이 없는 범위까지 아래쪽으로 내려 돌린다. 손을 이용하여 도움을 주고 2초 동안 유지한 이후에 시작 자세로 돌아간다. 한쪽에 8~10번 반복하여 실행한 이후에 다리를 바꾸어 다른 쪽에도 8~10번 실행한다.

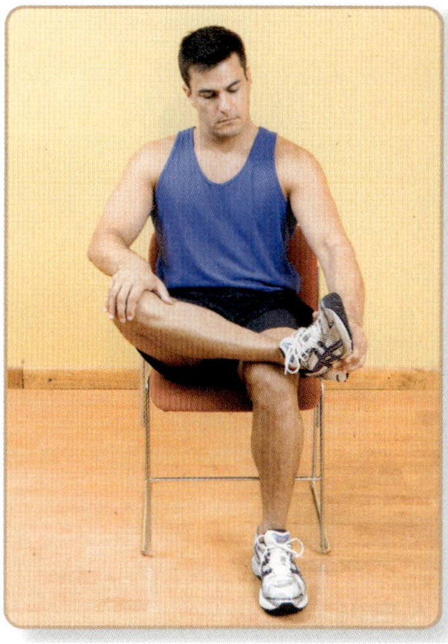

무릎 가쪽돌림 스트레칭
(Knee External Rotation Stretch)

의자에 앉은 상태에서, 한쪽 다리는 발이 다리의 맨 위를 지나도록 다른 쪽 다리 너머로 가로지른다. 가로지른 다리의 발은 불편함이 없는 범위까지 위쪽으로 올려 돌린다. 손을 이용하여 도움을 주고 2초 동안 유지한 이후에 시작 자세로 돌아간다. 한쪽에 8~10번 반복하여 실행한 이후에 다리를 바꾸어 다른 쪽에도 8~10번 실행한다.

발목과 종아리 스트레칭(ANKLE AND CALF STRETCHES)

스포츠에서 가장 일반적인 손상의 하나는 발목을 삐는 것이다. 아래 다리근육들의 과도한 사용과 단단해서 움직이지 않는 발목관절은 발목에 손상의 가능성을 증가시킨다. 발목에 손상을 예방하는 가장 좋은 방법은 발목관절을 최대한 유연하게 하는 것이다.

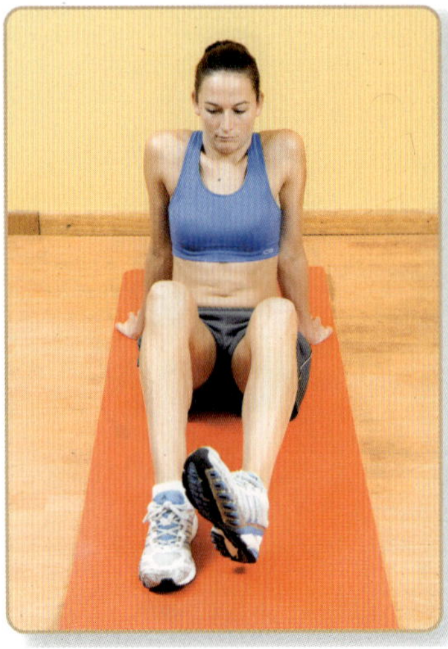

발목의 휘돌림(Circumduction of Ankle)

바닥에 앉은 자세에서, 발을 뾰족하게 만들어 양쪽 방향으로 원을 그리듯이 10~12번 돌린다. 그리고 나서 발을 바꾸어 반대쪽 발목에도 움직임을 실행한다.

가자미근을 위한 깊은 장딴지 스트레칭 (Deep Calf Stretch for Soleus)

한쪽 다리의 무릎을 굽혀 바닥에 앉은 자세에서, 굽힌 다리의 발을 같은 다리의 정강이쪽으로 굽힌다. 양손을 이용하여 움직임에 도움을 주고 2초 동안 유지한 이후에 시작 자세로 돌아간다. 8~10번 반복하여 실행한 이후에 발을 바꾸어 반대쪽 발에도 8~10번 실행한다.

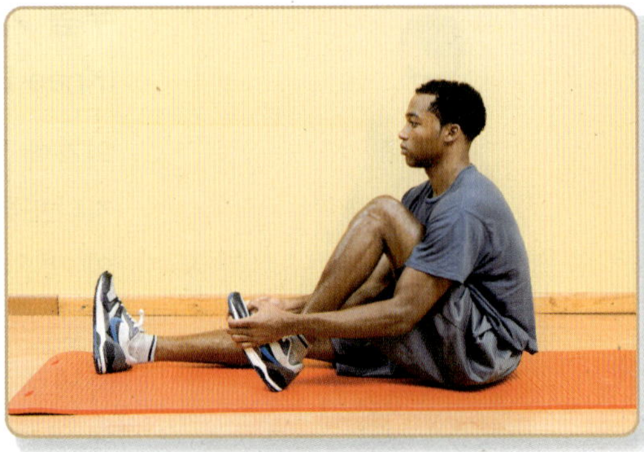

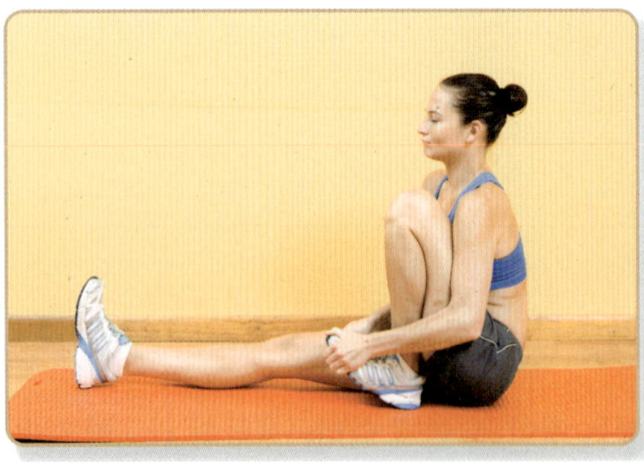

아킬레스건 스트레칭 (Achilles Tendon Stretch)

한 쪽 다리의 무릎을 굽혀 바닥에 앉은 상태에서, 굽힌 다리의 발을 가능한 한 엉덩이에 닿도록 가져온다. 굽힌 다리의 발은 정강이쪽으로 젖히고 양손을 이용하여 도움을 준다. 2초 동안 유지한 이후에 시작 자세로 돌아간다. 8~10번 반복하여 실행한 이후에 발을 바꾸어 반대쪽 발에도 8~10번 실행한다.

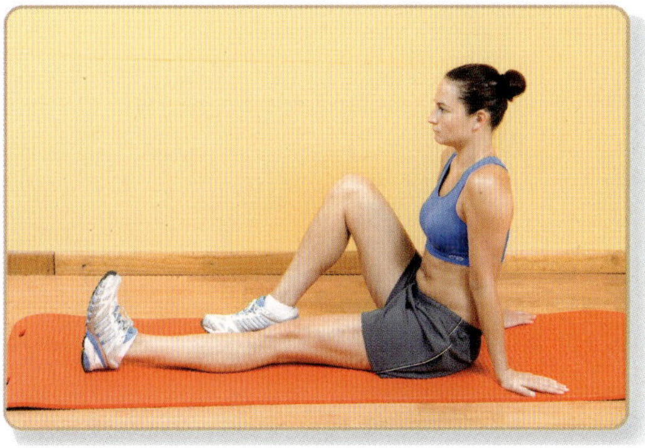

장딴지근을 위한 얕은 장딴지 스트레칭 (Superficial Calf Stretch for Gastrocnemius)

바닥에 앉은 자세에서, 한 쪽 다리의 무릎은 굽히고 반대쪽 다리는 곧게 편다. 곧게 편 다리의 발을 정강이쪽으로 젖힌다. 2초 동안 유지한 이후에 시작 자세로 돌아온다. 8~10번 반복하여 실행한 이후에 발을 바꾸어 반대쪽 발에도 8~10번 실행한다.

발목의 안쪽돌림 스트레칭(Inversion Ankle Stretch)

바닥에 앉은 자세에서, 한 쪽 다리의 무릎은 굽히고 반대쪽 다리는 곧게 편다. 곧게 편 다리의 발을 안쪽으로 돌린다. 2초 동안 유지한 이후에 시작 자세로 돌아온다. 8~10번 반복하여 실행한 이후에 발을 바꾸어 반대쪽 발에도 8~10번 실행한다.

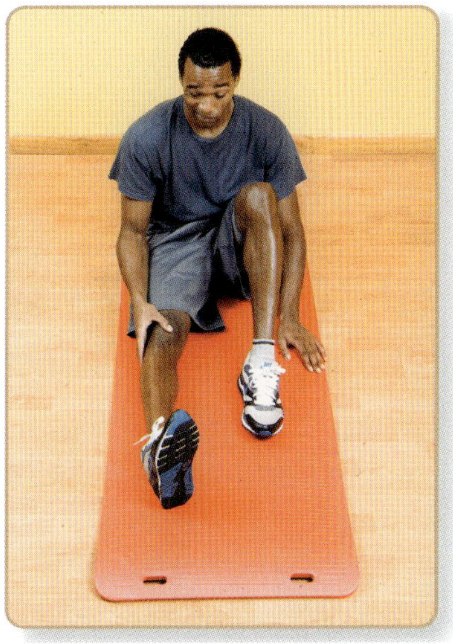

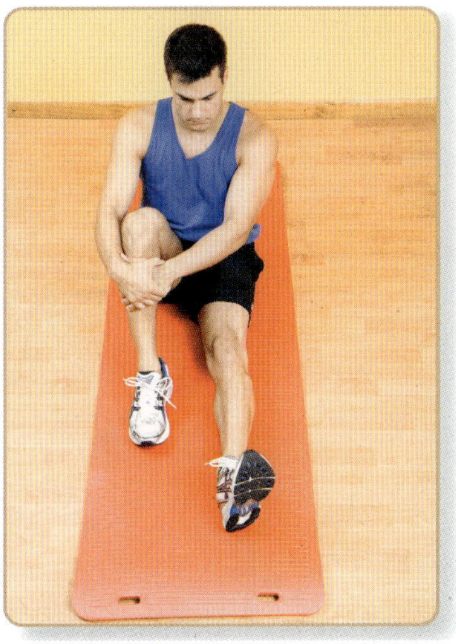

발목의 가쪽들림 스트레칭(Eversion Ankle Stretch)

바닥에 앉은 자세에서, 한 쪽 다리의 무릎은 굽히고 반대쪽 다리는 곧게 편다. 곧게 편 다리의 발을 가쪽으로 돌린다. 2초 동안 유지한 이후에 시작 자세로 돌아온다. 8~10번 반복하여 실행한 이후에 발을 바꾸어 반대쪽 발에도 8~10번 실행한다.

제 7 장

경기 전 · 후 마사지
(Pre-and Postevent Massage)

이 장에서는 경기 전 · 후 마사지에 대하여 살펴본 후 각 마사지의 일반 절차에 대하여 소개한다. 경기 전 · 후 마사지는 일반적으로 상체와 하체를 구분하여 진행하는데, 각 스포츠 경기 상황에서 선수들에게 전신의 마사지를 수행할 만큼 충분한 시간이 주어지지 않는 경우가 많기 때문이다. 상체와 하체의 마사지를 분리하여 진행하기 때문에 트레이너는 선수 및 경기의 특성에 따라 어떠한 마사지가 중요한지를 결정하게 된다. 만약 상체와 하체를 모두 사용하는 선수를 마사지 해야할 경우에 트레이너는 반드시 선수의 앞쪽 또는 등쪽의 마사지를 모두 수행한 뒤 반대쪽 마사지를 진행해야 한다.

또한 이 장에서는 마사지 일반절차에서 각 마사지를 얼마나 오랫동안 지속해야 하는지, 얼마나 반복해야 하는지에 대한 사항들에 대하여 제시한다. 트레이너가 경기 중 담당해야 하는 선수들의 수가 많고 제한된 시간에 수행해야 하는 점에서 대부분의 경기 전 · 후 마사지는 매우 신속하게 진행된다. 따라서 트레이너는 어떠한 방법이 선수들에게 최상의 결과를 제공하는지에 대하여 반드시 숙지하고 있어야 한다.

경기 전 스포츠 마사지(Preevent Sport Massage)

4장에서 경기 전 스포츠 마사지의 목적은 선수들의 체온 상승(warming up), 근육으로의 혈액순환 향상, 유연성 유지, 부상 방지와 심리적 각성 등의 운동 수행 및 경기 준비를 돕는 것이라고 언급한 바 있다. 선수들은 전신마사지 혹은 상체, 하체의 경기 전 마사지 수행보다는 햄스트링근(hamstrings)에 대한 스트레칭이나 목 마사지 등의 가벼운 처치만을 요구하기도 하며, 경기 직전에는 미신에 의존한 행동이나 신경질적인 반응을 보이기도 한다. 이에 트레이너는 이러한 선수들의 경기 전 긴장을 줄여줄 수 있는 마사지 처치를 제공하되 선수들을 방해하지 않도록 해야 할 필요가 있다. 다음의 마사지 절차들은 경기 전 스포츠 마사지의 목적을 달성할 수 있도록 적용할 수 있는 방법들이다.

원형마찰(Circular Friction)

원형 마찰은 조직의 온도를 상승시키고, 피부와 하부 조직에 혈액 공급을 증가시키기 위하여 반복적으로 손을 교차해가며 원을 그리듯이 문지르는 방법이다. 원형 마찰은 트레이너가 서있는 반대편 쪽 어깨에서부터 등으로 실시한다. 트레이너는 원을 그리며 문지르는 동안 손 아래쪽 피부가 움직일 수 있을 정도의 충분한 압력을 유지해야 한다. 피부는 근육에 협착 되지 않아야 하고 모든 방향으로 자유롭게 움직일 수 있어야 한다.

마찰(Friction)

경기 전 스포츠 마사지 수행 시 마찰은 선수의 피부 표면에서 트레이너의 손을 앞뒤로 빠르게 움직이는 동작을 반복하는 방법이다. 이 방법을 통하여 빠르게 열을 생성시킴으로써 준비를 돕는다. 앞뒤로 반복하는 마찰 방법은 팔과 다리에 적용할 수 있다. 즉, 마찰 기법은 아래팔과 위팔 또는 종아리나 넙다리와 같은 신체의 일정 부위의 체온 상승에 매우 효과적이며, 이를 통해 보다 심부에 적용하는 마사지의 효과를 높인다. 이 기법은 특정 부위에서 양손을 앞뒤로 교차하며 수행하며, 손을 매우 빠르게 교차하며 문지르되 특정 부위의 마찰은 수 초 이내의 짧은 시간 동안 수행한다. 이 기법의 주목적은 특정 부위의 체온을 향상시키는 것이므로 주로 팔과 다리에 적용한다.

진동과 흔들기(Jostling and Shaking)

이 방법은 선수 신체의 일부분을 빠르게 들어올리거나 흔드는 동작이다. 일반적으로 마사지 후반부에 선수들의 신경계를 활성화 시키기 위한 목적으로 사용된다.

경타법(Tapotement)

경타법은 신체의 각 부위에 따라 각기 다른 압력을 적용하여 손으로 빠르게 두드리는 것을 말한다. 두드리기 방법에는 주먹 두드리기(beating), 손가락 두드리기(tapping), 손날 두드리기(hacking), 손바닥 두드리기(slapping), 컵모양 두드리기(cupping) 등이 있다. 각 기법들을 신체 부위에 맞게 적용할 수 있다.

압박법(Compression)

압박법은 심부 조직을 리듬감 있게 눌러주는 방법이다. 마찰은 피부 표면의 온도를 상승시키는 목적인 반면, 압박은 심부 조직으로의 혈류 유입을 목적으로 한다.

관절가동범위 기법(Range of Motion)

관절가동범위 기법은 선수들이 운동을 하거나 경기 시 동원되는 관절에 대하여 미리 간단한 움직임을 수행하는 것을 말한다. 트레이너에 의한 수동적인 움직임을 통하여 관절 윤활액의 작용을 촉진하며, 치료적 스트레칭을 수행하기 전에 준비하기 위하여 활용되기도 한다.

치료적 스트레칭(Therapeutic Stretching)

치료적 스트레칭은 관절가동범위법과 유사하나 선수가 저항을 느낄 정도까지 수행한다. 대부분은 수 초간 선수가 스트레칭 자세를 유지하도록 하며, 특정한 경우에는 2초 정도만 스트레칭 자세를 유지하게 한다. 2초만 스트레칭 자세를 유지하게 하는 경우에는 6번에서 8번 정도 실시하도록 한다. 치료적 스트레칭은 준비, 활동 근육으로의 혈류 유입, 과도한 긴장 해소, 상해 예방 등의 목적을 가진다(스트레칭에 대한 보다 자세한 정보는 6장에서 언급한 바 있다).

경기 전 마사지 관리(Administering a Preevent Massage)

경기 전 스포츠 마사지는 선수들이 경기복장을 착용한 상태에서 진행하게 된다. 4장에서 지적한 바와 같이, 대개 마사지 오일이나 윤활제는 모공을 막거나 특정 경기에서는 부적절한 이점으로 작용하기 때문에 사용하지 않는다. 경기 전 마사지는 10~15분을 넘기지 않도록 하는데 이는 선수가 무기력한 느낌을 가질 정도로 과도하게 안정될 수 있기 때문이다. 반면 빠른 박자의 음악이나 트레이너가 선수를 격려하거나 고무시킬 수 있는 대화를 마사지 수행 동안에 진행하는 것이 도움이 된다.

상체의 경기 전 마사지는 상체의 근육을 대상으로 구성한다. 트레이너는 선수들의 전신을 모두 마사지하기 위한 충분한 시간을 갖지 못하는 경우가 많다. 따라서 야구, 테니스, 골프와 같이 상체를 많이 사용하는 스포츠의 경우 상체에 대한 경기 전 마사지는 불필요한 부상을 예방하고 경기 중 선수의 움직임을 빠르게 준비하는 데 도움이 된다. 하체의 경기 전 마사지는 달리기 선수나 달리는 동작이 많은 스포츠 종목의 선수들의 하지 근육을 대상으로 실시한다.

상체의 경기 전 마사지 절차(Upper-Body Preevent Routine)

상체 뒷면(Posterior Upper Body)

크고 발달된 근육들은 상체의 등 쪽에 위치하고 있으므로 트레이너는 선수가 엎드린 자세를 취하게 한 뒤 마사지를 실시한다. 큰 근육들을 먼저 마사지를 실시함으로써 선수들의 어깨와 등의 과도한 긴장을 감소시키고 이완시킨다. 트레이너는 먼저 등과 어깨의 한쪽 면을 먼저 실시한 뒤 같은 쪽 팔에 대한 마사지를 실시한다. 한쪽이 모두 끝나면 아래의 1에서 10번 동작을 반대쪽에도 동일하게 실시한다.

1. 원형 마찰을 선수의 등과 어깨에 실시한다.
2. 등 쪽 척추 옆 부분에 대한 압박을 3번 실시한다.
3. 부드럽게 어깨와 목사이 부분을 쥐어짜듯 주무른다.
4. 아래팔 손목에서 팔꿈치 방향으로 양손을 이용하여 위아래로 빠르게 마찰을 실시한다.

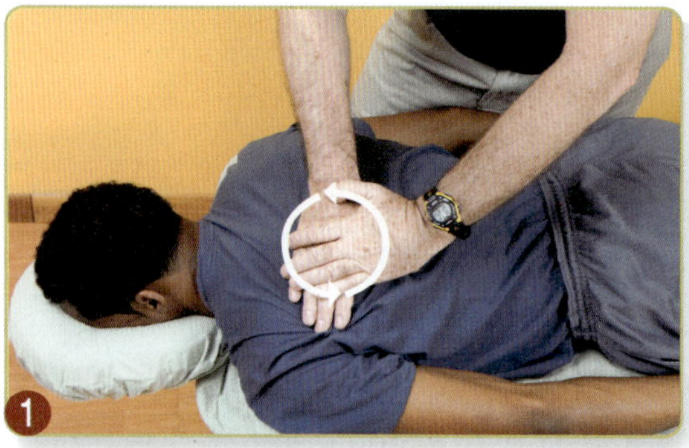

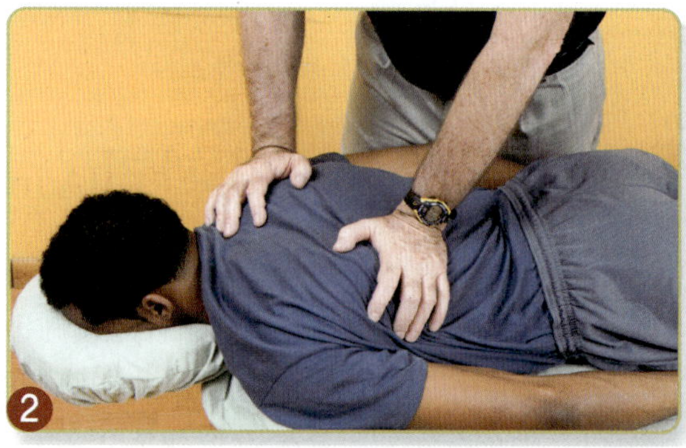

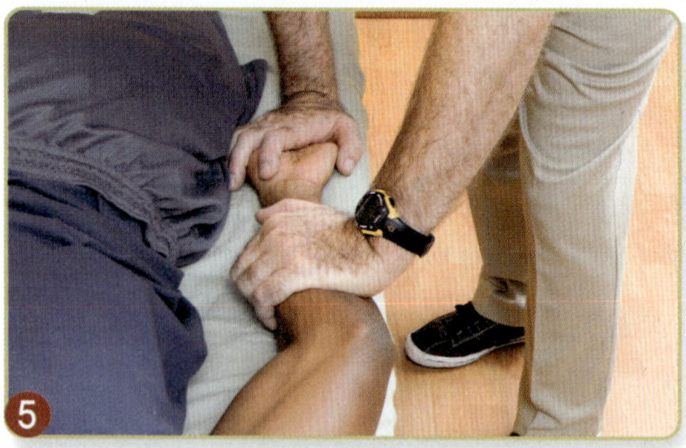

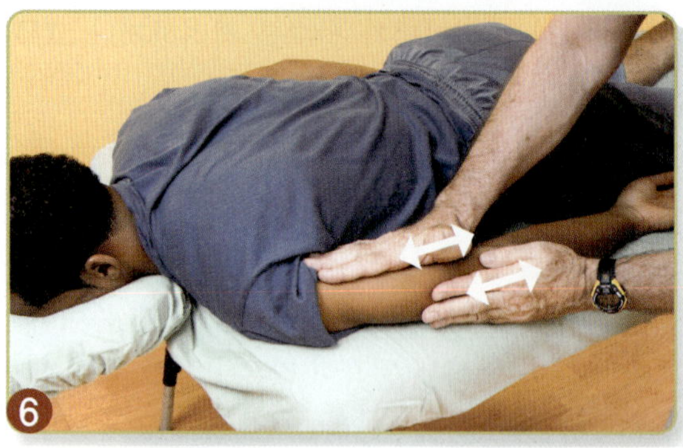

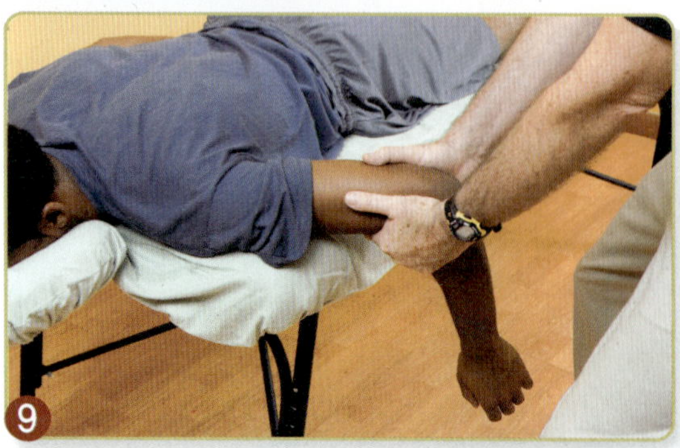

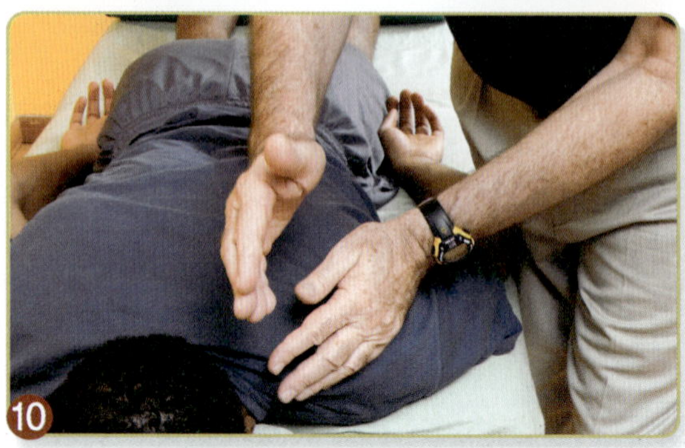

5. 아래팔 팔꿈치에서 손목 방향으로 압박을 3번 실시한다.
6. 위팔 어깨에서 팔꿈치 방향으로 양손을 이용하여 위 · 아래로 빠르게 마찰을 실시한다.
7. 위팔 어깨에서 팔꿈치 방향으로 압박을 3번 실시한다.
8. 어깨의 어깨뼈를 올렸다 내리며 관절가동범위법을 실시한다. 이때 한 손은 어깨 앞쪽 세모근(deltoid muscle)에 위치시켜 부드럽게 어깨가 테이블에서 떨어질 정도로 들어 올렸다가 다시 테이블에 닿도록 내려놓는다. 어깨를 들어 올렸다가 내릴 때 트레이너는 어깨가 테이블에 닿아 원래의 위치로 되돌아오는지 확인한다. 이는 선수들의 어깨 긴장을 완화시킨다. 이 동작을 3번에서 4번 정도 실시한다.
9. 선수의 위팔 아래쪽으로 손을 놓고 부드럽게 위팔을 잡은 상태에서 안쪽돌림(internal rotation)과 가쪽돌림(external rotation)을 반복적으로 실시하여 관절의 가동범위를 확보한다.
10. 어깨에서부터 시작하여 등 아래쪽으로 두드리기를 실시한다.

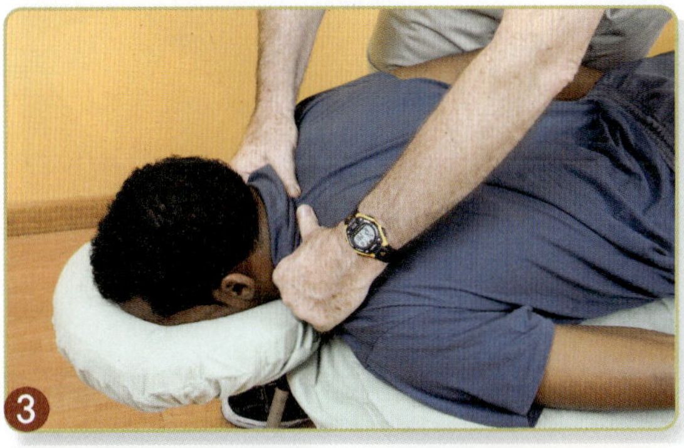
3

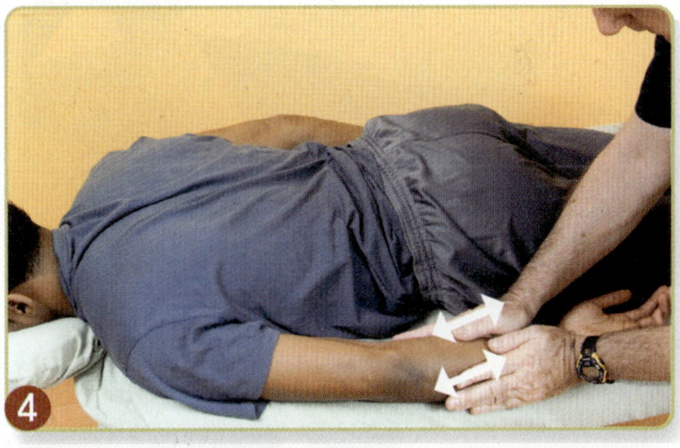
4

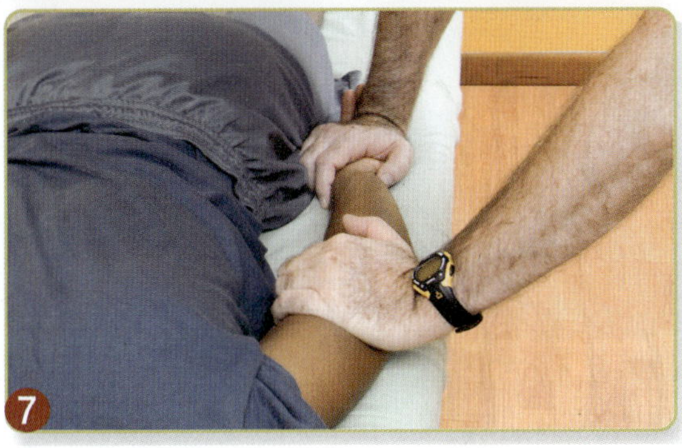
7

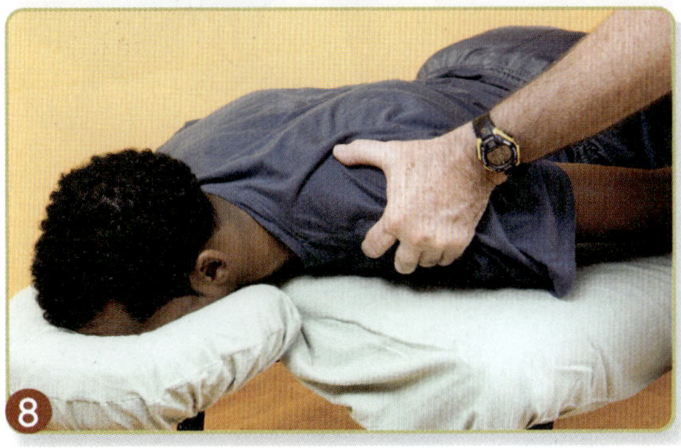
8

상체 앞면(Anterior Upper Body)

트레이너는 선수의 앞면에 대한 경기 전 마사지를 수행하기 위하여 선수의 얼굴이 위를 향하도록 눕인다. 상체 앞쪽의 마사지는 경기 직전에 선수들을 격려하고 동기를 부여하기 위한 목적을 가지고 수행해야 한다는 점을 명심한다. 선수는 똑바로 누운 상태에서 트레이너는 대화 시 선수와 시선을 마주하고 1번에서 10번의 절차를 한쪽 면에 실시한 뒤 반대쪽에 같은 방법으로 실시한다.

1. 아래팔 손목에서 팔꿈치 방향으로 양손을 이용하여 빠르게 위 · 아래로 마찰을 실시한다.
2. 팔꿈치에서 손목으로 압박을 3번 실시한다.
3. 위팔 어깨에서 팔꿈치까지 양손을 이용하여 빠르게 위 · 아래로 마찰을 실시한다.
4. 위팔 어깨에서 팔꿈치까지 압박을 3번 실시한다.

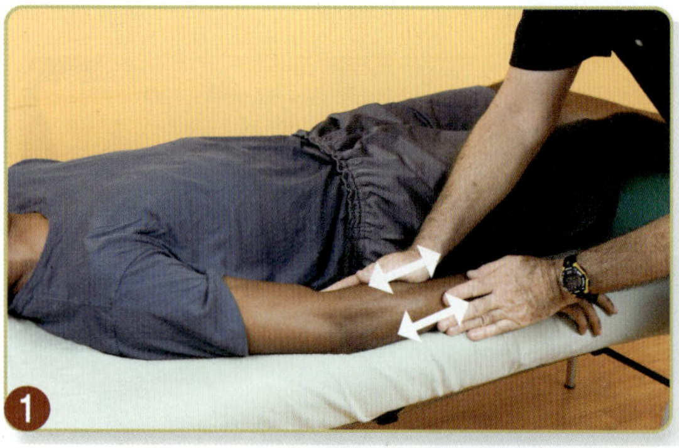
1

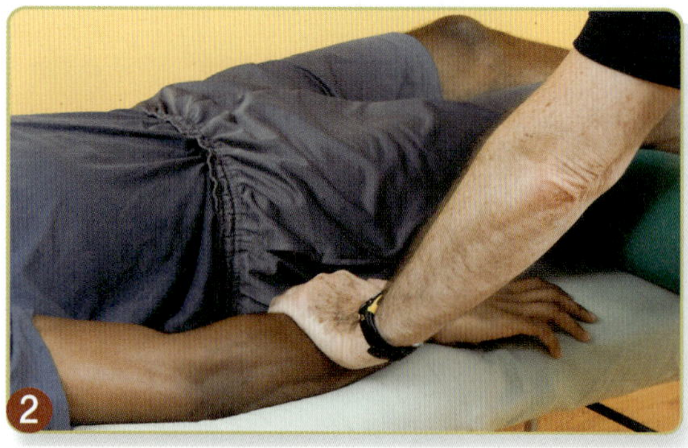
2

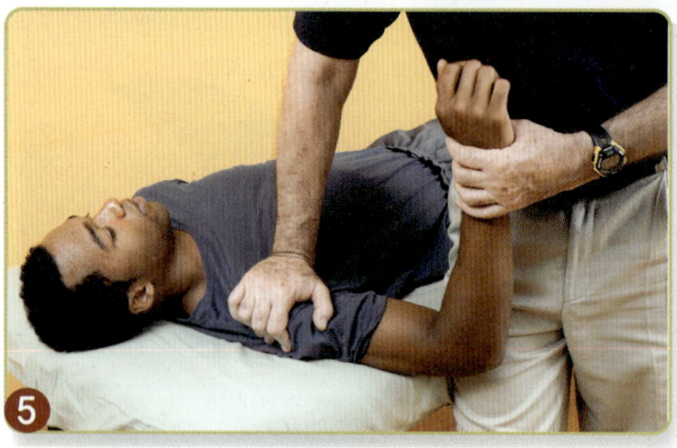
5

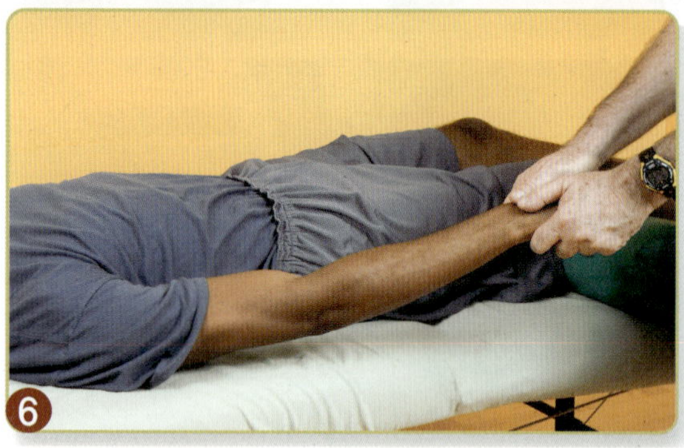
6

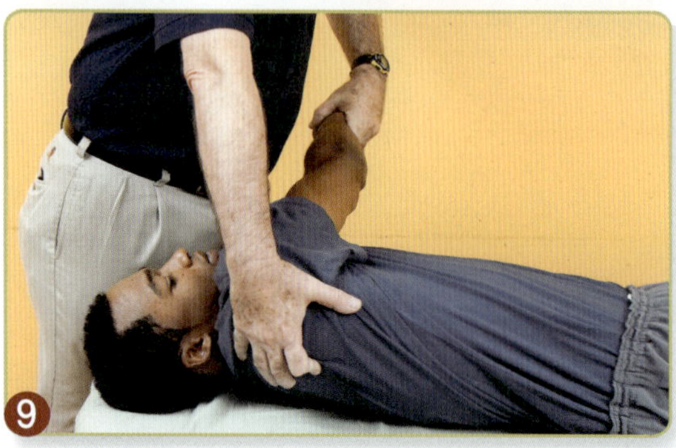
9

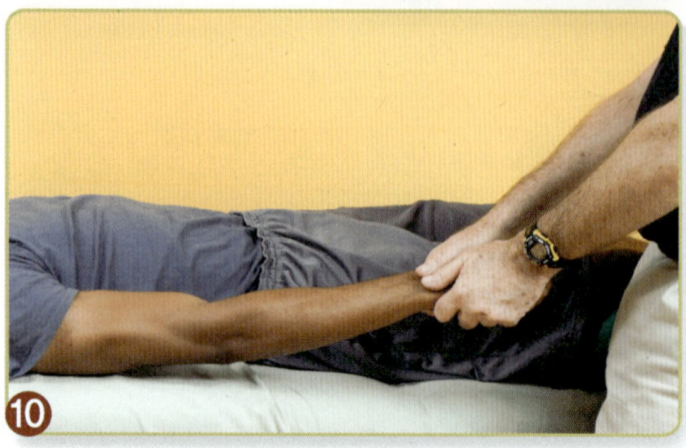
10

5. 가슴, 위팔, 아래팔에 압박을 3번 실시한다.
6. 부드럽게 팔을 발쪽으로 스트레칭 한다. 이때 양손은 선수의 손을 잡고 부드럽게 선수의 발쪽으로 당긴다.
7. 부드럽게 팔을 몸 바깥쪽으로 스트레칭 한다. 양손으로 선수의 손을 잡고 팔을 어깨 높이에서 몸의 바깥쪽으로 벌려 부드럽게 잡아당긴다.
8. 부드럽게 팔을 머리 위쪽으로 스트레칭 한다. 양손으로 선수의 손을 잡고 팔을 곧게 뻗어 머리 위로 넘겨 부드럽게 스트레칭 한다.
9. 부드럽게 팔을 가슴 앞쪽으로 교차시켜 스트레칭 한다. 양손으로 선수의 손을 잡고 팔이 어깨 높이에서 곧게 뻗어 가슴 앞으로 반대쪽 어깨를 향하도록 교차시킨다.
10. 팔을 다시 선수의 몸으로 위치시킨 뒤 팔의 위아래를 흔들어준다.

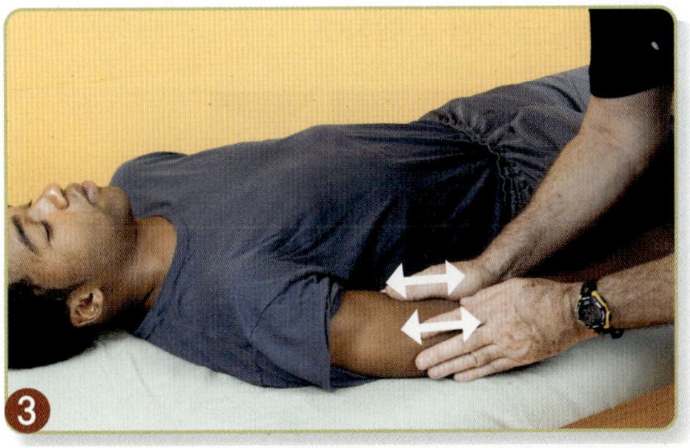
3

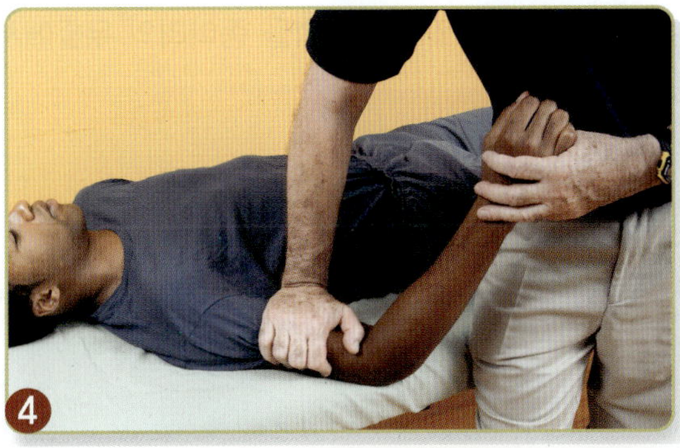
4

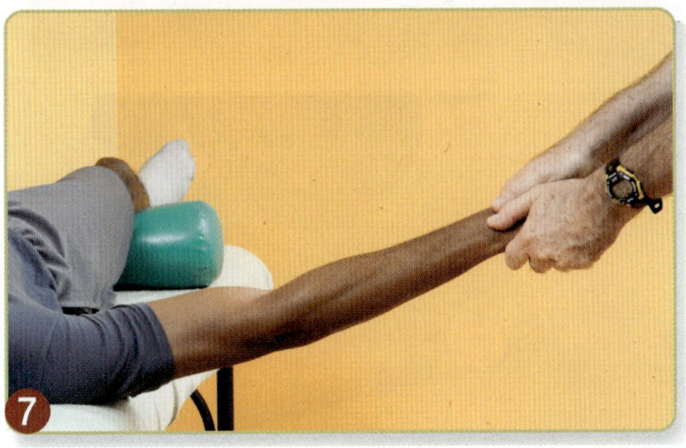
7

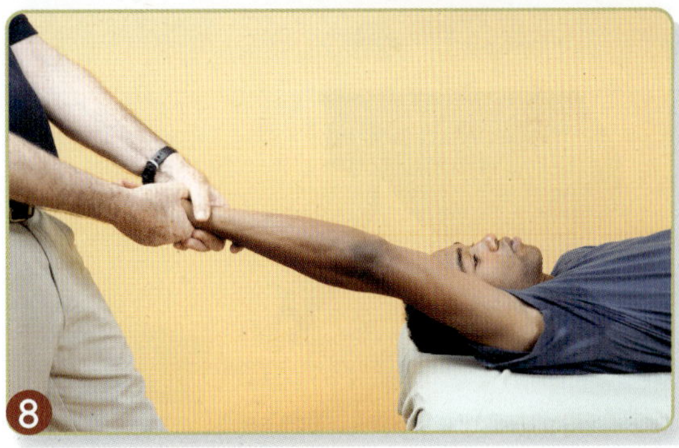
8

하체의 경기 전 마사지 절차(Lower-Body Preevent Routine)

하체 뒷면(Posterior Lower Body)

하체 역시 크고 발달된 근육들이 다리 뒤쪽에 위치하고 있으므로 선수를 엎드리게 하여 마사지를 시작한다. 하체의 뒷면에 대한 경기 전 마사지를 끝마친 뒤에는 선수를 똑바로 눕혀 마사지를 마무리하면서 선수와 대화를 시도할 수 있는데, 이때 선수와 소통하기 위하여 눈을 마주치는 것이 중요하다. 트레이너는 1번부터 11번까지의 방법을 한쪽 다리에 시행한 뒤 반대쪽 다리에 같은 방법으로 마사지를 실시한다.

1. 종아리의 무릎에서 발목 방향으로 양손을 이용하여 10초간 빠르게 위 · 아래로 마찰법을 실시한다.
2. 종아리의 무릎에서 발목에 걸쳐 압박법을 실시하되 종아리의 바깥쪽부터 중앙부, 안쪽으로 나누어 실시한다. 각 부위에 대하여 3번 반복한다.
3. 들어올리기, 밀치기 기법을 종아리의 무릎에서 발목 방향으로 3번 시행한다.

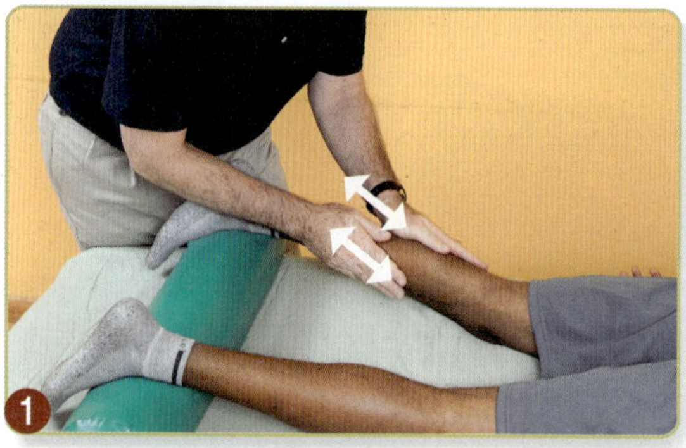

1

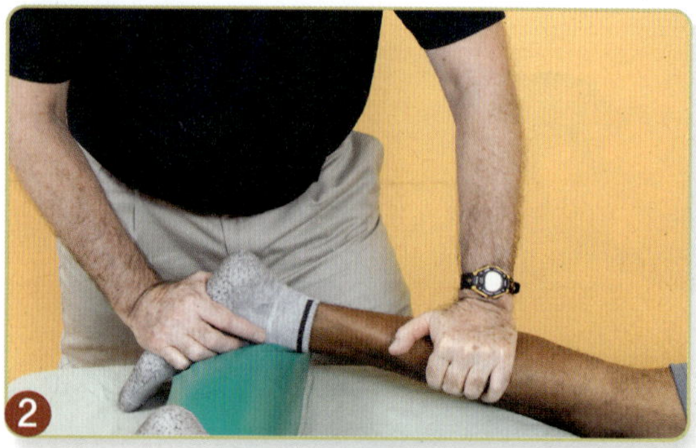

2

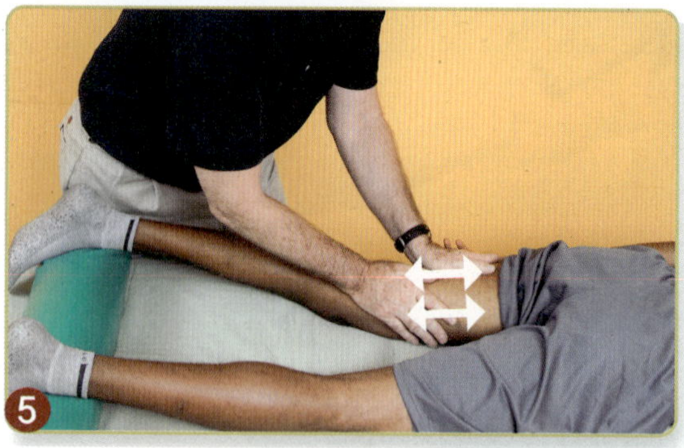

5

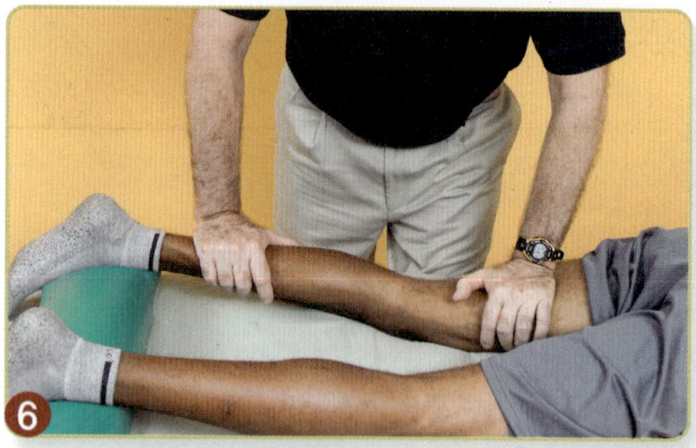

6

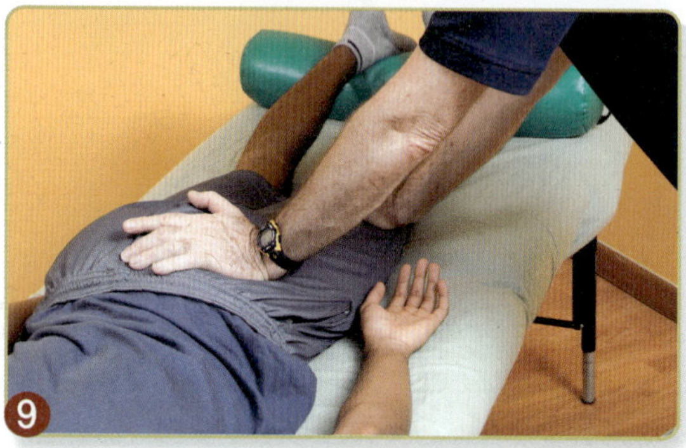

9

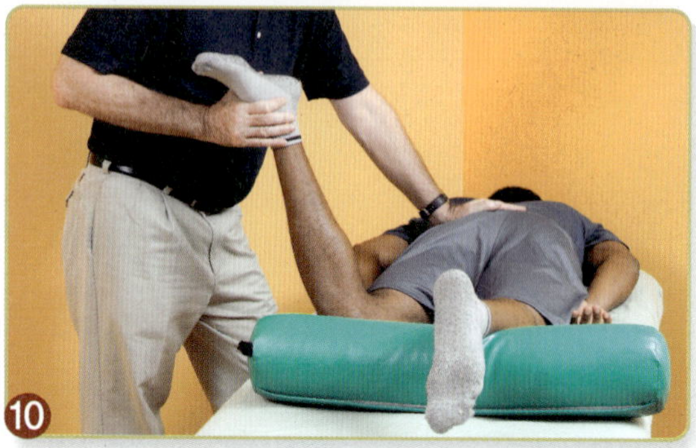

10

4. 종아리의 무릎에서 발목 방향으로 흔들기를 3번 시행한다.
5. 넙다리 뒤쪽 근육에 대하여 엉덩이에서 무릎 방향으로 양손으로 10초간 빠르게 마찰법을 시행한다.
6. 넙다리 뒷면의 엉덩이에서 무릎까지 압박법을 시행하되 넙다리의 바깥쪽, 중앙부, 안쪽을 순차적으로 실시한다. 각 압박 마사지를 3번 시행한다.
7. 들어올리기, 밀치기 기법을 넙다리 뒷면의 엉덩이에서 부터 무릎까지 3번 시행한다.
8. 넙다리 뒷면의 엉덩이에서 무릎까지 진동법을 3번 시행한다.
9. 엉덩이의 가장 위쪽에서 시작하여 엉덩관절 주위에 대한 압박법을 3번 시행한다.
10. 무릎을 90° 정도 구부린 뒤 엉덩관절에서 안쪽돌림과 가쪽돌림을 만들도록 다리를 움직이고 이를 3번 반복한다.
11. 엉덩이에서부터 시작하여 다리 뒤쪽에 대한 타박법은 3번 반복한다.

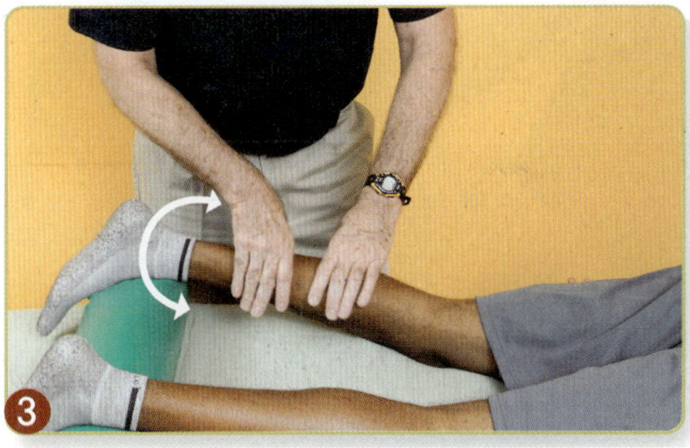
3

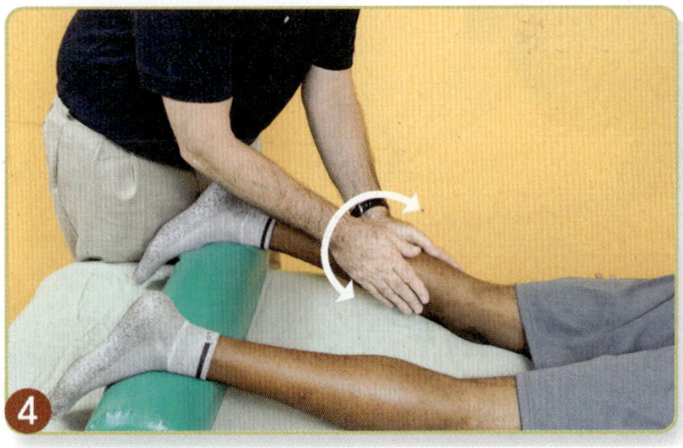
4

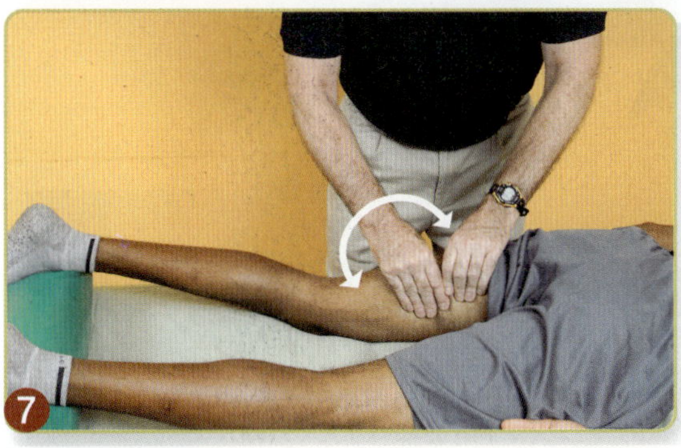
7

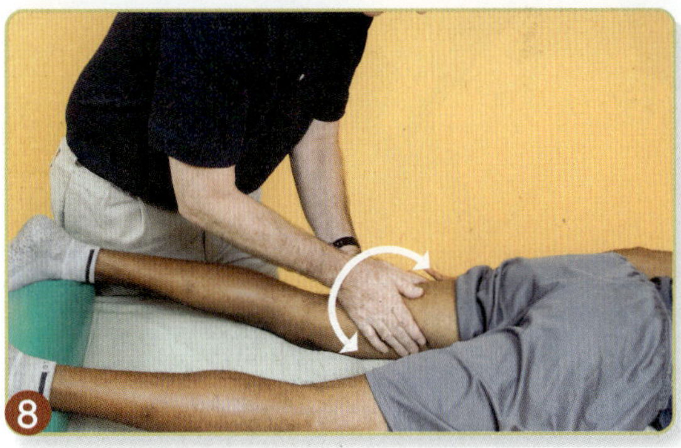
8

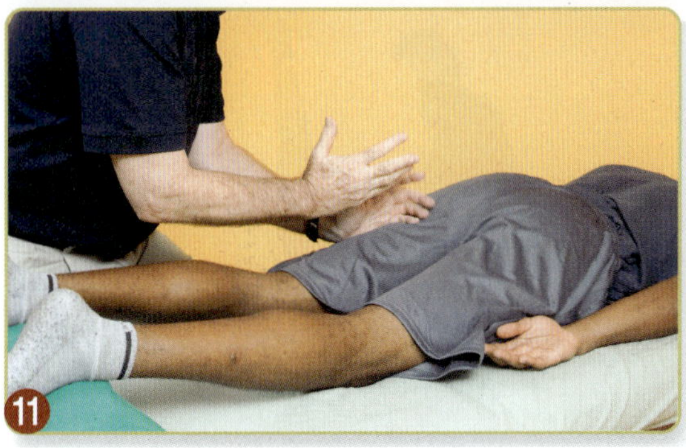
11

하체 앞면(Anterior Lower Body)

선수를 똑바로 눕힌 다음 다리의 앞쪽에 대한 경기 전 마사지를 시작한다. 1번에서 11번까지의 마사지를 한쪽 다리에 시행한 뒤 반대쪽 다리에 실시한다.

1. 정강이 부분을 무릎에서 발목 방향으로 10초간 양손을 이용하여 빠르게 마찰한다.
2. 정강이 부분을 무릎에서 발목 방향으로 바깥쪽, 중앙부, 종아리 안쪽에 대하여 압박법을 실시하고 각 부위에 대하여 3번씩 반복한다.
3. 들어올리기, 밀치기 기법을 무릎에서 발목 방향으로 정강이에 실시한다.
4. 10초간 양손을 이용하여 엉덩관절에서 무릎까지 넙다리 부위를 빠르게 마찰법을 시행한다.
5. 엉덩관절에서 무릎까지 넙다리로 삼등분하여 넙다리의 바깥쪽, 중앙부, 안쪽의 순서로 압박을 실시하며, 각 부위별로 3번씩 압박법을 시행한다.

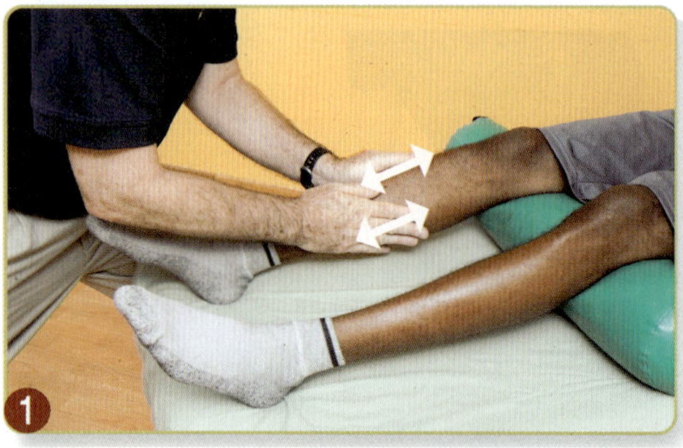
1

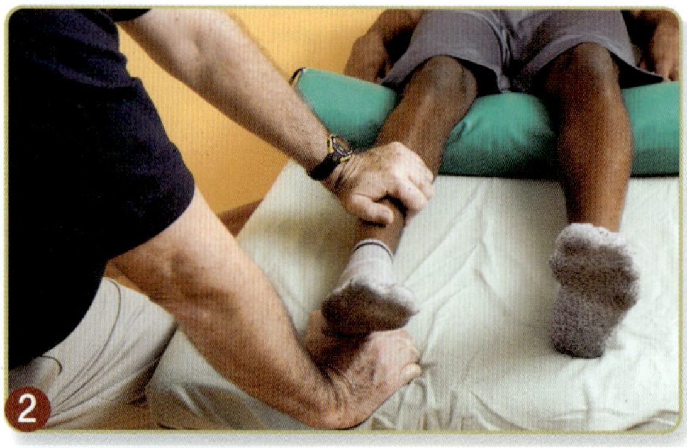
2

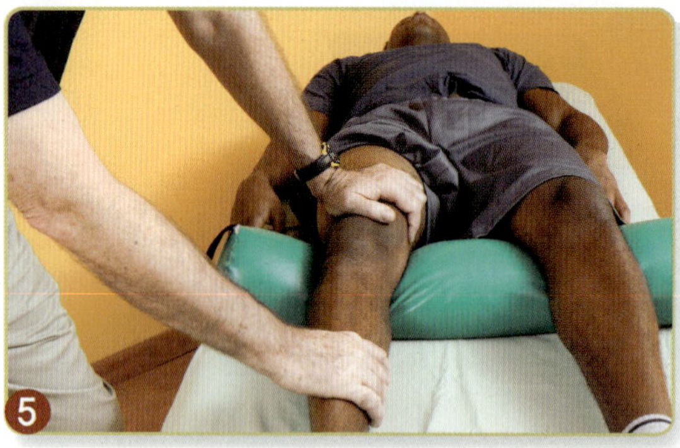
5

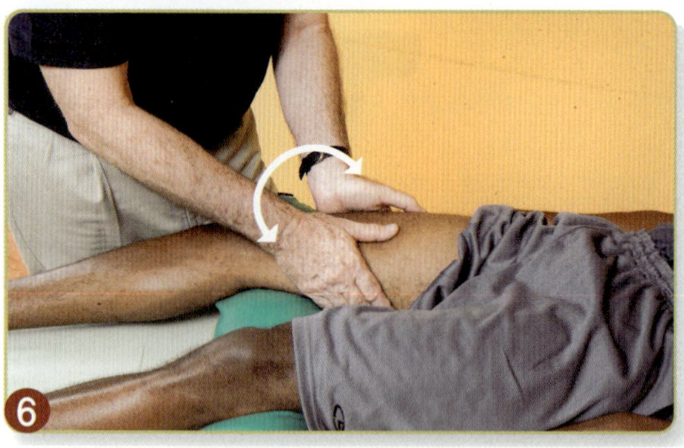
6

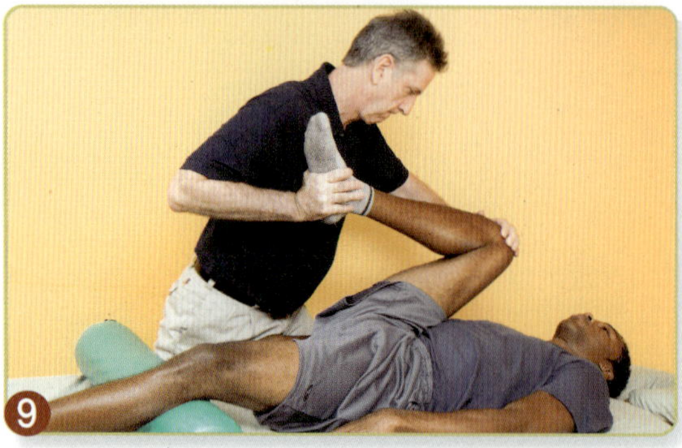
9

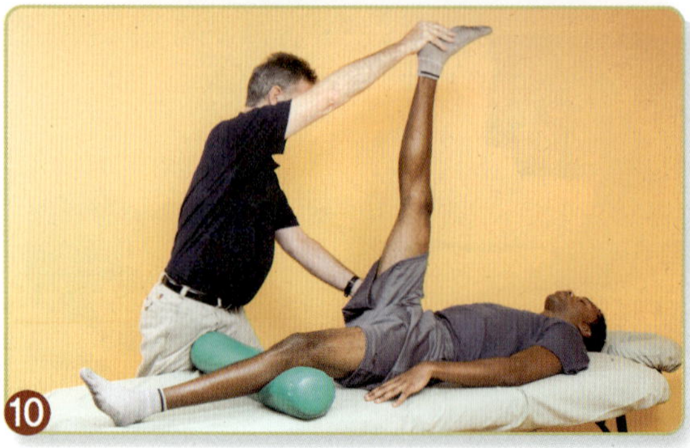
10

6. 들어올리기, 밀치기 기법을 엉덩관절에서 무릎까지 넙다리 부위에 실시하고 3번 반복한다.
7. 10초간 넙다리부위 진동법을 시행한다.
8. 발목을 잡고 발을 머리 쪽으로 구부려 종아리에 대한 스트레칭을 2초간 실시하고, 이를 3번 반복한다.
9. 무릎을 가슴 쪽으로 당겨 엉덩이 뒷부분에 대한 스트레칭을 실시한다. 무릎과 힙에 대한 가동범위를 확보하도록 한다. 무릎을 가슴 쪽으로 구부린 상태에서 2초간 스트레칭한 뒤 다시 다리를 곧게 펴는 방법으로 3번 반복한다.
10. 햄스트링에 대한 스트레칭을 실시한다. 선수의 무릎을 곧게 편 채로 다리를 머리 쪽으로 들어올린다. 다리를 들어 올릴 때 저항감을 느껴지는 지점에서 멈추어 2초간 스트레칭 하고 다리를 내린다. 이를 3번 반복한다.
11. 엉덩관절에서 무릎까지 넙다리 경타법을 10초간 시행한다.

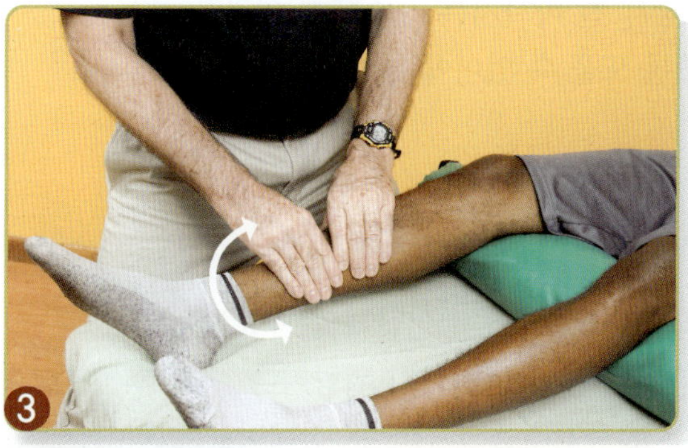
3

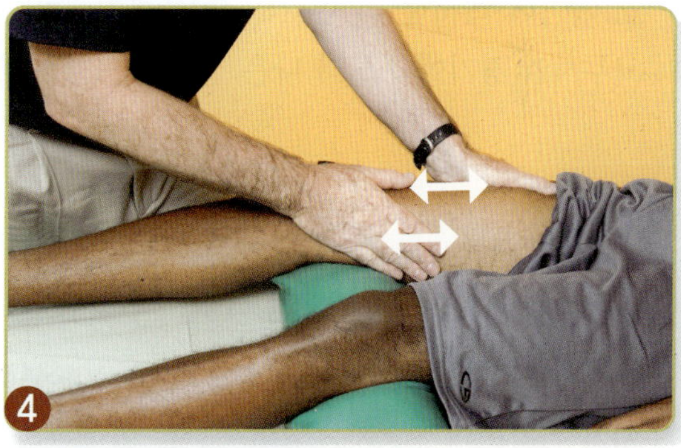
4

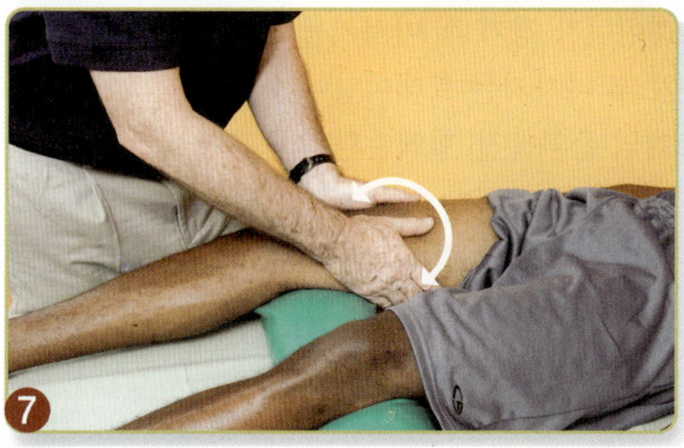
7

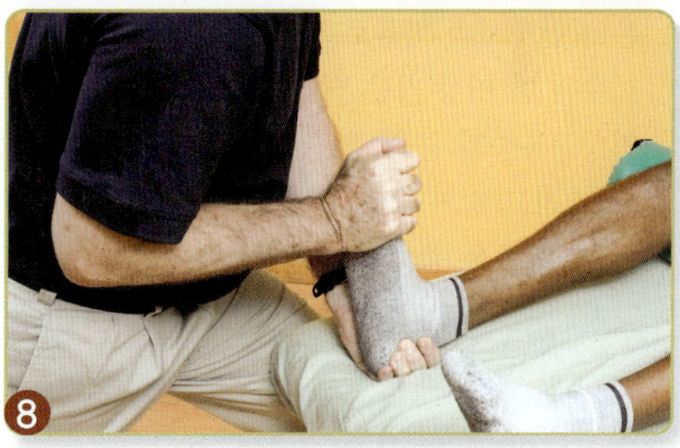
8

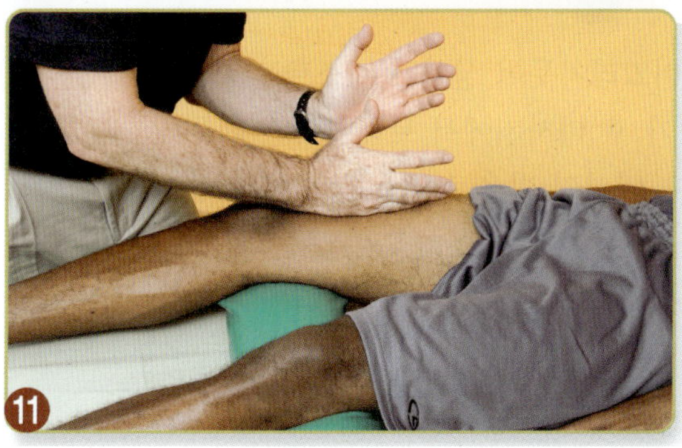
11

마사지 후(After The Massage)

경기 전 마사지를 마친 뒤 트레이너는 선수가 마사지 테이블에서 일어날 수 있도록 보조한다. 선수가 일어나 앉을 때 트레이너는 반드시 선수의 눈을 응시하여 눈빛이 초롱초롱하고 명확한지 확인해야 한다. 간혹 마사지 후 선수들이 일어날 때 어지러움을 느끼기도 한다. 따라서 트레이너는 반드시 선수가 일어나며 발을 헛딛지 않도록 선수 옆에 서있어야 한다. 선수가 마사지 테이블에서 벗어날 때 트레이너는 그 선수가 경기에서 좋은 성과를 이루기를 희망하는 마음을 가진다.

트레이너는 경기가 시작되기 전에 선수와 마주칠 수 있는 가장 마지막 사람이다. 따라서 경기 전 스포츠 마사지는 반드시 통증이 없어야 하고, 선수를 각성시킬 수 있어야 하며, 선수가 경기를 시작하기 전에 마사지를 받기를 기대할 수 있도록 해야 한다. 따라서 경기 전 마사지는 단순히 스포츠 마사지 기술을 적용하는데 의미가 있는 것이 아닌 선수가 신체적, 정신적, 감정적으로 경기에 대비할 수 있도록 돕는 과정이다. 즉, 경기 전 마사지는 선수에게 영감을 부여하고 고무시켜 경기에서 보다 나은 성과를 거둘 수 있도록 도울 수 있어야 한다.

경기 후 마사지(Postevent Massage)

경기 후 스포츠 마사지는 일상적이고 통상적인 과정이다. 5장에서 언급되었듯이, 경기 후 스포츠 마사지의 목적은 운동선수를 트레이닝이나 경기로부터 회복시키기 위함이다. 경기 후 마사지가 시작되기 전, 다소간의 시간을 할애한다. 이는 운동선수들의 심박수, 심폐비율, 그리고 체온이 안정시의 비율로 회복시키기 위해서이다. 트레이너가 경기 후 마사지를 시작하기 이전에, 선수는 더 이상 많은 땀을 흘리지 않아야 한다. 경기 후 마사지는 트레이닝이나 경기 직후에 지연성근통증과 근육 경련 경감, 정맥회복증대, 림프액의 순환촉진, 혈액순환과 근육의 유연성 회복, 그리고 경기 후 심리적 회복 등을 통해 선수에게 도움을 주어야 한다. 트레이너는 선수의 운동 후 통증을 줄이기 위한 적절한 처치를 제공해주어야 하며, 특별하고 심각한 부상은 다루지 않아야 한다. 경기 후 마사지의 기술들은 적용 순으로 구성되어 있다.

압박 에플루라지(Compressive Effleurage)

에플루라지는 표층에서 심부층까지 적용되는 긴 미끄러지듯이 실시하는 스트로크이다. 에플루라지는 압력의 변화로 다르게 적용될 수 있다. 경기 후 마사지에서 트레이너는 에플루라지 할 때 주로 가볍게 시작하는데 이때 오일을 이용하며, 마사지 받을 조직의 통증에 조심스레 접근한다. 트레이너는 몸 중심부에서 먼 부위서부터 몸 중심부 쪽으로 미끄러지듯 이동하는 동안에 심장에서 먼 부위에 팔이나 다리를 손으로 감싸고 압박한다. 등에 적용할 때는 트레이너는 목에서 시작하여 척추의 양방향으로 미끄러지듯 이동한다. 두드림의 물리적 힘은 부드럽게 시작하여 강하게 몸의 중심부로 이동한다. 이것은 신선한 혈액과 림프액이 교환되게 하기 위함이다. 압박 에플루라지는 경기 후 마사지를 돕기 위한 하나의 주요 스트로크 중 하나로 회복을 돕는다. 왜냐면 마사지 되는 부위의 대사물질들을 밀어내고 제거한다고 여겨지기 때문이다.

페트리사지(Petrissage)

페트리사지는 피부와 근육을 뼈로부터 쥐어짜고 올려내는데 사용된다. 이 방법의 목적은 신진대사 축적물들을 짜내고, 조직 간의 층을 구분 및 분리함으로써 접착력을 낮추고, 고혈압을 낮추고, 근육의 통증을 낮추며, 일반적 피로감을 제거하기 위함이다. 사후 마사지에서 페트리사지 할 때, 트레이너는 운동 후 통증을 고려하여 근육을 너무 강하게 쥐어짜거나 들어올리면 안된다. 압박 에플루라지와 마찬가지로 트레이너는 가벼운 강도로 운동선수에게 시작 및 실시한다.

압박법(Compression)

압박은 근복부에 리듬감 있는 펌핑 동작으로 실시한다. 심장에서 먼 부위에서 밖으로, 직선으로 내려오며, 그리고 몸의 가장자리의 안쪽에 적용된다. 등에는 척추에 바로 이어지는 긴 근육에 위아래로 적용된다. 가슴부위에는 큰가슴근에 적용된다. 압박법을 적용할 때 트레이너는 조직이 어느 정도 눌려지는지 확인해야 한다. 트레이너는 선수가 통증을 느끼기 전까지의 범위에서 조직에 압력을 가해야 한다. 경기 후 마사지에서 목적된 근육은 이미 통증이 있을 수 있고, 따라서 트레이너는 선수가 더 이상의 통증을 느끼지 않게 하는 것이 중요하다. 부가적으로 신체의 특정 부위는 다른 근육보다 더 부드러울 수 있다. 허벅지 안쪽근육, 팔 안쪽 근육, 그리고 복부근육은 더 부드럽고, 더 다치기 쉬운 경향이 있다.

광타법(Broadening Strokes)

광타법은 손으로 근육의 안쪽 부위와 몸의 가장자리의 중심부에서 동시에 시작되어진다. 아래쪽, 바깥쪽 압축은 운동선수의 근육에 적용된다. 광타법의 목적은 운동 후 근육의 안쪽 부위를 넓혀주고 늘려주기 위함이다. 너무 많은 아래쪽 방향으로의 압력과 가장자리의 바깥쪽 부위에서 너무 멀어지는 마사지는 피해야 한다. 아래쪽 압박은 더 심하게 다치게 할 수 있으며, 바깥쪽으로의 압박은 바깥쪽 부위를 꼬집음으로써 통증을 유발할 수 있다. 광타법은 우선적으로 상-하체의 가장자리 근처 부위에 사용되어야 한다. 예를 들어, 광타법은 허벅지 앞쪽과 다리근육 앞쪽에 주로 적용될 수 있다.

압박 에플루라지(Compressive Effleurage)

에플루라지의 시작과 끝은 피부와 근육을 부드럽게 한다. 테크닉의 속도와 압력은 압박 에플루라지가 되는 부위의 아래의 신경말단의 억제를 돕는다. 에플루라지의 마지막은 역시 트레이너를 운동선수 신체의 특정 부위에서 다른 부위로 부드럽게 이동하게 하는데 중요한 역할을 한다. 이 마사지를 하는 두 가지의 중요한 역할은 인체의 한 부위에서 다른 부위로 부드럽게 이동하기 위함이고, 또한 다른 마사지 테크닉으로 부드럽게 연결하기 위함이다. 이런 이동-연결이 부드럽게 잘 된다면, 운동선수는 아무런 변화를 알아채지 못하고, 자연스런 흐름으로 인지할 것이다.

치료적 스트레칭(Therapeutic Stretching)

치료적 스트레칭은 모든 신체 부위에서의 여러 다른 마사지의 마지막 단계로 관리된다. 경기나 트레이닝 후에 신체가 쿨다운 하는 것처럼 운동선수는 아마 약간의 통증과 딱딱함을 느낄 수 있다. 이 마사지는 종종 운동 후 통증을 경감시킨다. 그러나 스트레칭의 목적은 움직임을 용이하게 하고 유연성을 회복시키는 것이다. 경기 후 스포츠 마사지 스트레칭은 부드럽게 시행되어야 한다. 경기 후 마사지는 생리적으로 안정된 상황으로 되돌리기 위함이라는 것을 기억해야 한다. 경기 후 마사지 스트레칭에서 통증을 만드는 것은 마사지의 목적에 어긋난다.

경기 후 마사지 관리(Administering a Postevent Massage)

최고 수준에서 경쟁할 때 운동선수는 종종 자신의 건강한계점 이상을 수행한다. 트레이너는 운동선수가 결승선에서 마사지 테이블로 곧장 달려오는 것을 원치 않는다. 운동선수는 반드시 적절한 쿨다운 사이클을 거쳐야 하고, 경기 후 마사지 인터뷰에 대응할 준비가 되어야 한다. 운동선수는 "그녀가 어떻게 느낍니까?"와 "어떤 신체부위가 가장 힘들게 느껴집니까?" 등의 간단한 질문에 대답할 수 있어야 한다. 경기 후 스포츠 마사지는 운동선수의 몸이 회복단계로 갈 수 있게 도울 수 있다. 운동선수가 테이블에 올라오기 전에 트레이너는 선수의 적절한 복장을 확인한다. 남자선수의 경우 반바지, 여자선수의 경우는 스포츠브라와 반바지가 적당하다.

하체에 대한 경기 후 스포츠 마사지시 트레이너는 운동선수의 경련을 확인할 가능성이 높다. 경련은 여러 가지 방법으로 통제가 가능한데, 우선 경련이 있는 근육을 부드럽게 스트레칭한다. 종아리에 경련이 발생하면, 트레이너는 간단히 발을 무릎 쪽으로 밀고, 경련이 잦아드는지 관찰한다. 가끔 최고의 방법은 운동선수를 테이블에서 일어나게 하고 경련이 잦아들 때까지 걷게 하는 것이다. 최악의 상황 즉, 운동선수가 다양한 신체 부위에 다발적 경련을 경험할 때는 트레이너는 응급구조에 도움을 청해야 한다.

경기 후 마사지 절차(Upper-Body Postevent Routine)

상체 앞면(Anterior Upper Body)

트레이너는 경기나 운동 직후 선수가 어떻게 느끼는지 관찰하기 위해서 선수의 얼굴이 위로 향하도록 눕혀야 한다. 이렇게 눕힘으로써 운동선수의 표정 관찰과 커뮤니케이션이 용이해 진다. 트레이너는 운동선수의 마사지 압력과 선수의 관절 가동성 및 딱딱함에 예의 주시해야 한다. 트레이너는 팔뚝, 위쪽 팔, 그리고 선수 몸의 한쪽면의 어깨에 걸쳐 1부터 13번까지 적용하고, 이 순서를 반복적으로 실시한다.

1. 에플루라지를 손목으로부터 팔꿈치까지 팔뚝에 10초간 실시한다.
2. 압박법을 팔꿈치에서 손목으로 팔뚝에 걸쳐 3번 실시한다.
3. 진동법은 팔꿈치부터 손목까지 온 팔뚝의 근육에 3번씩 실시한다.
4. 손바닥을 마사지하라. 트레이너는 두 엄지를 손바닥의 가운데 위치시키고 손가락이 펴지는 동작으로 마사지한다. 압박은 세 차례 실시한다. 그 후 손목에 관절가동범위법을 적용시킨다. 손목을 앞뒤로 혹은 옆에서 옆으로 움직이며 마사지한다.

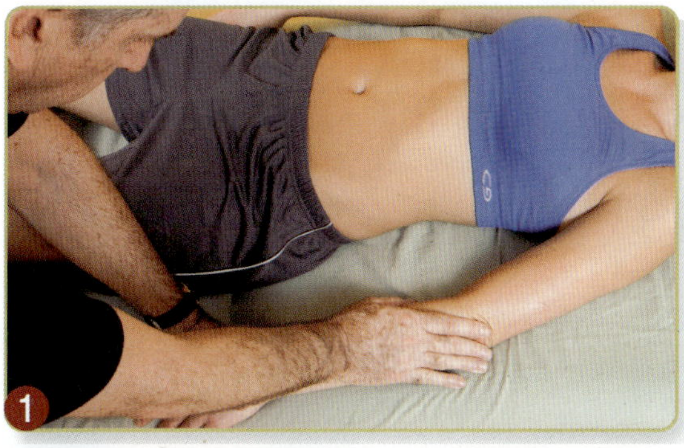

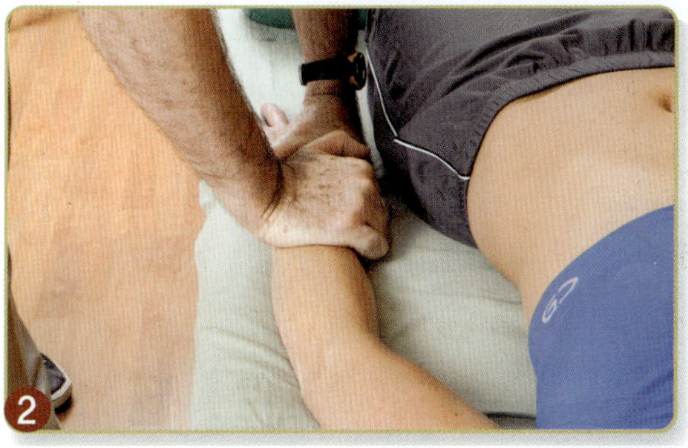

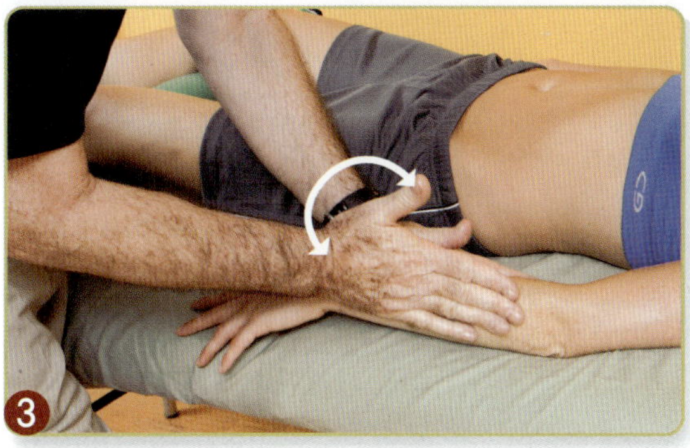

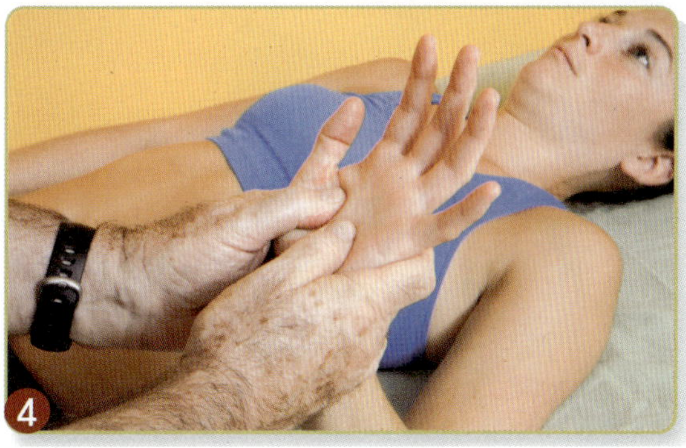

(계속)

상체 앞면(Anterior Upper Body) *(계속)*

5. 에플루라지를 팔꿈치부터 어깨까지 위쪽 팔에 10초간 적용하여 실시한다.
6. 압박법을 어깨에서 팔꿈치로 위쪽 팔에 3번 실시한다.
7. 진동법을 위쪽팔에 3번 적용한다.
8. 에플루라지를 가슴뼈로부터 어깨까지 즉, 가슴 옆 부분에 10초간 실시한다.
9. 압박법을 가슴뼈에서 어깨까지 즉, 가슴 옆 부분에 3번 반복하여 실시한다.
10. 팔과 어깨의 관절가동범위를 확보한다. 선수의 손과 앞쪽 팔을 잡고, 선수의 팔을 다리 쪽으로 당긴다.

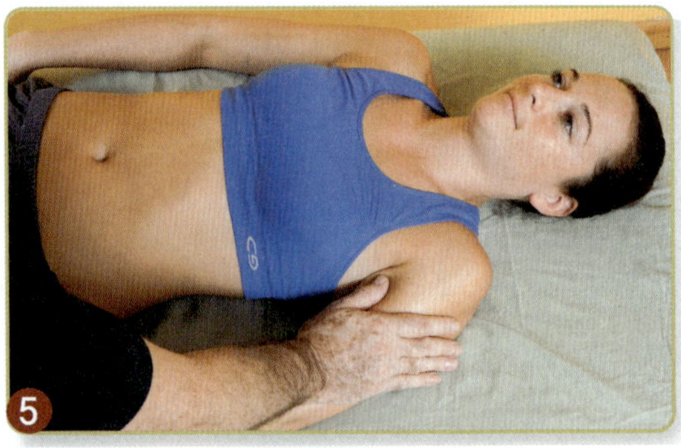

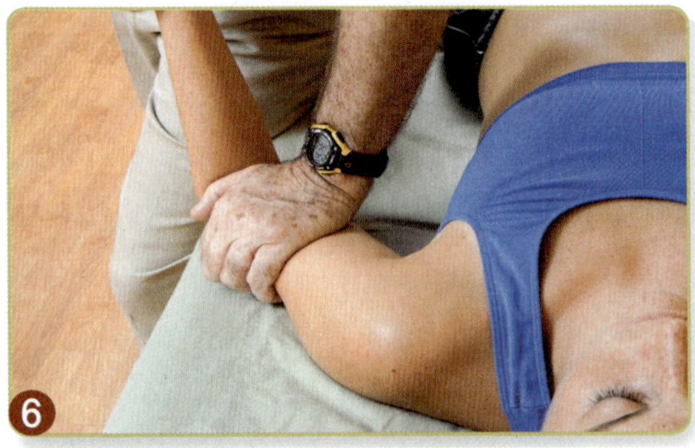

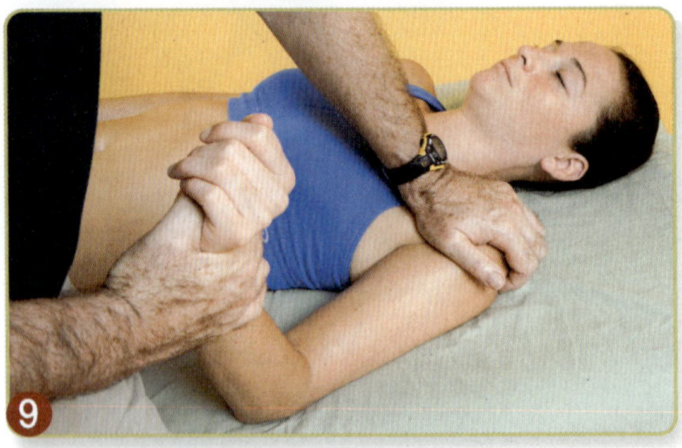

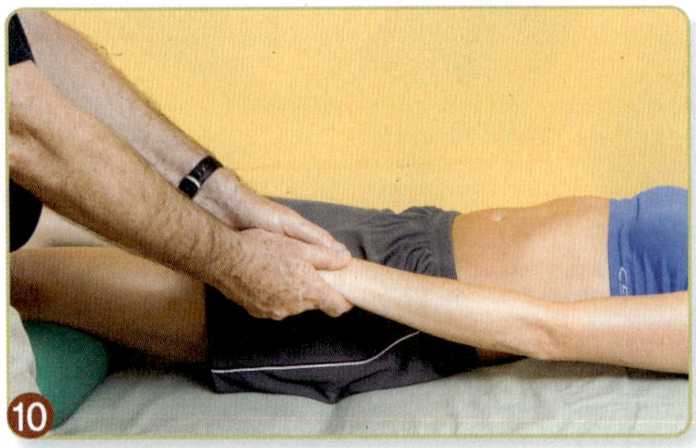

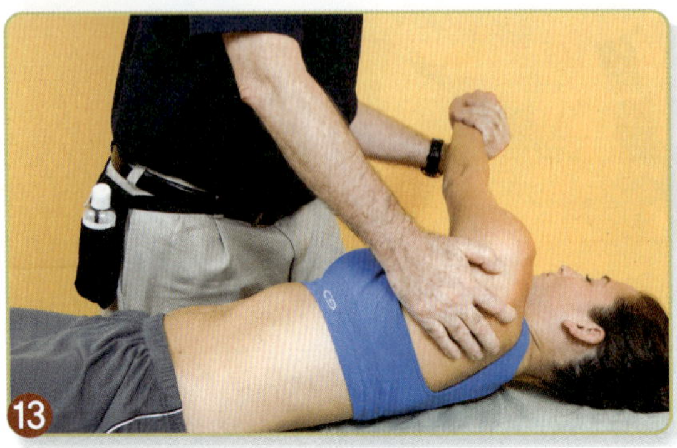

11. 그 후 팔을 몸통과 직각이 되도록 벌리고, 잡아 당긴다. 팔을 선수의 옆쪽으로 직선으로 당긴다.
12. 선수의 팔이 위로 향하도록 하고, 잡아당긴다.
13. 그 후 선수의 팔을 선수 어깨위로 두고, 팔이 선수의 몸과 엇갈리게 스트레칭 한다. 그 다음 선수의 팔을 원래 위치로 옮긴다.

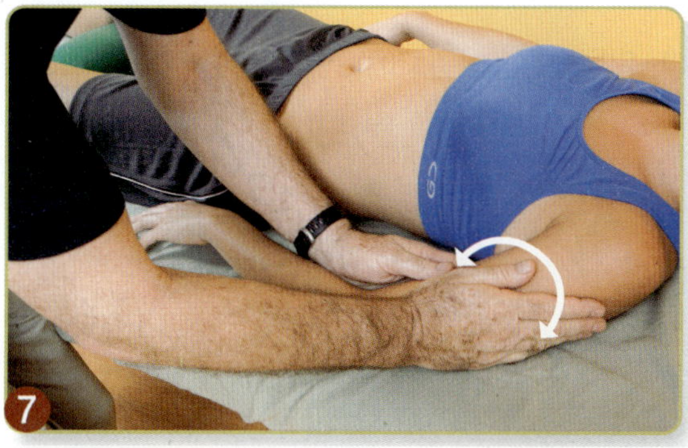

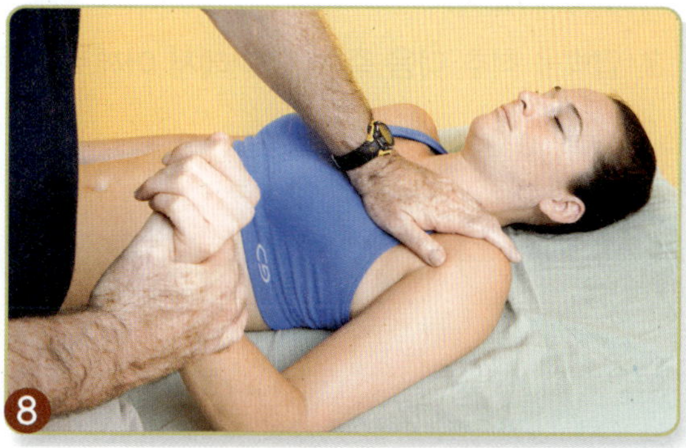

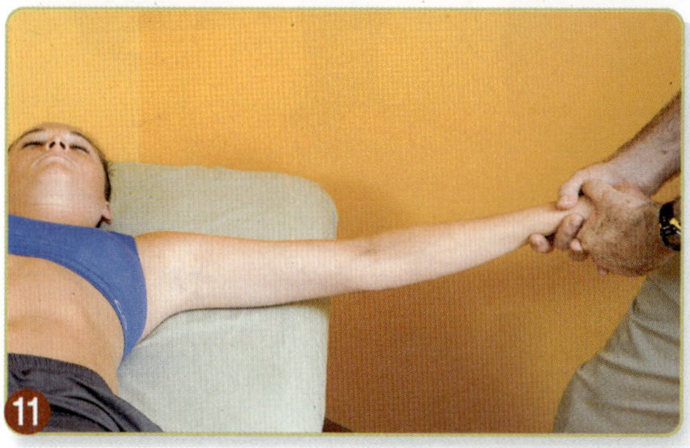

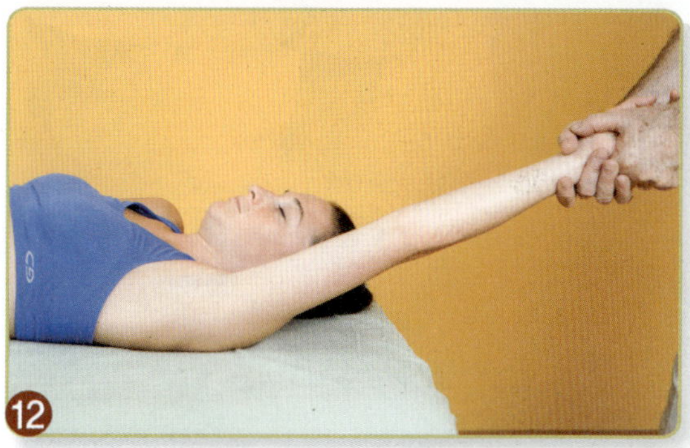

상체 뒷면(Posterior Upper Body)

트레이너는 선수의 몸을 뒤집어 경기 후 마사지를 위해 머리를 아래로 두는 포지션으로 만든다. 선수가 머리를 아래로 두는 포지션을 할 때, 트레이너는 선수의 반응을 살피기가 쉽지 않다. 선수의 표정이 보이지 않기 때문에 트레이너는 선수의 마사지에 대한 반응을 살피는데 더 신경을 쓴다. 트레이너는 선수의 뒤쪽 상체 한 면에 1부터 15번까지의 과정을 실시하고, 이후 다른 면에 반복적으로 실시한다.

1. 에플루라지를 어깨에서 엉덩이에 걸친 등 부위에 30초간 적용한다. 척추의 한쪽 면에 두 손을 모두 사용하여 어깨에서 시작하여 엉덩이로 내려온다. 선수의 편안함을 고려하여 압력을 조절한다.
2. 원형 마찰법을 어깨에서 엉덩이로 30초간 적용하기 위해 한 손을 반대손 위에 올리고 원형으로 움직인다.
3. 압박을 척추 다음 즉, 엉덩이에서 어깨로 적용한다. 압박법은 이 위치에 3번 적용한다.

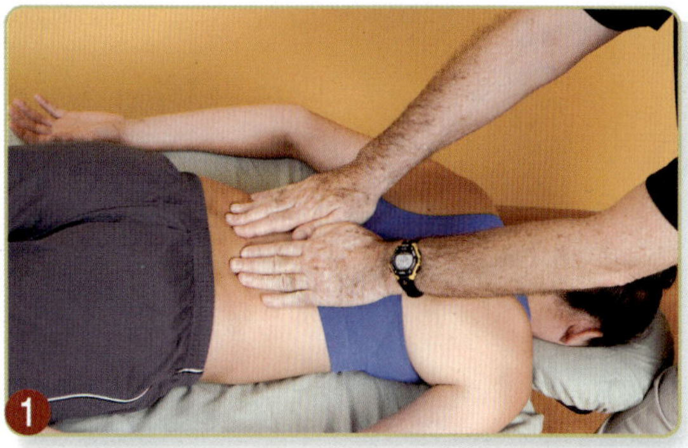
1

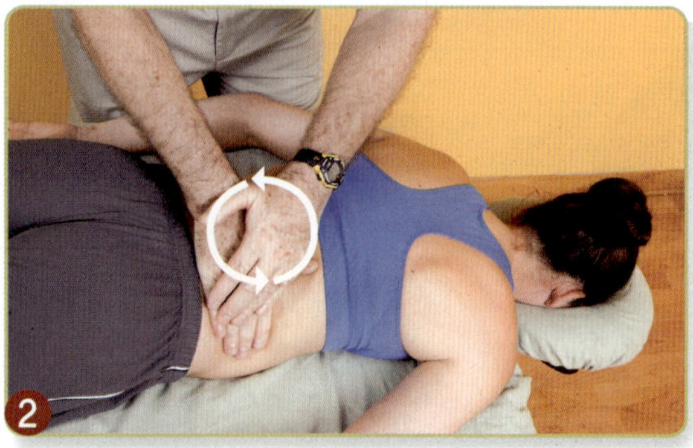
2

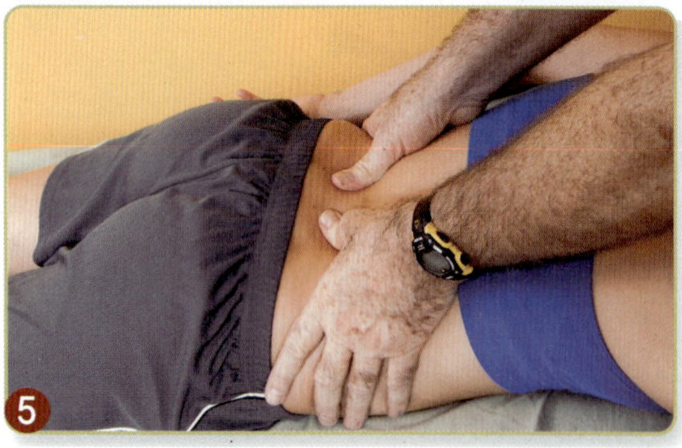
5

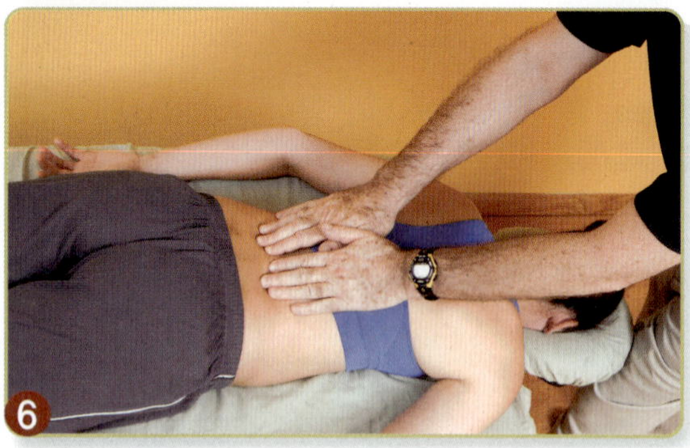
6

4. 압박법을 양 어깨 정점에서 실시한다. 어깨의 바깥쪽에서 시작하여 목의 가운데 쪽으로 진행하며 트레이너는 테이블에서 선 자세로 실시한다.
5. 부드러운 직접 압력을 어깨의 정점과 등 아래쪽 즉, 척추의 양쪽에 적용한다. 엄지를 사용하여 8에서 12초간 유지하고, 선수의 편안함에 맞춰 압력을 조절한다.
6. 압박 에플루라지를 목 아래쪽에 30초간 적용한다. 트레이너는 양손을 사용하여, 부위엔 압박식 에플루라지를 시행한 후, 어깨에서 시작하여 엉덩이로 온다. 압력은 선수의 편안함에 초점을 둔다.
7. 에플루라지를 팔뚝의 앞쪽면 즉, 손목에서 팔꿈치에 10초간 실시한다.
8. 압박법을 팔의 앞쪽면 즉, 팔꿈치에서 손목으로 3번 실시한다.

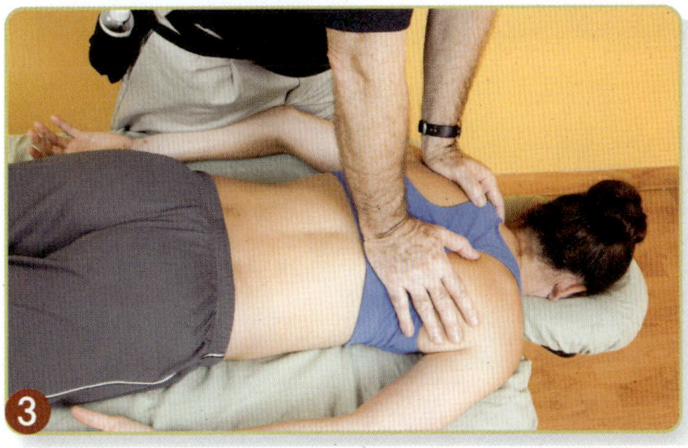
3

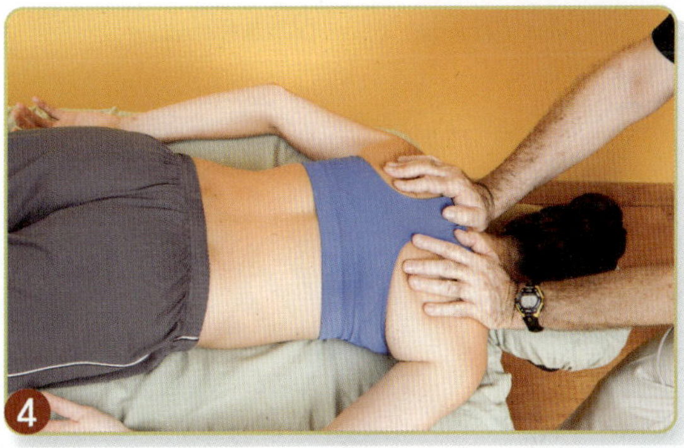
4

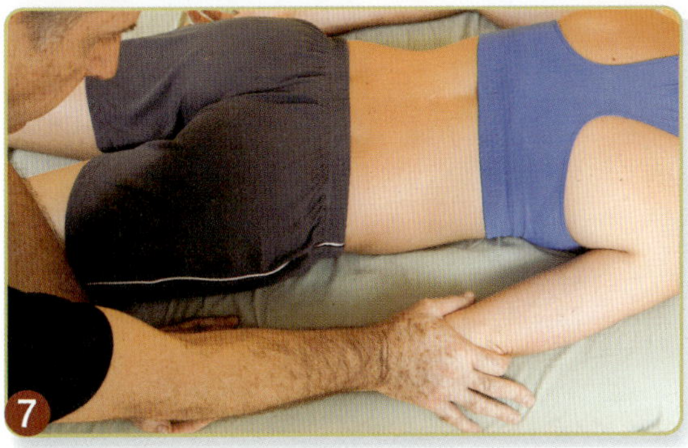
7

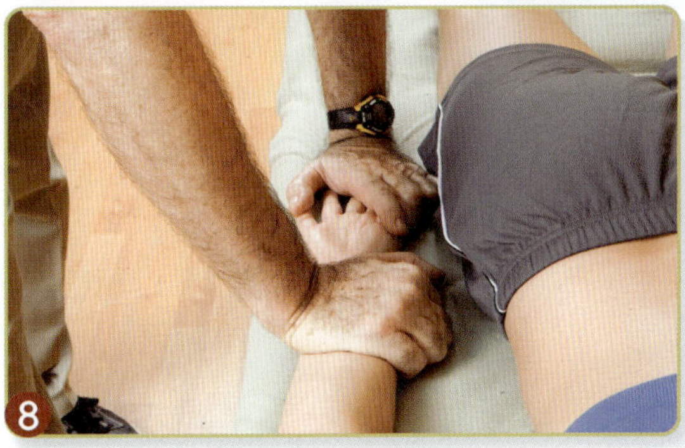
8

(계속)

상체 뒷면(Posterior Upper Body) *(계속)*

9. 진동법을 팔의 앞쪽 면에 3번 실시한다.
10. 압박 에플루라지를 팔꿈치에서 어깨까지의 위쪽 팔에 10초간 실시한다.
11. 압박법을 어깨에서 팔꿈치까지의 위쪽 팔에 3번 실시한다.
12. 진동법을 팔꿈치에서 어깨까지의 위쪽 팔에 10초간 실시한다.

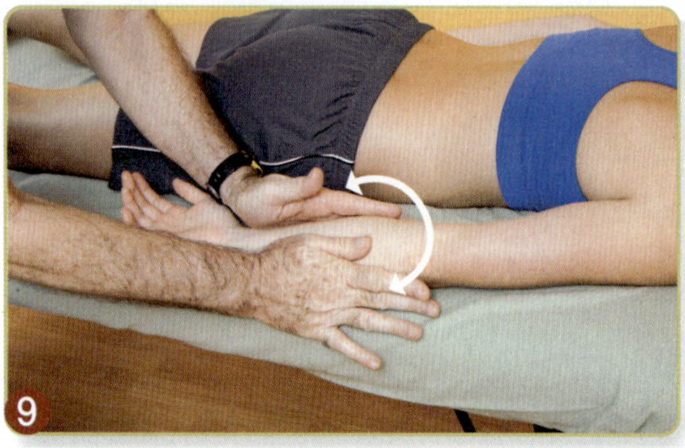
9

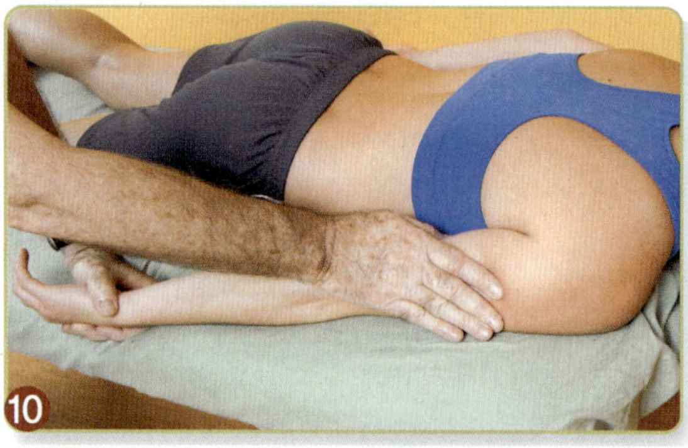
10

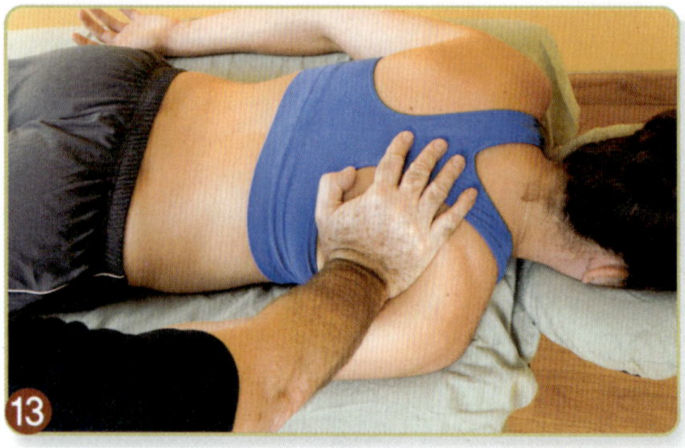
13

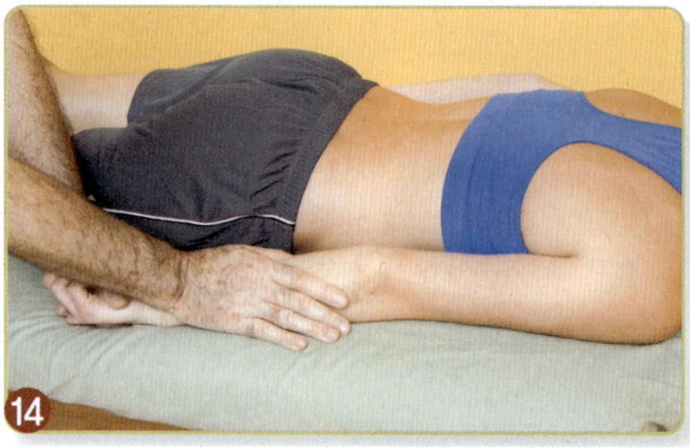
14

13. 부드러운 펌핑 동작에서 압박법을 한쪽 손의 손바닥을 사용하여 어깨뼈에 적용한다.
14. 압박 에플루라지를 손목에서 어깨까지의 팔에 10초간 실시한다.
15. 압박 에플루라지를 목에서부터 내려오며 마무리한다.

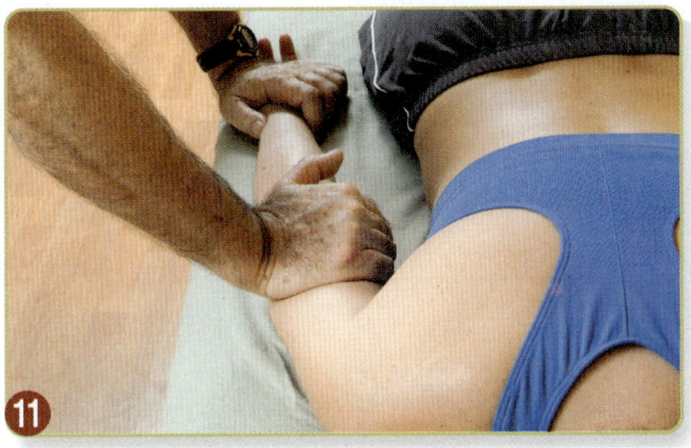

11

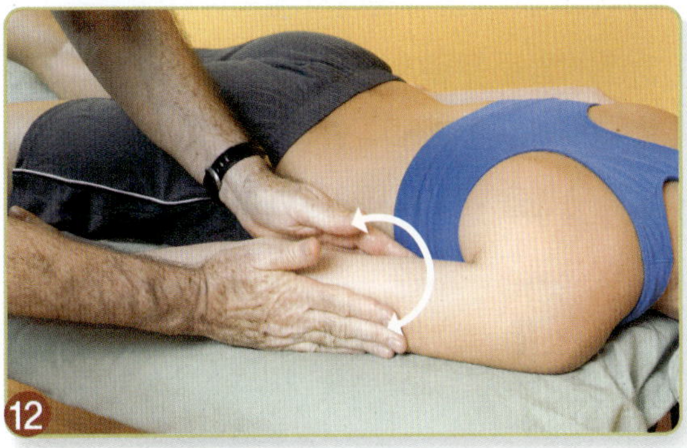

12

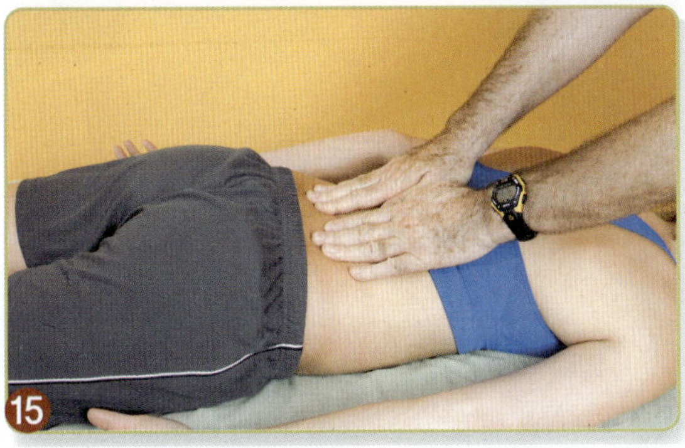

15

경기 후 하체 마사지 절차(Lower-Body Postevent Routine)

하체 앞면(Anterior Lower Body)

트레이너는 운동선수를 얼굴을 위로하게 눕히고, 1에서 13번까지의 단계를 한쪽 다리에 먼저 실시하고 다른 다리에 반복적으로 실시한다.

1. 압박 에플루라지를 오일과 함께 발목에서 무릎까지의 앞쪽 다리에 10초간 실시한다.
2. 페트리사지를 무릎에서 발목까지의 앞쪽 다리에 적용하고 3번 반복한다.
3. 압박법을 무릎에서 발목까지 종아리의 바깥쪽, 중앙부, 안쪽 각각의 가상의 선에 3번씩 실시한다.
4. 광타법을 무릎에서 발목까지 3번 실시한다.
5. 진동법을 무릎에서 발목까지의 앞쪽 넙다리 부위에 3번 실시한다.

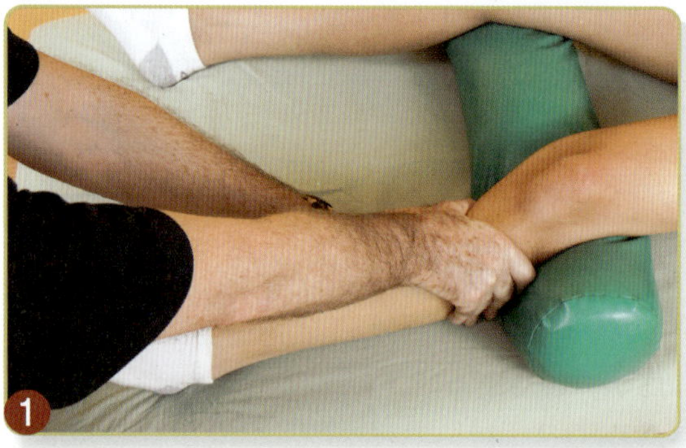

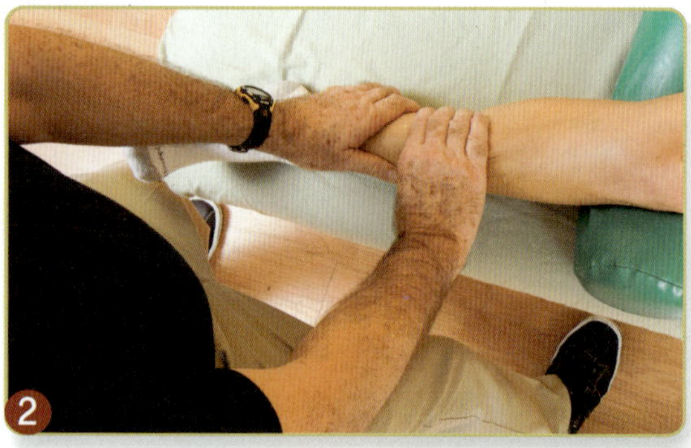

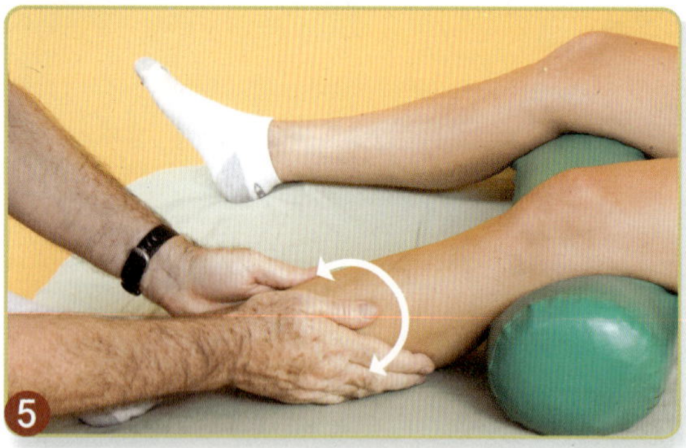

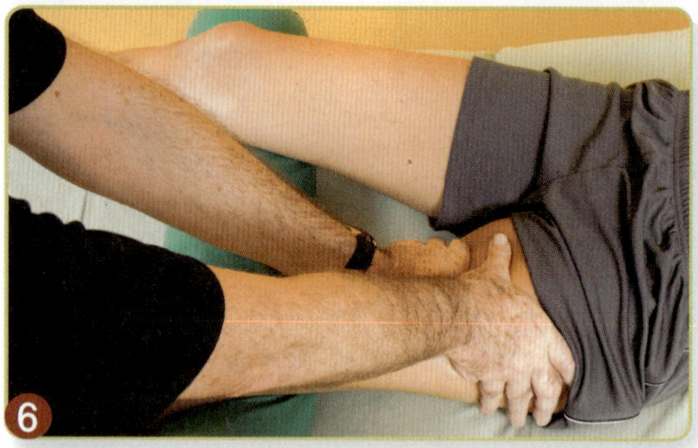

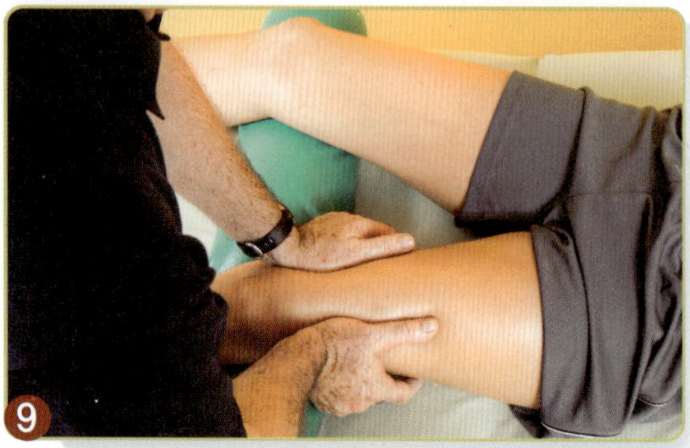

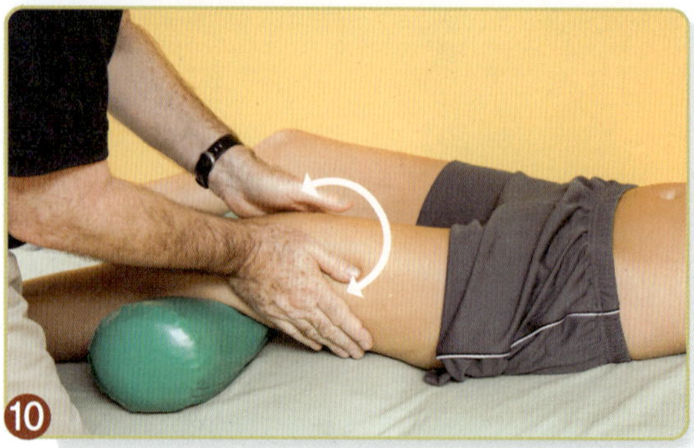

6. 에플루라지를 오일과 함께 무릎에서 엉덩이까지 앞쪽 허벅지에 10초간 실시한다.
7. 페트리사지를 엉덩이에서 무릎까지 넙다리의 바깥쪽, 중앙부, 안쪽 각 세 선에 3번씩 적용한다.
8. 압박법을 엉덩이에서 무릎까지 넙다리의 바깥쪽, 중앙부, 안쪽 각 세 선에 3번씩 적용한다.
9. 광타법을 엉덩이에서 무릎까지의 앞쪽 허벅지에 적용한다.
10. 진동법을 엉덩이에서 무릎까지의 앞쪽 허벅지에 3번 실시한다.
11. 무릎에서 가슴까지의 관절가동범위를 확보한다. 선수가 다리를 위쪽으로 곧게 들어 올린 후 무릎을 굽히게 한 뒤, 부드럽게 선수의 무릎을 가슴 쪽으로 밀어주는 동작은 3번 반복하고, 선수의 다리를 테이블 위로 원래의 편안한 자세로 되돌린다.
12. 다리 곧게 펴기를 실시한다. 선수의 무릎을 고정시킨 채 다리를 곧게 펴서 더 이상 들어올릴 수 없을 때까지 들어올리고, 2초간 자세를 유지한 뒤 원래 자세로 돌아온다. 이 동작을 3번 실시한다.

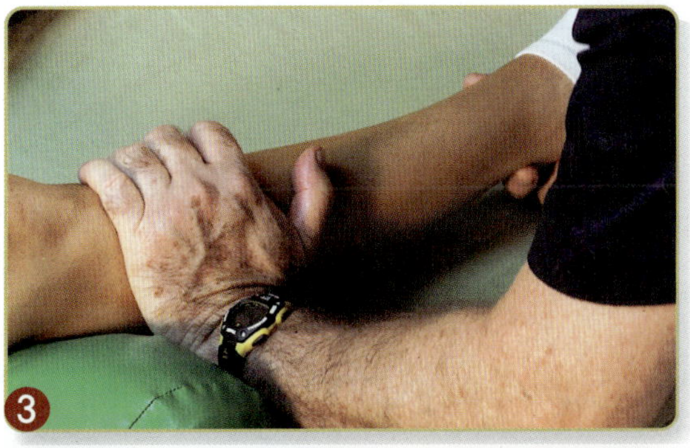
3

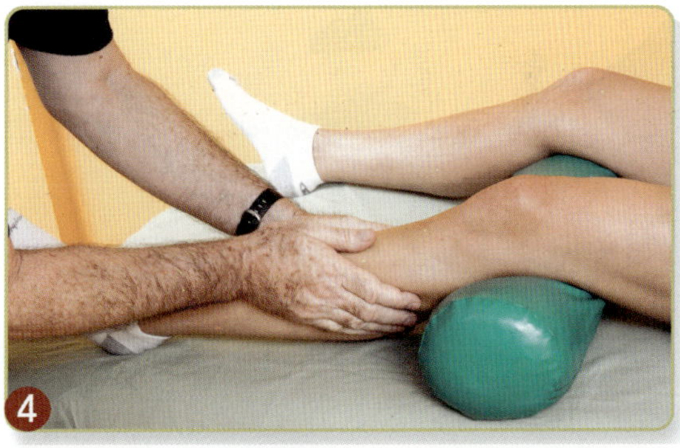
4

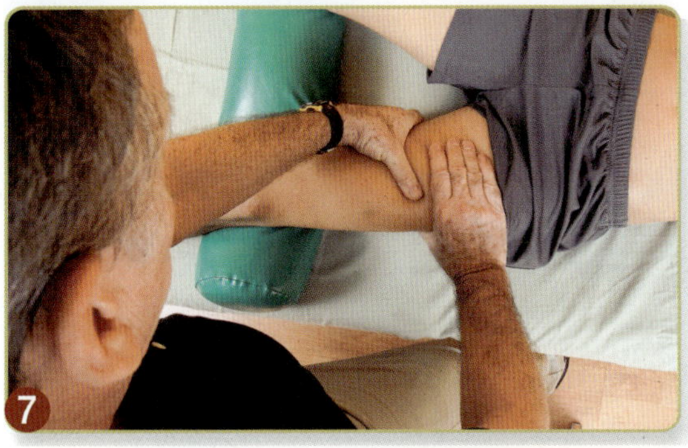
7

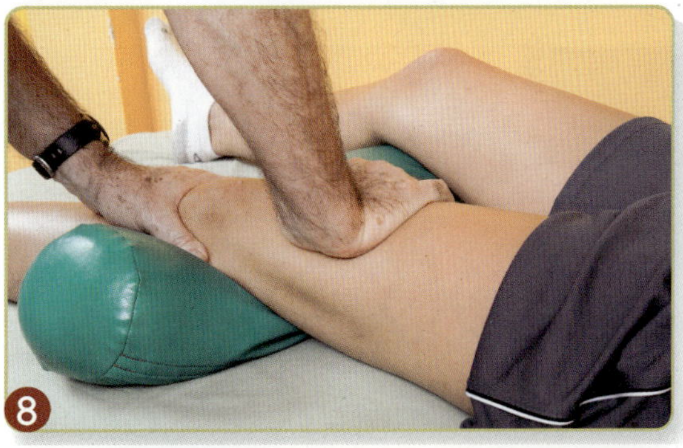
8

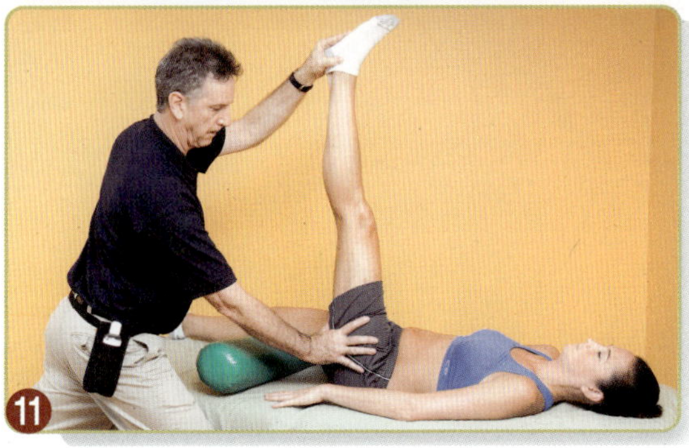
11

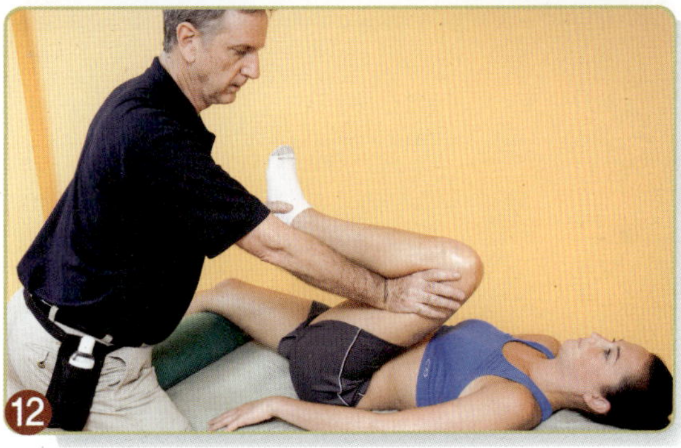
12

하체 뒷면(Posterior Lower Body)

트레이너는 선수의 얼굴이 아래로 향하는 자세로 선수를 눕힌 후 두 발을 덧베개 위로 편하게 올리게 한다. 이 자세에서 종아리 근육은 경련을 잘 일으키지 않는다. 트레이너는 선수의 몸 한쪽씩을 단계 1에서 14까지 실시하고, 다른 쪽의 몸도 반복적으로 실시한다.

1. 압박 에플루라지를 오일과 함께 발목에서 무릎방향으로 종아리에 10초간 적용한다.
2. 페트리사지를 무릎에서 발목방향으로 종아리에 3번 실시하되 압력을 선수의 편안함에 맞게 조절한다.
3. 압박법을 무릎에서 발목방향으로 종아리에 종아리의 바깥쪽, 중앙부, 안쪽에 3번씩 실시한다.

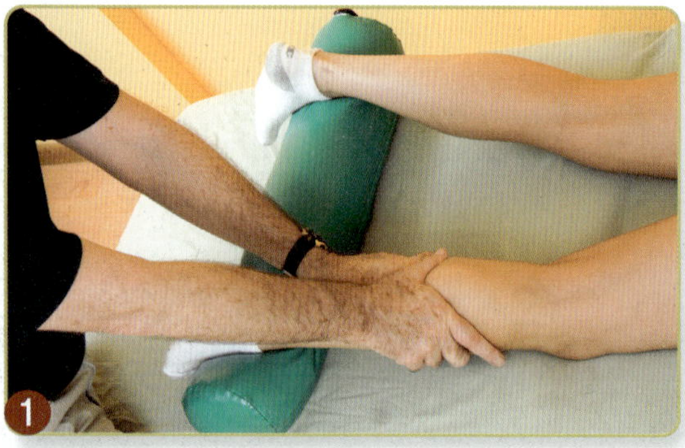
1

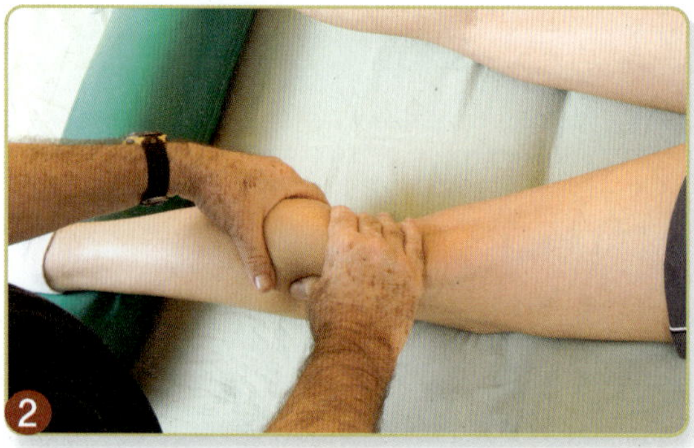
2

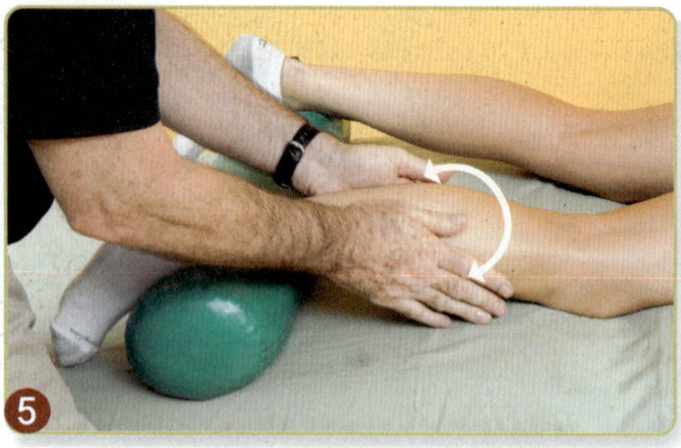
5

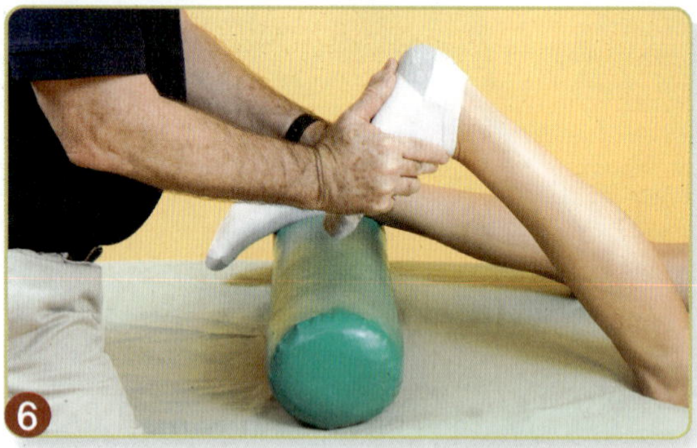
6

4. 광타법을 무릎에서 발목방향으로 종아리근육에 3번 실시한다.
5. 진동법을 무릎에서 발목방향으로 종아리근육에 3번 실시한다.
6. 부드럽게 발을 잡아 선수의 머리 방향으로 스트레칭 한다. 이 자세를 2초간 유지하고 원상태로 이동하며, 이 동작을 세번 반복한다.
7. 압박 에플루라지를 오일과 함께 무릎에서 엉덩이 방향으로 허벅지 뒤쪽 근육에 10초간 실시한다.
8. 페트리사지를 엉덩이에서 무릎 방향으로 허벅지의 바깥쪽, 중앙부, 안쪽에 실시하며, 선수가 편안함을 느낄 수 있게 압력을 조절한다. 페트리사지를 각각 가상의 선에 3번씩 실시한다.

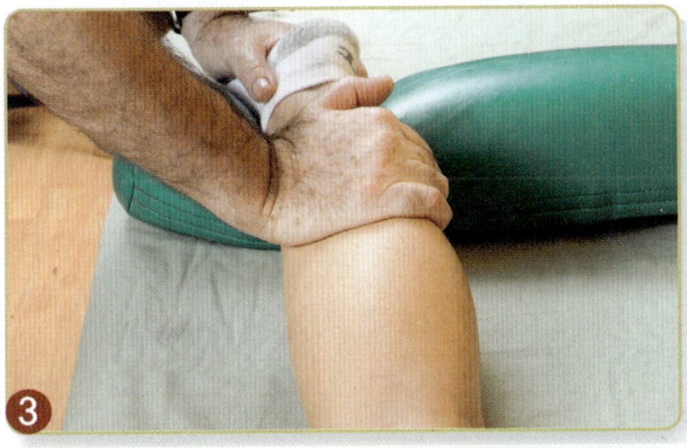
3

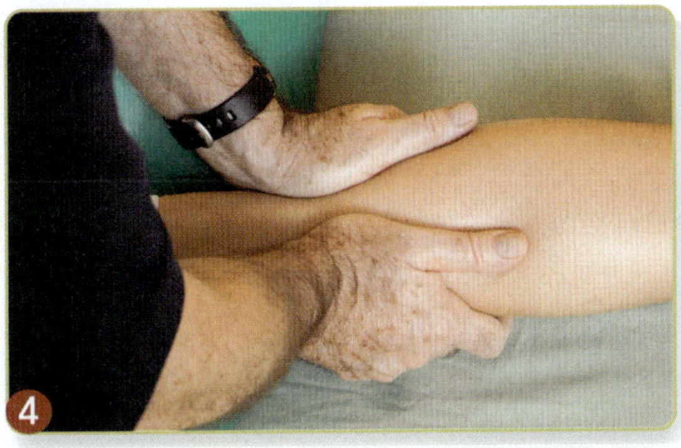
4

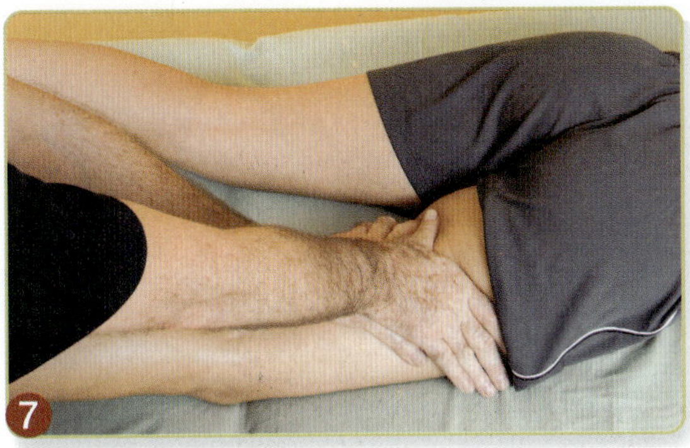
7

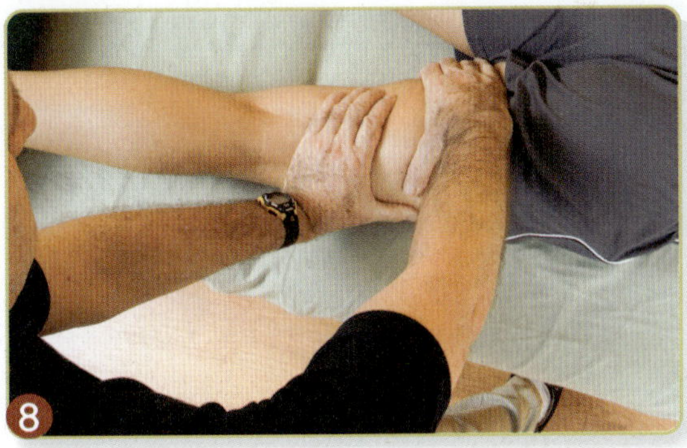
8

(계속)

하체 뒷면(Posterior Lower Body) (계속)

9. 압박법을 허벅지의 바깥쪽, 중앙부, 안쪽에 실시하고, 선수가 편안함을 느낄 수 있게 압력을 조절하며, 이를 3번 반복한다.
10. 광타법을 엉덩이에서 무릎방향으로 허벅지 뒤쪽에 3번 실시한다.
11. 진동법을 엉덩이에서 무릎방향으로 허벅지 뒤쪽에 3번 실시한다.
12. 선수의 다리를 엉덩이 쪽으로 밀어, 부드럽게 3번 스트레칭 한다.
13. 압박법을 손바닥으로 넙다리 뒤쪽 근육에 적용하되, 엉덩이 위쪽에서 시작하여 엉덩관절 주변을 압박한다.
14. 엉덩관절을 고정시킨 뒤 관절가동범위를 확보하기 위하여 한손은 선수의 다리를 90° 구부리게 하여 발목을 잡고, 다른 한 손은 엉덩이에 둔다. 이는 엉덩관절을 고정하기 위하여 엉덩이 근육을 압박하기 위한 것이다. 발목을 안쪽 바깥쪽으로 움직여 엉덩관절에서 넙다리의 가동범위를 확보하며, 이를 3번 반복한다. 이후 다리를 테이블 위로 편안한 자세로 돌아오게 한다.

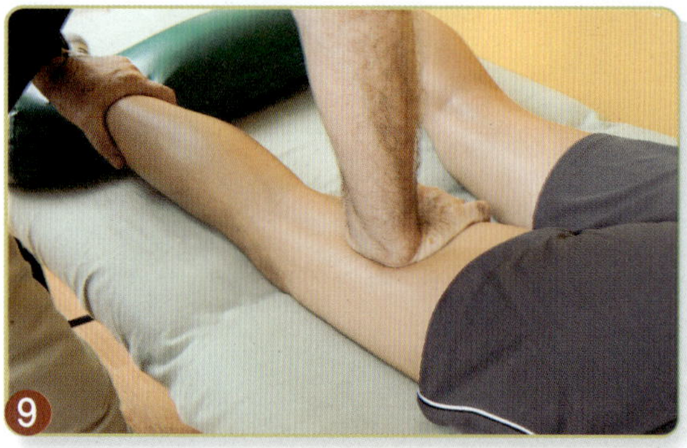

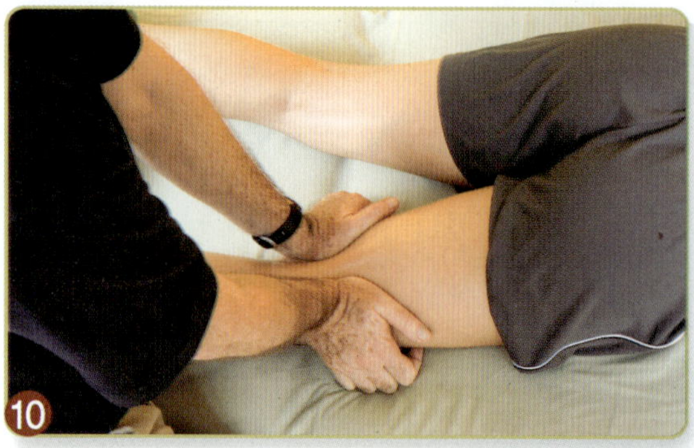

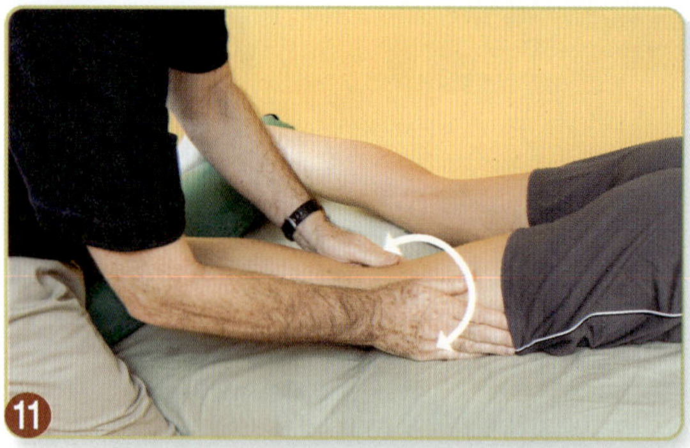

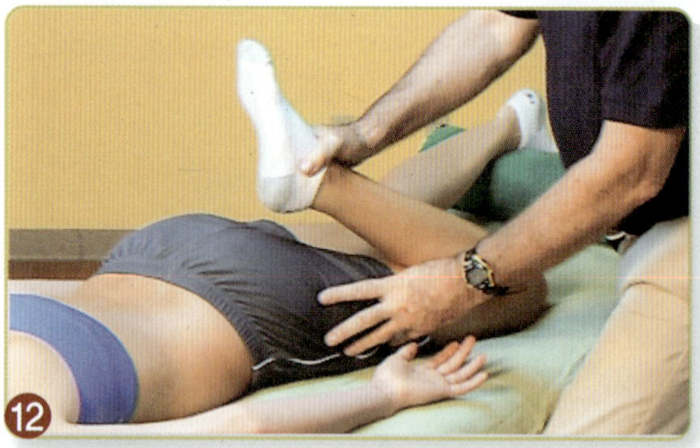

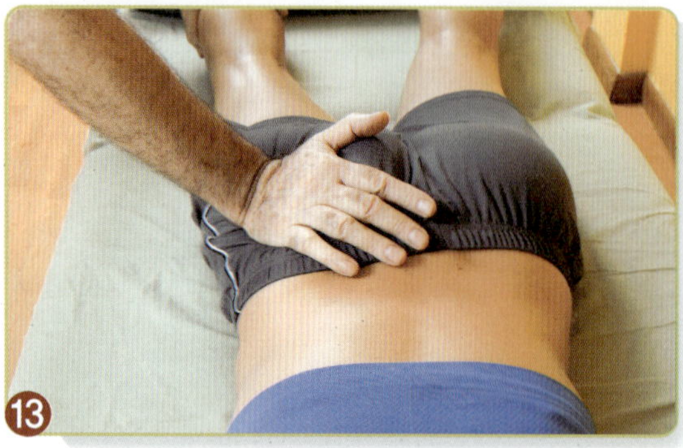

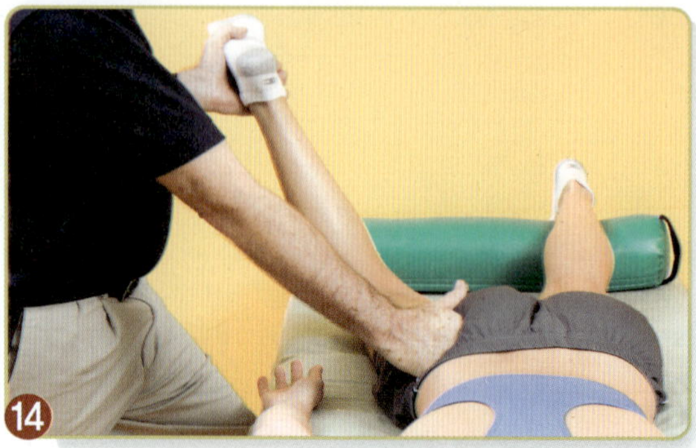

마사지 후(After The Massage)

경기 후 마사지 후에 트레이너는 선수를 테이블로부터 일어서게 도와주어야 한다. 선수가 일어날 때 트레이너는 선수의 눈이 맑고 기민한지 반드시 확인해야 한다. 트레이닝이나 경기를 격렬하게 수행한 선수는 탈수되었을 가능성이 있다. 그래서 가끔 일어서다 어지러움을 느끼는 선수들이 있다. 마사지 후 선수들이 마사지 테이블로부터 첫걸음을 뗄 때 즉, 근육을 다시 사용할 때 경련이 다시 일어날 수도 있다. 매우 덥거나 추운 날씨에서 트레이너는 선수가 원래의 환경으로 다시 돌아갈 때 적절한 복장을 갖추었는지도 항상 확인해야 한다.

제 8 장

회복 마사지 (Recovery Massage)

회복을 위한 스포츠 마사지의 목적은 통증감소, 혈류량 증가, 관절가동범위의 증가, 림프순환 촉진, 평형성 복구와 함께 심리적 요인도 포함한다. 회복을 위한 마사지는 경기 직후의 마사지처럼, 심부마사지(Deep tissue massage)는 적절하지 않은데, 그 이유는 선수의 몸을 자극할 수 있기 때문이다. 회복을 위한 마사지는 보통 경기 직후 다음날, 혹은 3일 이내에 실시되며, 이러한 간격을 두는 이유는 선수의 몸이 항상성을 회복할 수 있는 충분한 시간을 주고, 신체리듬(balance)을 회복할 수 있는 기회를 주기 위함이다. 하지만, 장시간 경기 후, 24시간의 회복시간은 선수의 몸이 완전히 회복되기에는 부족하기 때문에, 경기 직후 실시되는 마사지를 회복을 위한 마사지로 정의한다. 장시간의 경기 또는 훈련을 마친 후에 선수는, 가벼운 탈수, 탈진, 염증, 부상의 증상을 나타낼 수 있지만, 운동에 의해 높아진 엔돌핀 수치에 의해서 통증이 감소될 것이다. 그러므로 선수들은 마사지와 치료적 스트레칭이 정확히 그들의 몸에 어떤 효과를 미치는지 느끼지 못한다. 그 결과 선수들은 트레이너에게 마사지의 압력과 깊이에 관한 정확한 피드백을 제공할 수 없게 된다.

회복기 스포츠 마사지는 전신 마사지로 진행이 된다. 경기 전 마사지나 경기 후 마사지와 달리, 회복기 마사지는 경기장에서 실시되지 않는다. 회복기 마사지의 처치는 어느 정도 시간이 요구되며, 이러한 시간은 회복기 마사지의 특성상 중요하지 않다. 경기 전 마사지는 보통 15분 정도 처치되고 경기 후 마사지는 보통 30분을 넘기지 않지만 회복기 마사지는 약 60분에서 90분 정도 소요될 수 있다. 회복기 마사지의 기법은 다른 마사지를 시행할 때 보다 좀 더 느린 속도로 심부에 시행된다. 마사지사는 회복기 마사지를 처치하면서 운동선수의 통증이나 염증부위 같은 아픈 부위를 찾아내려 노력해서 선수의 몸이 빠르게 회복될 수 있도록 도와야 한다. 회복기 마사지에 사용되는 기술들은 선수의 부상을 피하기 위해 서서히 진행되어야 하며, 선수의 신경계를 억제하고 진정시킬 수 있는 방향으로 시도되어야 한다. 선수는 회복기 마사지를 받을 때 머리부터 발끝까지 통증이 있을 수 있고 선수에 따라 한쪽 다리나 등 마사지만을 요구할 수도 있다. 따라서 회복기 마사지를 할 때는 선수가 전신 마사지를 받을지 특정 부위만 받을지 결정할 수 있게 해야 한다.

회복기 마사지 사정(Recovery Massage Assessment)

회복기 마사지를 진행하기에 앞서, 트레이너는 선수의 과거 병력을 기록하고 간단한 인터뷰를 진행한다. 트레이너는 선수가 경기 후 휴식을 취했는지, 수분섭취를 했는지, 처치 전 무엇을 먹었는지를 확실히 알아야 한다. 많은 경우 트레이너는 선수를 그냥 보기만 해도 선수가 즐거운지, 슬픈지, 아픈지, 흥분되어 있는지 등을 알 수 있다. 선수를 관찰하고 어떤 감정인지 알아보는 것은 회복기 마사지의 첫 단계이다. 트레이너는 선수가 슬퍼 보이거나, 화가 나 있거나, 통증에 시달리고 있을 때는 웃거나 실없는 말을 하지 말아야 한다. 트레이너의 태도는 선수의 요구에 맞춰 적절하게 조절되어야 한다. 종종 트레이너는 경기 다음 날 트레이닝 실에서 경기의 승패에 상관없이 선수의 품행에 대해서 말해줄 수 있다.

1장에서 보여준 것과 같이 서류양식은 선수의 이름, 생년월일, 운동종목에 관한 공간이 있어야 한다. 처치 기록은 잘 관리되어야 하며 이는 트레이너가 각각의 스포츠 종목의 특성에 따라 요구되는 마사지의 종류를 알 수 있게 해주며, 나아가 선수 개개인과 친근한 관계를 만드는데 도움이 된다. 트레이너는 하루에 약 25명에서 30명 정도의 선수를 만 날 수 있고 그들은 다양한 종목의 운동선수일 것이다. 따라서 개인차트를 가지고 있으면 트레이너는 어떤 종목 선수인지와 신체 부위 중 어느 곳에 처치가 필요한지를 쉽게 알 수 있다.

선수의 신체 차트와 진단지(intake form)를 함께 가지고 있다면 트레이너는 차트를 만들기 전에 선수의 주된 움직임(동작)등을 파악할 수 있을 것이다. 이러한 과정은 선수의 신체 상태를 파악하는 데 도움을 준다. 트레이너가 선수의 신체 부위 중 어느 부위에 처치가 필요한지 그리고 어떤 통증이 있는지를 알고 있으면 선수와 보다 원활한 소통을 할 수 있다. 선수가 작성한 것을 보는 것만으로도 트레이너는 선수의 몸이 필요로 하는 마사지의 압력 정도를 맞출 수 있다.

서식의 뒷면에는 평가로부터 알아 낸 기록과 사용된 마사지 기술 그리고 마사지의 결과에 관한 내용을 포함해야 한다. 선수에게 있어 트레이너가 새로 바뀔 때마다 자신의 몸 상태에 대해 모든 것을 다시 설명하는 것만큼 큰 불편함이 없기 때문이다. 트레이너가 정확하게 기록을 해 놓는다면 다른 사람이 그 기록을 보고 선수가 이전에 어떤 처치를 받았는지, 어떤 마사지 기술로 시술 받았는지 그리고 처치 시 어떤 반응을 보였는지 알 수 있다. 또한 정확한 기록은 여러 주 동안 이루어진 트레이너의 처치가 선수에게 어떤 영향을 미쳤는지도 알 수 있다.

회복 마사지 처치를 기록할 때 세 가지 중요한 정보는 선수의 기분(좋음, 나쁨 또는 보통), 선수가 느낀 통증의 정도(통증 완화, 통증 악화 또는 무변화) 그리고 선수의 관절가동범위(관절가동범위의 향상, 관절가동범위의 감소 또는 무변화)이다. 이렇게 세 가지의 정보를 기록함으로써 트레이너는 선수를 효과적으로 처치 및 관리 할 수 있다. 만약 선수의 기분이 좋아 보이거나, 통증이 완화되었거나, 혹은 움직임이 가볍다면 마시지 처치가 효과적이었다 할 수 있다. 트레이너는 단지 선수를 지켜보는 것만으로도 선수의 기분이 즐거운지 아닌지 말할 수 있어야 한다. 트레이너는 선수의 움직임을 보거나 진행된 마사지의 압력 강도에 선수가 어떻게 반응하는지를 기록함으로 선수의 통증이 감소되었는지 알 수 있다. 또한 트레이너는 마사지를 하면서 관절을 움직여 보거나 마사지 후 선수의 움직임을 통해 관절가동범위가 향상되었는지 말할 수 있다. 만약 마사지 처치의 결과가 좋지 않다면, 트레이너는 선수와 함께 마사지 처치를 어떤 식으로 바꾸어볼지에 대해 의논해야 한다.

선수가 기록한 바디 차트를 평가함으로써 마사지가 어떤 방향으로 진행되어야 하는지 알 수 있다. 선수가 체크한 것에 대해 질문하는 것은 좀 더 효과적인 마사지를 제공하는 데 도움을 준다. 선수들은 종종 등 전체, 양쪽 다리 그리고 양쪽 팔 등 모든 부분에 굵은 체크를 한다. 신체의 넓은 부분에 굵은 체크를 한 것은 전체근육의 통증을 의미한다. 전체 근육 통증을 처치할 때는 주로 에플루라지(effleurage), 페트리사지(petrissage), 압박법(compression), 광타법(broadening strokes) 등 비특이적 마사지 방법이 적절하다.

선수가 신체 자각 차트에 작은 원 등으로 특정 부위를 체크했다면, 그 부위의 처치가 필요하다는 뜻이다. 선수에게 부상이 시합 중 지속되었는지에 대해 물어보는 것은 바람직하며, 얼마나 오랫동안 선수가 통증이 지속되었는지와 과거 통증의 원인을 밝혀내기 위한 평가가 이루어졌는지를 파악해야 한다. 건강과 관련된 진단은 트레이너의 영역이 아니다. 만약 선수가 심각한 상태이고 이에 적합한 처치를 찾고 있다면 트레이너는 의사가 상태를 진단했는지에 대해서도 알아보아야 한다.

다른 전문 건강관리가 가능하지 않다면 트레이너는 선수를 처치할 때 주의해서 다뤄야 하고, 특히 선수가 급손상에 의해 심한 통증을 호소한다면 더욱 그러하다. 급소, 통증유발점, 남용, 근육 긴장, 근육 좌상 그리고 관절 염증은 트레이너가 선수들을 대할 때 종종 발견하게 되는 증상들이다. 정확히 통증의 원인이 무엇인지 인지하는 것은 통증에 따른 적절한 처치를 하는데 대단히 중요하다.

이 책에서는 심도 있는 평가의 기술에 대해 다루지 않았지만, 간단한 직접 압박 검사를 통해 트레이너가 처치해서는 안되는 특정부위를 알아낼 수 있다. 직접 압박 방법은 차트에 표기된 대부분의 예민한 부분의 정확한 위치를 찾아내어 시술되며, 해당 부위에 중강도의 압력으로 시행한다. 마사지 시작 시 예민한 부위에 강도의 압력으로 시작을 했다면, 그 자극은 선수에게 상당한 고강도로 강렬하게 느껴진다. 동일한 압력을 행함으로 그 강도는 10-12초 사이에 급속히 사라질 것인데 이는 자극을 받을 때 신경계와 근육계가 급속한 반응을 보이기 때문이다. 신경계 조직은 직접적인 압력에 감각을 느끼게 되고 근신경계는 그 감각의 느낌을 바탕으로 수용(adapts)하게 된다.

만약 중강도의 압력(자극) 후 감각의 세기가 빠르게 가라앉지 않는다면, 이는 조직이 제대로 된 기능을 못한다는 뜻이며, 부상이 아직도 심각한 단계라는 뜻으로 해석될 수 있다. 이러한 경우 압박을 부상 부위에 지속하는 것이 적합하지 않다. 대신 트레이너는 연부조직 손상에 이용되는 응급조치인 RICE(Rest: 휴식을 취하고, Ice: 얼음찜질을 하며, Compression: 압박을 하고, Elevation: 심장보다 높은 쪽으로 상처부위를 올림)처치를 한다. 실제로 RICE 처치를 트레이너가 실시하게 된다면 앞서 발견된 부상부위에 적용시켜야 한다. 대부분의 경우, 가벼운 부상이나 통증인 경우 신체는 48–72시간 내에 회복이 된다. 선수에게 압통 부위에 하루 2–3회 압통이 줄어들 때까지 얼음찜질을 해주는 것이 적절하다. 트레이너는 압통이 심한 부위가 좋아질 때까지 그 주변을 마사지 할 수 있다.

회복 마사지 기술(Recovery Massage Techniques)

회복기 마사지를 시행할 때 사용되는 기술들은 원활히 원기를 회복시키는 데 도움을 준다. 강한 압력으로 실시되는 기본 마사지 기술 또한 적용된다. 회복기 스포츠 마사지는 스트립핑 스트로크(stripping strokes), 직접 압박법(direct pressure) 그리고 심횡 마찰법(cross-fiber friction)과 같이 경기 전이나 후에 실시되는 마사지와는 다른 기술들이 사용된다. 스트립핑 스트로크는 트레이너가 근육의 넓은 부위를 미끄러지듯이 문지르면서 어디가 압통 부위인지, 통증유발 부위인지, 건염 부위인지를 분별해 내는데 사용된다. 직접압박은 압통 부위에 예리한 느낌을 둔하게 해준다. 단섬유 마찰을 시행하는 것은 근육부착 부위(건주위)에 시행함으로써 통증을 줄이는데 도움을 준다.

스트립핑 스트로크, 직접 압박법, 심횡 마찰법 같은 기술들은 치료적 효과가 있어 회복 마사지에 더해지게 되었다. 이러한 마사지 기술들은 시합이나 운동 후 휴식기간에 처치됨으로써 신체의 컨디션을 좋게 한다. 마지막으로 선수는 운동 직후 트레이너가 근육을 강하게 압박해주기를 원하지만, 회복기 휴식기간을 가진 후 일정한 압박 수준을 근육에 지긋이 가해주는 것이 압통을 완화하는 방법이다. 심횡 마찰법 또한 회복기 마사지를 하는 도중 근육 통증과 경련을 줄여주지만 근육조직을 흥분시킬 수 있는 가능성 때문에 사전이나 사후 마사지로는 사용하지 말아야 한다.

압박 에플루라지(Compressive Effleurage)

압박 에플루라지는 신체의 넓은 부위에 중간 정도의 압력으로 밀어주듯 하는 마사지 방법이다. 압박 에플루라지는 신경 말단에 자극을 주거나, 진정시키기 위해 빠른 속도 혹은 느리게 적용될 수 있다. 압박 에플루라지는 히스타민의 분비를 증가시켜 국부적 순환을 증가시켜준다. 히스타민 분비는 모세혈관 벽을 확장시킨다. 압박 에플루라지는 기계적(역학적) 압박을 이용함으로써 혈관을 눌러 정맥혈이 심장으로 돌아가는 양을 증가시키며, 림프 움직임을 돕는다. 압박 에플루라지는 회복 마사지를 하는데 가장 중요한 에플루라지 중 하나이다.

압박 에플루라지를 시행할 때 트레이너는 마사지를 시행할 신체 부위에 오일이나 로션 혹은 크림을 바르도록 한다. 이러한 윤활제가 없이는 트레이너의 손과 선수의 피부 사이에 마찰이 자극이 될 수 있기 때문이다. 선수의 각 신체부위에 알맞은 윤활제의 양을 배우는 것은 연습이 필요하다. 트레이너는 미끄러지지는 않을 정도, 하지만 밀어줄 수 있는 정도의 양을 양손에 묻혀야 한다. 윤활제의 양은 윤활제의 종류나 선수의 피부타입에 따라 달라질 수 있다. 만약 선수의 피부가 건조할 경우 조금 더 많은 양의 윤활제가 필요하다. 마사지 도중 필요하면 더 사용할 수 있기 때문에 처음 시작할 때는 약간 부족하다고 생각되는 정도의 양을 사용하는 것이 가장 좋은 방법이다. 너무 많은 양이 사용되었다면 수건을 이용해 과하게 사용된 것을 닦아내도록 한다. 트레이너는 선수에게 선호하는 종류의 윤활제가 있는지 물어 보아야 한다. 선수 중 윤활제의 종류에 따라 알러지 반응을 보일 수 있기 때문이다. 트레이너는 선수의 몸에 어떤 종류의 윤활제를 사용하는 것에 상관없이 사용 전 항상 선수에게 물어보도록 한다.

페트리사지(Petrissage)

페트리사지는 근육을 주무르거나 짜내듯이 혹은 조직을 압박하듯이 시행을 하는 방법이다. 페트리사지는 혈액 순환 증가와 대사노폐물을 제거할 뿐만 아니라, 조직의 겹(layer of tissue)을 분리함으로써 유착을 완화시켜 근 긴장에 영향을 주는 근 통증을 줄이고 일반적인 피로를 완화시키는 역할을 한다. 회복 마사지에 있어 이 기술은 휴식이나 수면을 하는 동안 조직들 사이에 유착을 깨고 몸을 이완시키는데 도움이 될 수 있다.

압박법(Compression)

압박법은 근육 중심부위에 적용할 수 있으며 손이나 발로 규칙적인 누르기 동작을 함으로써 시행 될 수 있다. 압박은 손 혹은 발과 뼈 같이 딱딱한 부분의 신체 부위 사이로 근육을 압박함으로써 진행될 수 있다. 규칙적인 누르기 동작을 통해 혈액이 근육과 근섬유로 퍼지게 해준다. 고강도 활동은 운동 후 통증을 일으킬 수 있고 이는 근긴장의 증가를 가져올 수 있다. 근긴장이 증가하면 혈류량이 감소되고 근육 길이가 짧아진다. 회복 마사지에서 압박법은 근섬유를 퍼지게 하는데 적용되고 이렇게 하여 혈액 흐름을 증가하게 하고 근육이 원래의 긴장도로 개선되게 하는데 도움이 된다.

스트립핑 스트로크(Stripping Stroke)

스트립핑은 넓은 부분의 근육부터 좁은 부위에 걸쳐 밀어내듯이 적용한다. 스트립핑은 근육의 말초 유착 부분에 손이나 엄지손가락으로 압박을 주고 중심부의 근육을 따라 밀어줌으로써 시행될 수 있다. 스트립핑은 선수의 능동관절가동범위(active range of motion)내에 있을 때에 적용될 수 있다.

스트립핑에 적용에 대한 예를 들어보겠다. 회복 마사지를 하다 보면 선수들은 정강이의 통증에 대해 자주 이야기를 한다. 스트립핑은 하지 발등 굽힘근을 이용해 적용될 수 있는데 이때, 다리를 머리 쪽으로 향하게 하고 트레이너는 아래정강이뼈 바깥쪽에 엄지손가락을 놓는다. 정강이뼈의 바깥쪽에서 무릎 쪽으로 엄지를 움직일 때 선수는 바닥을 향해 발을 움직인다. 스트립핑은 3-4번에 걸쳐 적용될 수 있고 이를 통해 정강이 통증을 완화할 수 있다. 스트립핑을 시행하는 동안 근육에서 예민하게 느껴지는 부위가 있다면 트레이너는 마사지를 중단하고 예민함이 진정될 동안 예민한 부위에 직접 압력을 가할 수 있다.

직접 압박법(Direct Pressure)

예민한 부위나 통증유발점이 있다면, 직접 압박은 예민함을 감소시키기 위해 시행될 수 있다. 직접 압박은 엄지나 손가락, 손바닥, 팔꿈치 혹은 발의 압력을 통해 특정 자리에 꾸준한 압력을 줌으로써 진행된다. 편안함이 느껴진다면 꾸준한 압력은 지속되어야 하고, 증가된 압력이 감지됨으로써 운동 신경은 근육으로 반응을 보인다. 직접 압박법을 마친 후에는 근긴장이 감소되고 이는 혈액 흐림이나 가동 범위의 증가를 초래한다. 직접 압박법은 조직의 감각자극을 증가시키고 이로는 선수는 신체 특정 부위의 감각이 좋아진다.

심횡 마찰법(Cross-Fiber Friction)

심횡 마찰법은 가볍게 조직을 자극하기 위해서 시행된다. 이 방법은 혈액의 운반, 근경련 제거 혹은 생성된 반흔 조직을 부드럽게 해서 유연하게 해준다. 심횡 마찰법은 손가락들이나 엄지손가락으로 근육, 건, 인대를 꾸준한 압력으로 지긋이 누르면 된다. 회복 마사지에서 심횡 마찰법은 주로 직접 압박을 통해 조직의 강도 수준을 내린 후 적용되며, 처치 받은 부위에 불편함이 증가하지 않도록 실시한다.

광타법(Broadening Strokes)

광타법을 하는 목적은 복부 가로근육을 평평하게 해주어 길이를 늘리려는 이유이다. 더 길고 넓은 근육은 더 효과적으로 수축되기 때문이다. 넓은 타법은 복근에 두 손을 함께 사용해서 할 수 있다. 광타법은 능동관절가동범위 내에 있을 때 적용된다. 회복기 마사지에 있어 넓은 타법은 다른 마사지 기술들의 효과를 증진시키기 위해 주로 마지막에 사용된다. 선수의 몸에 마사지 기술들이 적용될 때, 트레이너는 가장 침습성이 적은 기술로 시작을 해서 점차 침습성(invasive)이 높은 기술로 진행 한 후 다시 침습성이 약한 기술로 마무리되어야 한다. 이러한 방법으로 진행이 되면 선수들은 더욱 편안함을 느낀다. 광타법과 압박 에플루라지는 회복 마사지의 마지막에 사용되는 유용한 기술이다.

진동법(Jostling and Shaking)

진동법은 빠르게 시행하거나 평이한 정도의 압력과 긴장으로 약하게 적용함으로써 근육조직을 자극할 수 있다. 진동법은 팔이나 다리의 피부나 근육을 들고 흔듦으로써 행해지며 이 방법은 회복 마사지의 마지막 단계에서 사용하기 좋다. 진동법은 관절가동범위나 스트레칭을 준비하는데 도움을 준다.

관절가동범위 기법(Range of Motion)

관절가동범위 기법은 수동적 혹은 능동적으로 관절을 움직여 줌으로써 적용할 수 있다. 수동관절가동범위 기법은 스트레칭이나 관절에 자극을 주기 위해 사용된다. 능동관절가동범위 기법은 다른 마사지 기술을 진행하고 있을 때, 그 효과를 증대시키거나 더 강력한 스트레칭을 제공할 때 사용된다. 선수들은 종종 트레이너가 관절을 여러 각도로 움직여 보기 전까지 관절이나 근육에 통증이 있다는 것을 모를 때가 있다. 이처럼 선수 자신이 자신의 신체 부위 중 어느 곳에 처치가 필요하다는 것을 모른다면 트레이너에게 요구를 할 수 없게 된다. 따라서 관절을 흔드는 것(rocking a joint move)은 관절과 근육이 붙어있는 것을 움직이게 함으로써 선수가 관절의 느낌이 어떤지 느끼는데 도움을 줄 수 있다. 또한 관절가동범위 기법은 마사지의 모든 과정이 완료 된 후 근육을 재교육 시키는 데 도움을 줄 수 있다. 근육에 마사지를 하기 전에 근육은 어느 정도의 긴장을 가지고 있지만, 마사지 후 근육의 긴장 정도는 변하게 된다. 이 때 트레이너가 관절가동범위 기법을 적용함으로써 선수 몸 속 신경계는 마사지에 따른 결과로 근긴장의 변화를 받아들이게 된다.

치료적 스트레칭(Therapeutic Stretching)

치료로서의 스트레칭은 관절가동범위내에서 움직이면서 시행될 수 있다. 이는 수동 혹은 능동가동범위에서 시행될 수 있다. 능동적 스트레칭은 운동선수가 그들의 신체부위를 움직여 근육을 수축시킴으로써 진행될 수 있다. 수동적 스트레칭은 선수 신체 중 일부의 가동범위를 움직임으로써 실행시킬 수 있다. 스트레칭의 목적은 근육을 천천히 풀어주거나 뻣뻣한 부분을 감소시키거나 가동 범위를 증가시켜 부상 재활을 실시할 때 시행된다. 회복 마사지에서 스트레칭은 근육으로의 혈액 공급을 증가시키고, 운동 후 통증을 감소시키며 근육이 제 기능을 하도록 돌아가도록 재교육 시키는데 사용된다.

회복 마사지 관리(Administering a Recovery Massage)

회복 마사지는 마사지에 따라 다르지만 일반적으로 30분에서 90분 정도의 시간이 걸린다. 마사지가 진행되는 동안 편안한 음악을 틀고, 마사지사는 항상 선수에게 근긴장이나 통증의 신호가 나타나는지 지켜봐야 한다. 오일이나 윤활제를 마사지 진행 시 사용하며, 선수에게는 가벼운 옷차림을 하게 한다. 또한 상황에 맞게 선수의 프라이버시를 위해 몸을 적절하게 가리는 것은 반드시 필요하다.

마사지를 실시하기 전에 트레이너는 선수가 기록한 신체 차트를 살펴보아야 한다. 차트에 기록된 것을 바탕으로 간단하게 질문을 할 수 있고 최적의 처치를 위해 어떤 자세가 편한지 선수에게 물어봐야 한다. 트레이너는 선수가 마사지를 받기 시작할 때부터 끝날 때까지 최대한 편안한 자세로 받을 수 있게 신경 쓴다. 마사지를 받는 자세는 선수의 요구에 의해 결정되어야 한다. 만약 선수가 처치를 받는 동안 신체에 근 경련을 경험했다면, 트레이너는 신체 부위 중 어디에서 경련이 나타났는지를 파악하고 남은 마사지를 하는 동안 보다 편안하게 마사지가 진행될 수 있게 해야 한다. 보통 얼굴이 천장을 향하는 누운 자세로 마사지를 시작하는데, 이는 선수와 트레이너 간의 대화가 용이하고 선수의 얼굴 표정을 알아보는데 좋기 때문이다.

회복기 마사지는 상체와 하체로 나누어 진행하는데 트레이너는 양쪽을 다 할 만한 시간이 없을 시 상체나 하체 중 한 부분만을 진행해야 한다. 시간이 넉넉하다면 마사지를 선수의 몸 전체에 실시하도록 한다. 대부분의 경우 회복마사지는 얼굴이 천장을 향하는 자세로 시작된다. 몸 전체를 마사지 할 때 트레이너는 선수가 몸을 뒤집어 엎드려 눕기 전까지 한쪽을 모두 끝내야 하는데, 이는 앞뒤로 여러 번 자세를 바꾸는 것은 불편하기 때문이다.

상체 회복 관리 순서(Upper-Body Recovery Routine)

앞쪽 상체(Anterior Upper Body)

선수의 얼굴이 천장을 향하도록 눕히고 손바닥은 바닥을 향한 상태로 시작한다. 받침대를 선수의 무릎 아래에 받친다. 아래팔은 회복 마사지를 시작하는데 좋은 지점인데, 이 부위는 선수가 마사지 기술을 접하는데 덜 자극적인 부위이기 때문이다. 회복마사지 기술들은 아래팔부터 위팔과 어깨 그리고 가슴의 순서로 진행한다. 이렇게 일련의 연계 과정을 갖고 실시하면 자연스럽게 선수 몸의 한 부분에서 다른 부분까지 자연스럽게 연관을 시킬 수 있다. 트레이너는 1단계부터 2, 3단계를 이용하여 선수의 몸 한 쪽을 마사지하고, 반대 쪽 몸에 다시 한번 전완부터 시작하여 상완, 어깨, 가슴에 차례로 실시한다.

1. 압박 에플루라지를 손목부터 팔꿈치에 이르는 아래팔 폄근에 10번 실시한다.
2. 압박법을 팔꿈치부터 손목까지의 아래팔 폄근을 손바닥을 이용한 3번 실시한다.
3. 스트립핑을 손목부터 팔꿈치까지 아래팔 폄근에 적용한다. 어느 정도의 압력이 적당한지 선수에게 물어본다.
4. 직접 압박법은 아래팔 근육에 실시한다. 스트립핑을 시행하는 동안 선수가 근육에 이완이 느껴지면 직접 압박법을 적용한다. 선수에게 어느 정도의 강도가 알맞은지 물어본다.

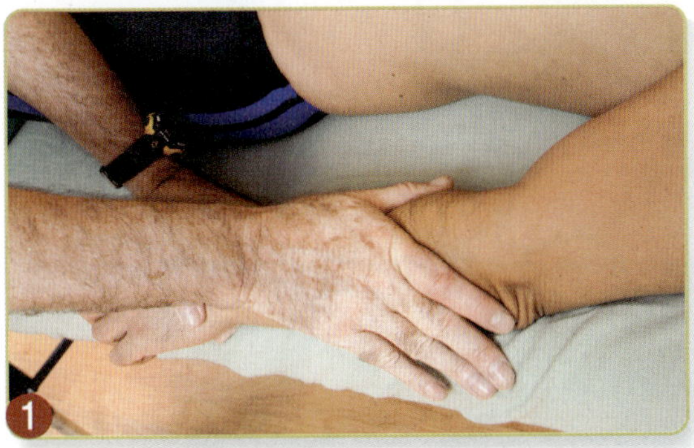
1

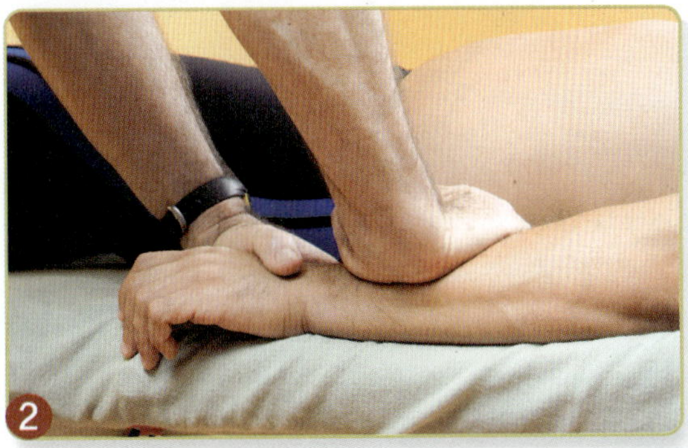
2

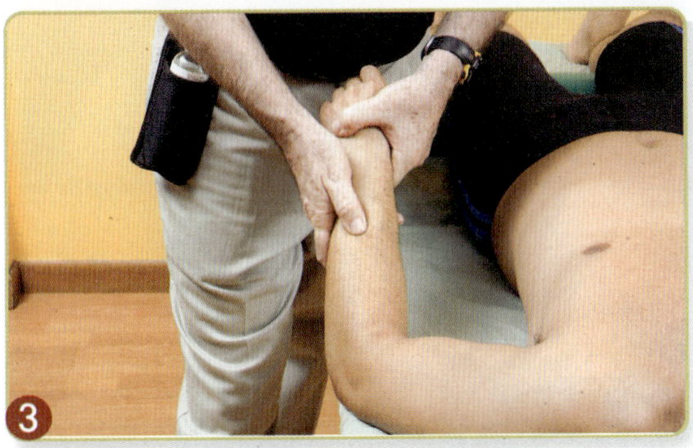
3

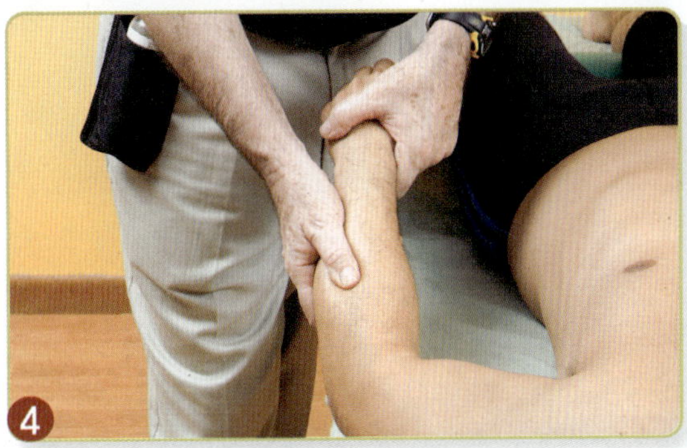
4

(계속)

앞쪽 상체(Anterior Upper Body) *(계속)*

5. 심횡 마찰법을 팔꿈치외측상(바깥쪽 뼈 돌출 부위)에 실시한다.
6. 광타법을 팔꿈치부터 손목까지의 아래팔 폄근에 실시한다. 아래팔 중심부를 손바닥의 가운데 부분을 이용하여 아래팔의 바깥쪽으로 향해 각각 손바닥으로 펼쳐준다. 선수의 편안함의 정도에 따라 강도를 달리한다.
7. 진동법을 아래팔의 근육에 사용한다. 아래팔에 진동법을 주기 위해서 선수의 손을 잡고 손목부터 아래팔까지 팔을 흔들고, 선수의 아래팔을 손 사이에 놓고 앞뒤로 흔들어준다.
8. 손목을 꺾고 손바닥을 아래팔으로 향하게 함으로써 아래팔 근육을 스트레칭 해준다. 꺾어진 자세로 손목을 잡아서 2초 가량 유지해주고 펴준다. 3번 실시한다.

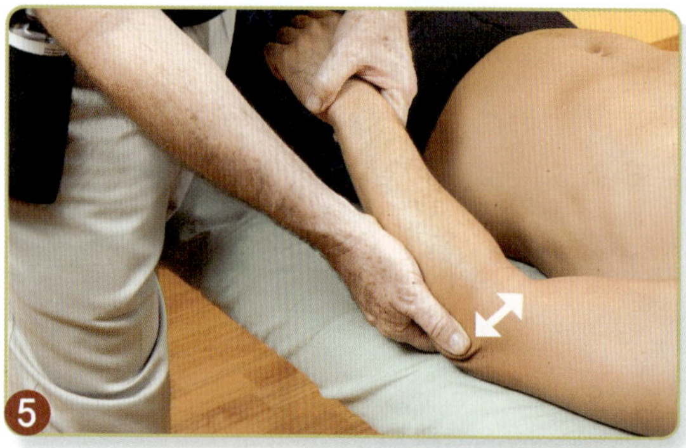

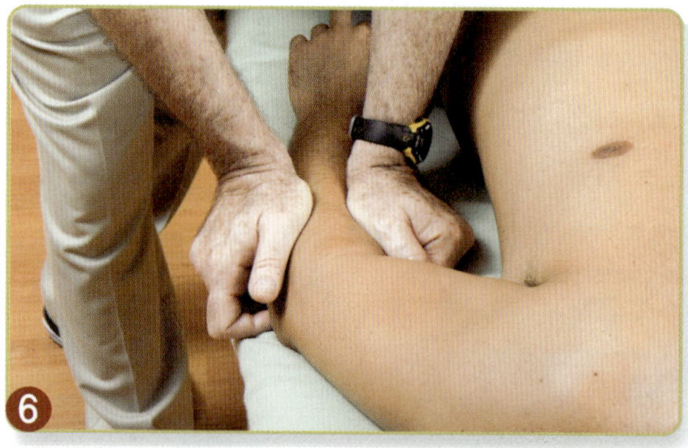

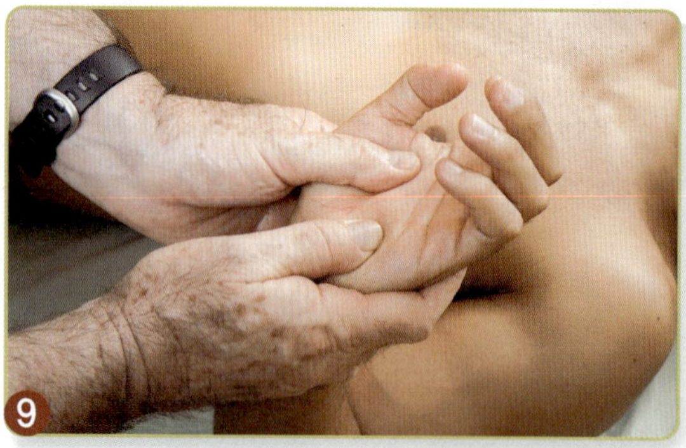

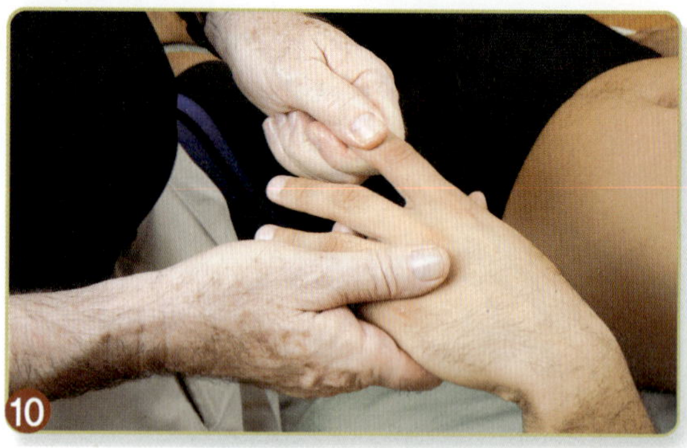

9. 스트립핑을 양 엄지손가락을 이용하여 손바닥을 마사지 한다. 손가락들을 선수의 손 바깥쪽으로 놓고 압력을 가해준다. 손바닥의 가운데에서부터 시작을 하며 손바닥 중간에서 바깥쪽으로 다양하게 적용한다.
10. 선수의 운동 종목이나 포지션에 따라 트레이너의 엄지손가락 혹은 다른 손가락들을 처치의 방법으로 사용할 수 있다. 엄지와 검지손가락을 이용하여 각 손가락들의 손가락 관절 사이사이를 문질러 준다. 손가락을 이용해서 앞뒤로 관절 사이사이를 만져준다.
11. 손가락의 가동범위를 적용한다. 이는 천천히 손가락 관절 위로 손가락을 밀어주면서 할 수 있는데, 트레이너가 선수의 손가락 끝을 잡고 손바닥으로부터 멀리 밀어준다. 천천히 밀어주며, 이 모든 과정들은 3번 실시해준다.
12. 손목의 가동범위를 적용한다. 천천히 선수의 손목을 앞뒤로 그리고 양 옆쪽으로 움직여준다. 3번 실시한다.

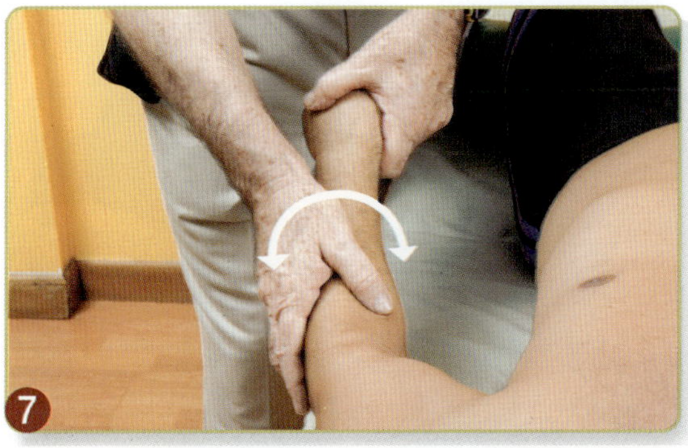

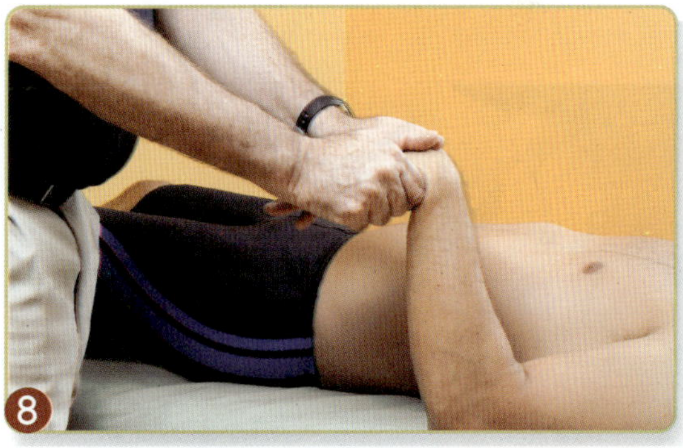

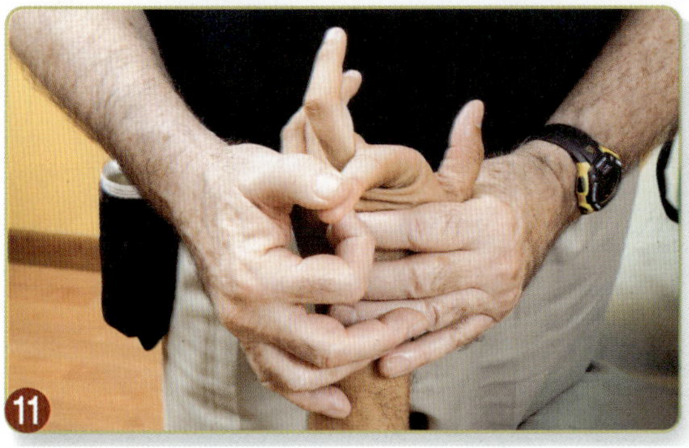

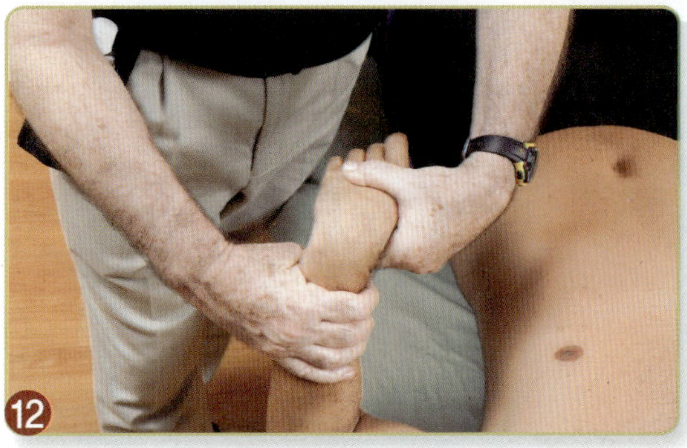

(계속)

앞쪽 상체(Anterior Upper Body) *(계속)*

13. 에플루라지를 팔꿈치부터 어깨까지의 위팔에 적용한다. 위팔을 손으로 잡고 팔꿈치부터 어깨까지 일정한 압력을 주면서 밀어준다.
14. 압박법을 팔꿈치부터 어깨까지의 위팔에 3번 적용한다. 어깨부터 팔꿈치까지의 위팔에 일직선으로 손바닥에 압력을 주어 시행한다. 위팔에 느껴지는 강도의 정도에 대해 선수에게 물어본다.
15. 스트립핑을 팔꿈치 바로 위쪽부터 어깨까지의 위팔에 적용한다. 팔꿈치의 푹꺼진 부분은 동맥, 정맥, 신경 등이 지나는 곳이므로 누르지 않는다. 푹꺼진 부분 바로 위쪽 부분부터 어깨까지 천천히 분해타법을 실시한다.
16. 위팔에 직접 압박법을 한다. 트레이너는 천천히 스트립핑을 적용하면서 급소가 나올 경우 이를 중단하고 직접 압박법을 시행한다. 국소 부위에 직접 압박법을 8-12초 정도 실행한다. 위팔은 종종 마사지하기에 예민한 부분이므로, 위팔에서의 강도는 항상 선수 개개인에 맞추어져야 한다.

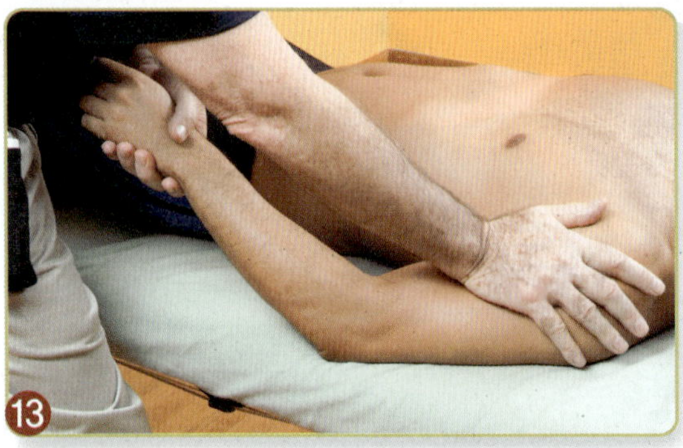
13

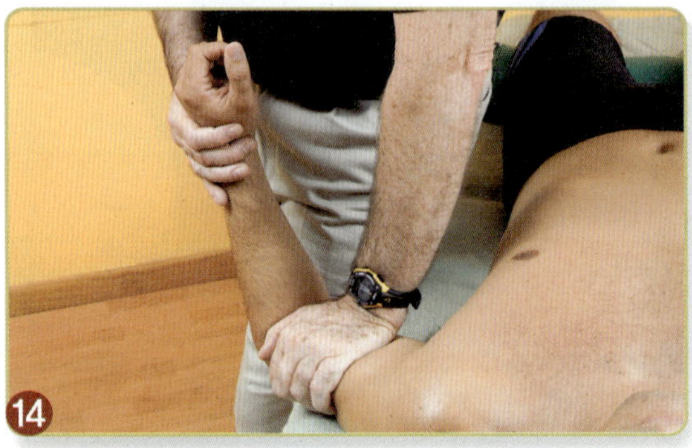
14

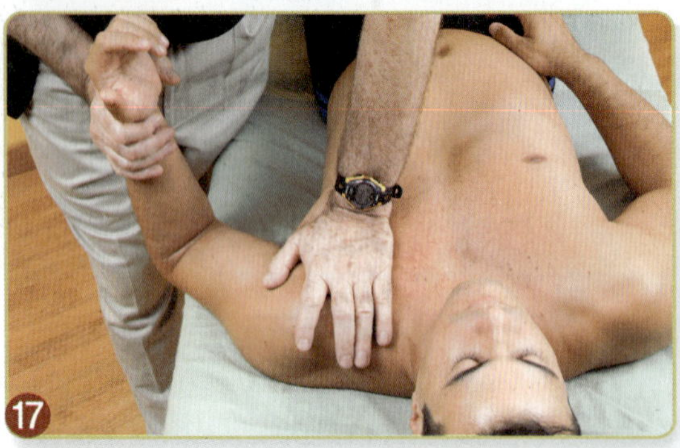
17

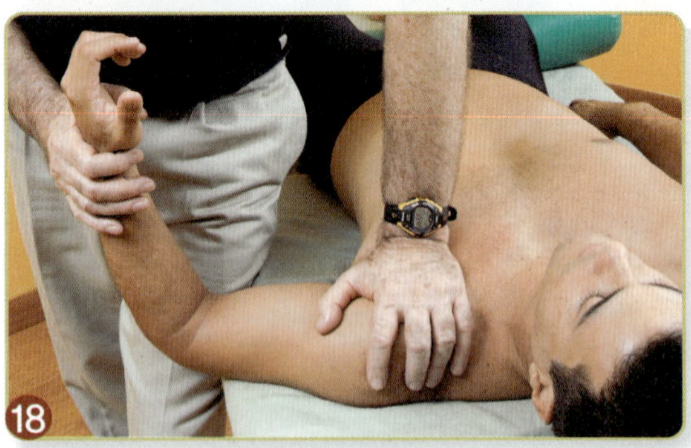
18

17. 압박 에플루라지를 가슴에 시행한다. 가슴 위에 위치한 가슴뼈나 가슴뼈에서부터 손가락을 이용하여 시작하는데 손가락으로 밀어준 후 어깨 방향으로 손바닥을 이용해 밀어준다. 여자 선수를 마사지할 경우라면 가슴 위에 가벼운 가운을 덮어준다. 가슴 위의 위쪽 가슴 근육과 빗장뼈 아래 부분은 가슴의 중심부터 어깨 쪽으로 3번 실시한다. 가슴 부위는 예민할 수 있으니 선수에게 알맞은 압력의 정도를 물어본다.

18. 압박법을 손바닥을 이용해서 가슴 옆쪽을 실시한다. 가슴뼈부터 어깨 방향으로 3번 실시한다.

19. 필요하다면 가슴 옆쪽을 스트립핑을 이용해서 마사지해 준다. 가슴뼈부터 바깥쪽 어깨 방향으로 손가락을 이용해 밀어준다. 낮은 쪽의 가슴뼈에서 빗장뼈 아래로 진행하며 스트립핑을 하는 부위가 예민하거나 급소부위일 경우 직접 압박으로 8-12초 정도 진행한다. 에플루라지로으로 마무리한다.

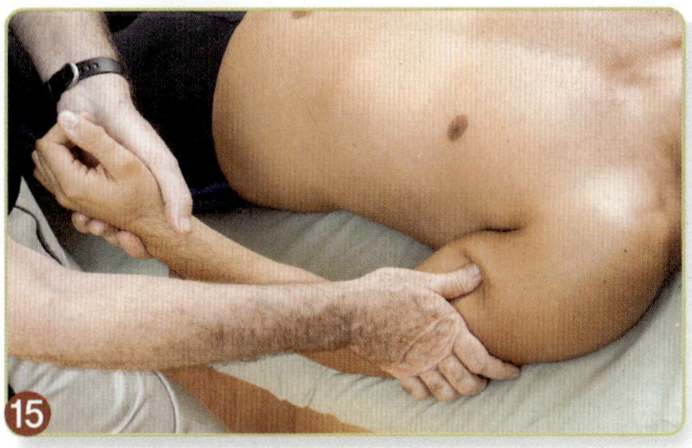

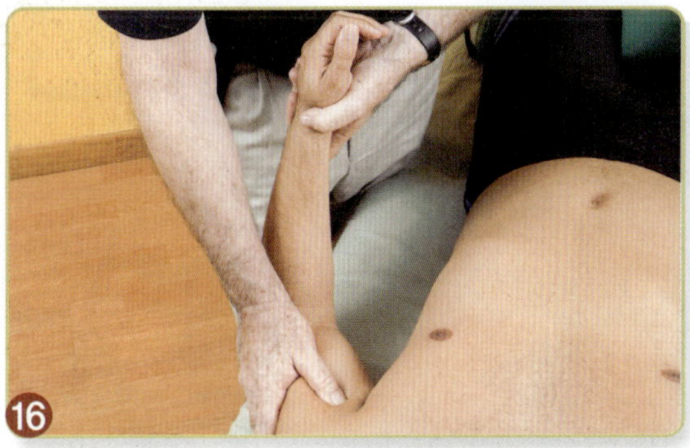

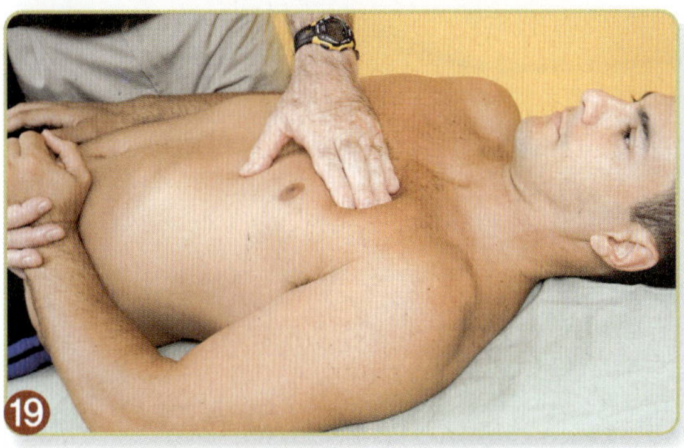

(계속)

앞쪽 상체(Anterior Upper Body) (계속)

20. 팔과 어깨의 관절가동범위 기법을 적용한다. 어깨의 가동범위는 손을 잡고 팔을 몸의 옆쪽 아래로 당기면서 적용할 수 있다. 천천히 10초 정도 유지한다.
21. 팔을 선수의 몸 바깥쪽으로 천천히 스트레칭하고 10초간 유지해준다.
22. 팔을 몸 옆으로 당겨주고 어깨뼈를 들어줌으로써 마지막 관절가동범위 기법을 실시한다. 10초 유지한다.
23. 마지막으로 선수의 팔이 귀 옆을 지나도록 머리 위로 팔을 올리고 천천히 스트레칭하고 10초 정도 유지한다. 선수의 몸 옆으로 팔을 가져다 놓음으로써 관절가동범위 기법을 마친다.

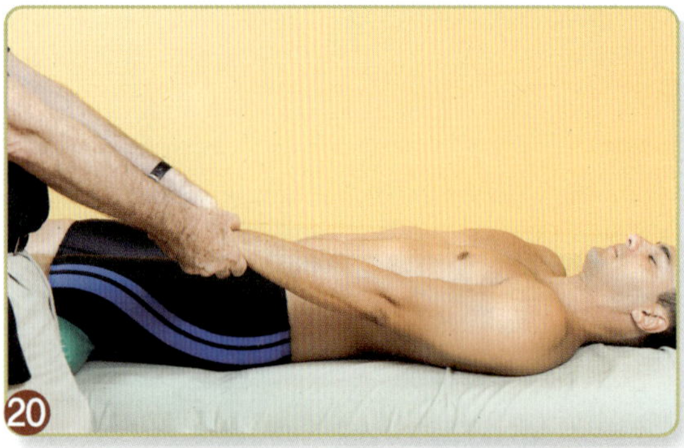
20

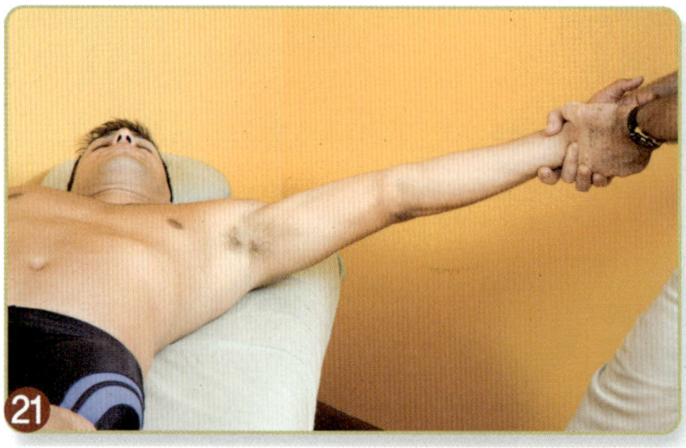
21

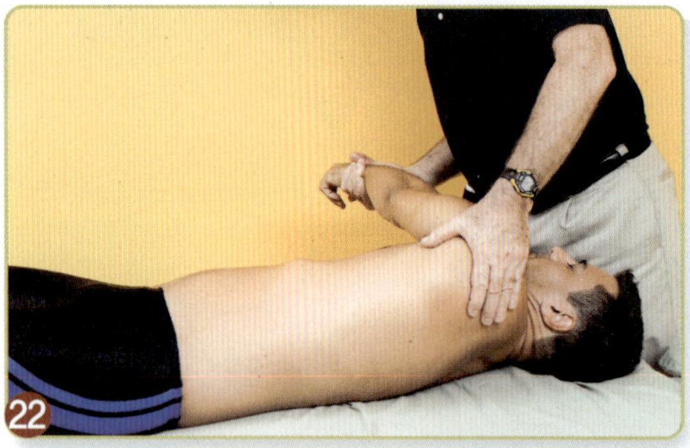
22

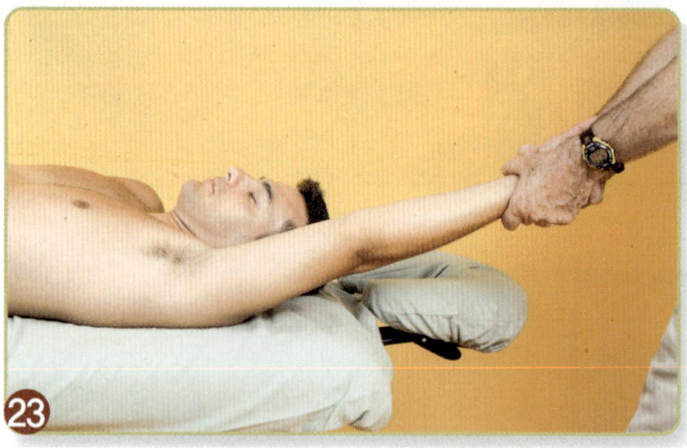
23

뒤쪽 상체(Posterior Upper Body)

다음으로 트레이너는 선수가 돌아눕게 하는데 이 때 양손은 몸 옆에 두고 손바닥은 천장을 향하도록 한다. 선수가 돌아눕기 전에 트레이너는 무릎 아래 받쳐두었던 받침대를 빼고 마사지 테이블 끝쪽에 머리 받침을 놓아준다. 그리고 선수는 얼굴을 바닥쪽을 향해 돌아눕게 하고 테이블 끝쪽으로 머리가 가게 한다. 가운이나 타월을 준비하여 선수의 몸을 가려준다. 발목 아래에 받침대를 놓아주면 종아리 경련을 방지하고 다리 긴장을 푸는데 효과적이다.

1. 에플루라지를 어깨에서 엉덩이 방향으로 등 전체에 시행한다. 어깨 가장 위쪽 부분부터 손을 이용해서 시작하고 엉덩이 쪽으로 내려오면서 압박 에플루라지로 10번 정도 실시한다.
2. 마찰법을 어깨부터 엉덩이까지 원을 그리듯 한 쪽 방향으로 시행한다. 마사지를 진행하는 곳 반대쪽 테이블에 서서 시행하고, 한 손위에 다른 손을 겹쳐 올려 원 모양으로 그리며 어깨부터 엉덩이까지 내려오며 3번 실시한다.
3. 엉덩이부터 어깨까지 피부와 근육을 쥐어짜거나 들어올리는 것처럼 양손을 번갈아가며 주무르기를 시행한다. 3번 실시한다.
4. 압박법을 엉덩이부터 어깨까지 척추 옆쪽을 시행한다. 시행하는 테이블의 반대쪽 방향에 서서 손바닥을 이용하여 척추의 반대쪽 방향으로 진행한다. 엉덩이 바로 위쪽에서 손바닥을 이용해 시작하고 등의 극상돌기 바로 옆쪽으로 진행한다. 다양한 압박법을 엉덩이부터 어깨로 올라가는 척추를 따라 3번 실시한다.

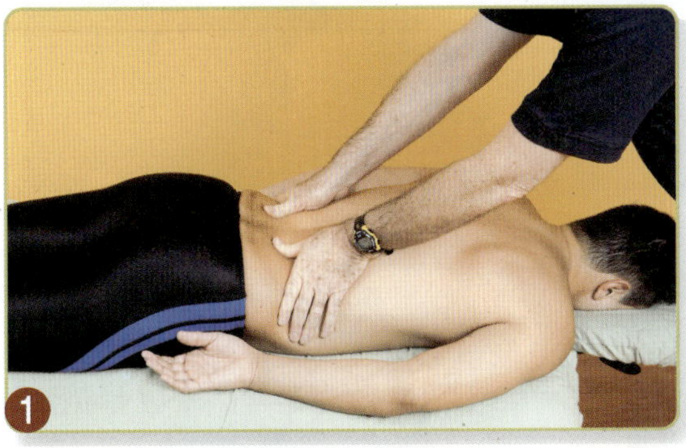

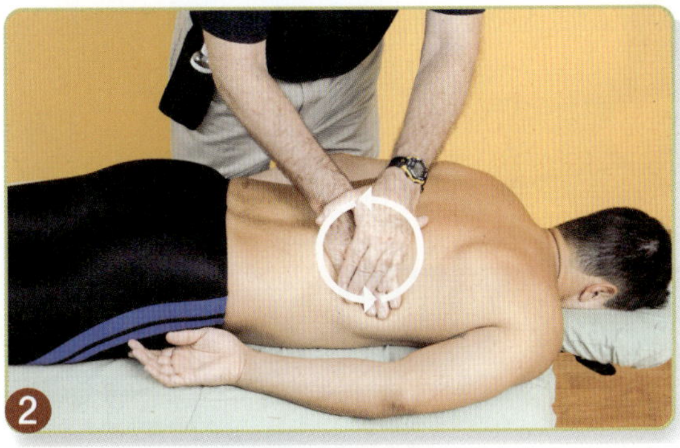

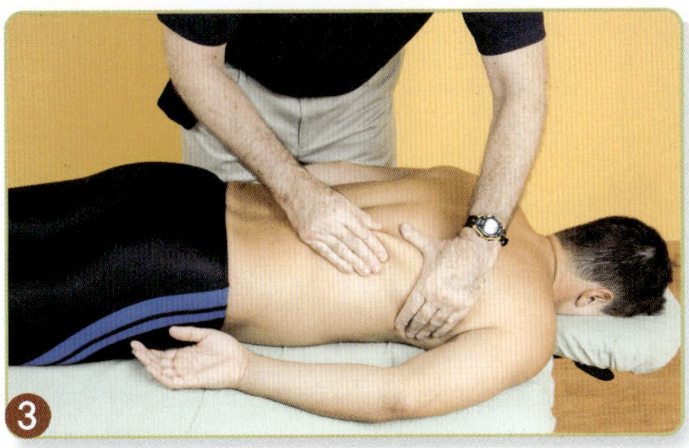

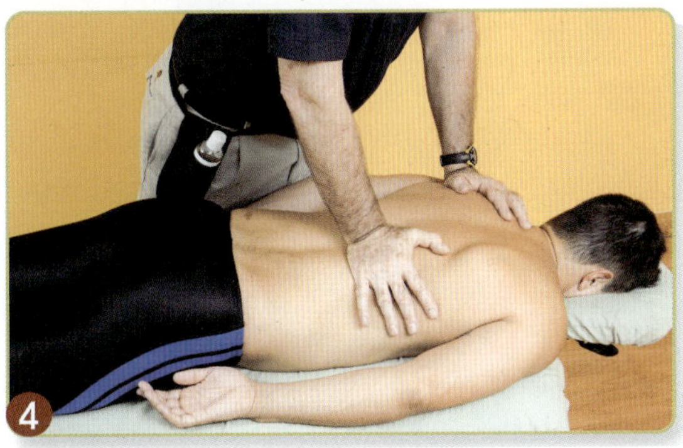

(계속)

뒤쪽 상체(Posterior Upper Body) *(계속)*

5. 압박법을 테이블의 끝으로 와서 양어깨에 시행한다. 선수의 어깨 바깥쪽으로 손을 대고 다리 쪽을 향해 반듯한 방향으로 손바닥으로 어깨를 밀어준다. 어깨 바깥쪽부터 손바닥을 움직여서 목쪽으로 압박법을 사용한다. 압박법을 사용하고 목 안쪽으로 손을 향하게 한다. 3번 실시한다.
6. 천천히 어깨 위쪽에서 목까지 엄지손가락을 이용해서 압력을 준다. 3번 실시하고 매번 2초 정도 누르고 있는다.
7. 직접 압박법을 어깨부터 엉치뼈 위쪽까지 양쪽 척추에 시행한다. 척추를 따라 3번 반복하고 선수가 어떻게 느끼는지에 따라 강도를 조절하며 누를 때는 각 2초 정도 누르고 있는다.
8. 마무리를 할 때는 압박 에플루라지를 이용해서 척추를 따라 10번 실시한다. 압력의 정도는 선수의 편안함에 따라 조절될 수 있다.

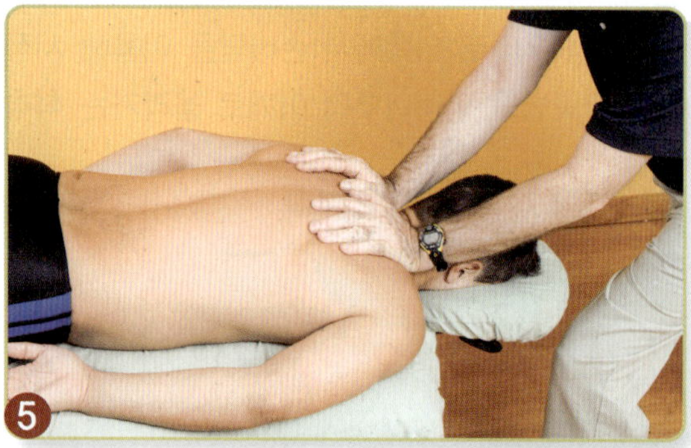
5

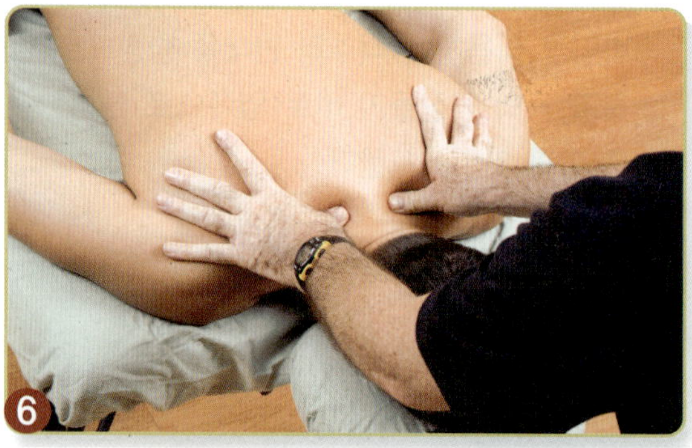
6

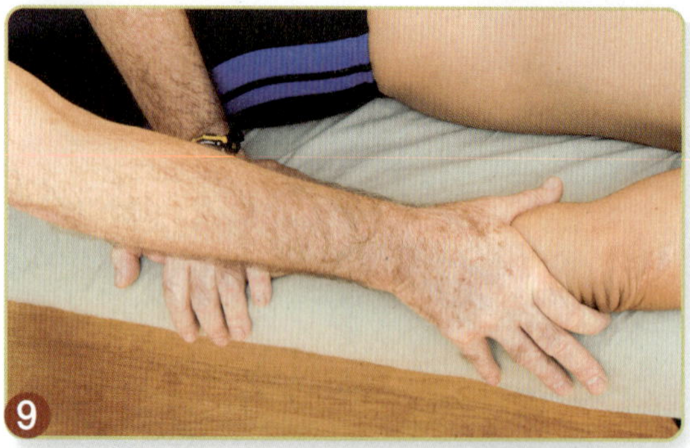
9

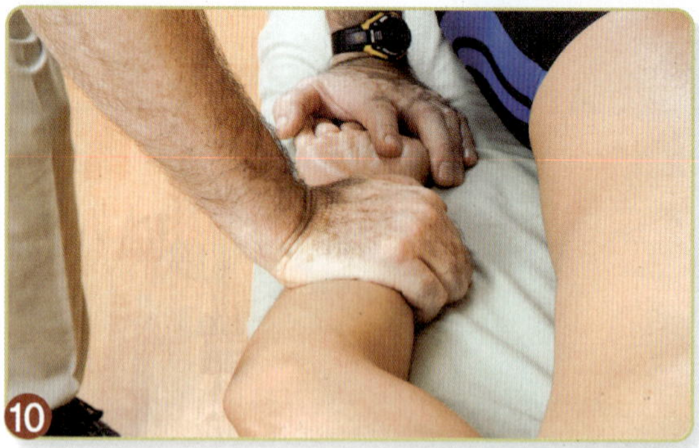
10

트레이너는 1번부터 8번까지 반복한 후 반대쪽에 집중한다. 그리고 트레이너는 다음 9-20번 단계를 한쪽 팔씩 시행한다.

9. 에플루라지를 손목에서 시작해서 팔꿈치까지 아래팔 근육에 시행한다. 10번 실시한다.
10. 압박법을 팔꿈치에서 손목 방향으로 팔뚝 근육에 손바닥을 이용하여 진행한다. 압박법은 일정한 규칙으로 진행되어야 하며, 3번 실시한다.
11. 스트립핑을 손목에서부터 팔꿈치까지 팔뚝 근육에 적용한다. 선수에게 더 강한 압력이 필요한지 더 약한 압력이 좋은지 물어본다. 스트립핑은 아래팔 근육을 따라 예민한 부위까지 적용이 가능하다.
12. 직접 압박법을 아래팔에 적용한다. 스트립핑을 사용할 때 선수가 예민하게 느낀다면 언제든지 트레이너는 직접 압박법을 적용시킬 수 있다. 다시 한번 선수에게 압력의 정도가 어떤지 물어봐야 한다. 직접 압박법을 할 때는 2-4초 누른다. 급소부위는 예민한 곳에서 무딘 부분으로 가야 한다.

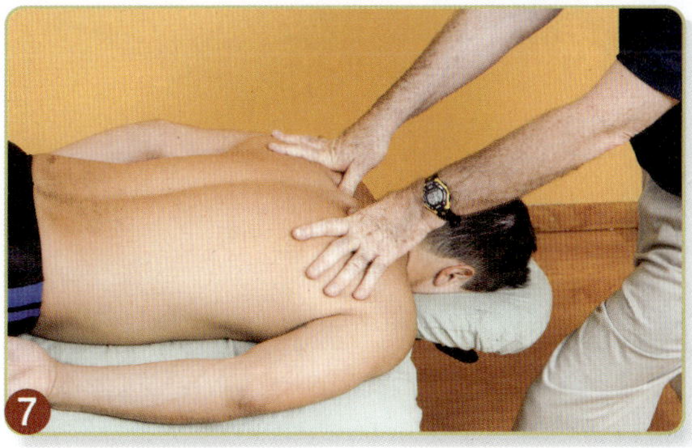

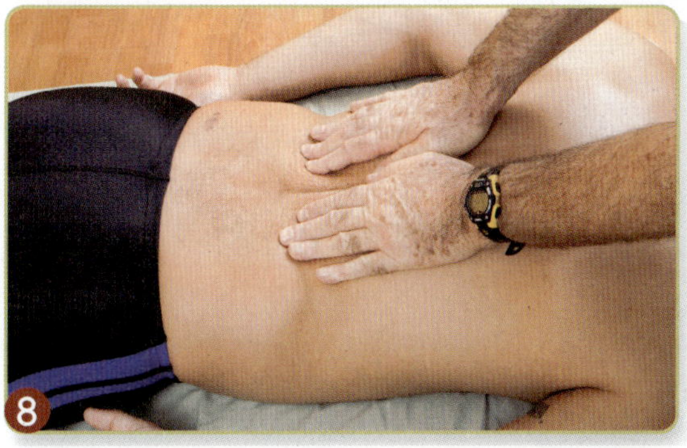

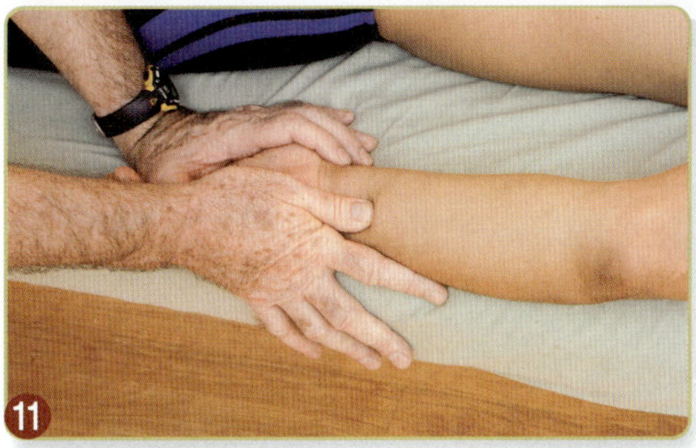

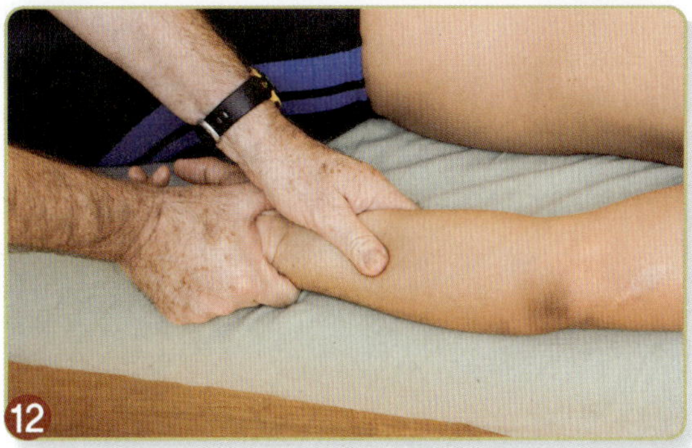

(계속)

뒤쪽 상체(Posterior Upper Body) *(계속)*

13. 진동법을 아래팔의 팔꿈치부터 손목 근육으로 진행한다. 광타법은 아래팔의 중심 부분에 손바닥 가운데 부분으로 진행하고 아래팔의 양옆으로 손바닥으로 밀어준다. 선수에 따라 압력을 조절할 수 있다.
14. 진동법을 아래팔의 양옆 근육에 적용한다. 아래팔에 양 손을 놓고 움직임이게 하며, 그 다음 두 손으로 선수의 손을 잡고 실행할 수 있다. 흔들기를 할 때는 손목부터 흔들어야 한다.
15. 압박 에플루라지를 팔꿈치부터 어깨까지의 위팔에 적용할 수 있다. 위팔에 손으로 감싸고 팔꿈치부터 어깨까지 묵직한 압력을 주며 밀어준다. 10번 실시한다.
16. 압박법을 어깨부터 팔꿈치까지의 위팔에 적용한다. 위팔의 제일 윗 부분인 어깨에서부터 직선으로 팔꿈치까지 손바닥을 사용해 진행한다. 선수에게 강도가 적당한지 물어보고 3번 실시한다.

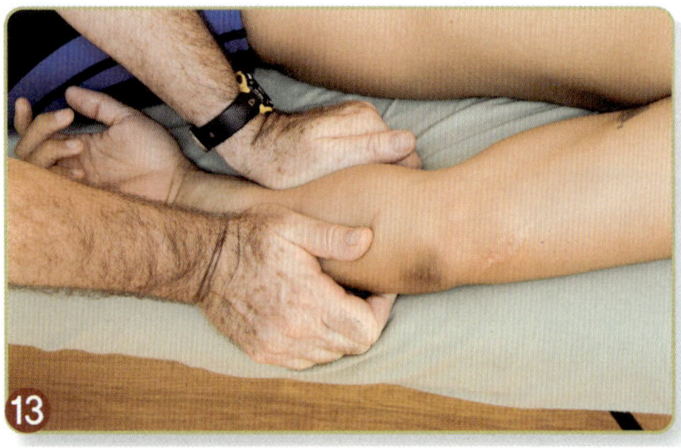
13

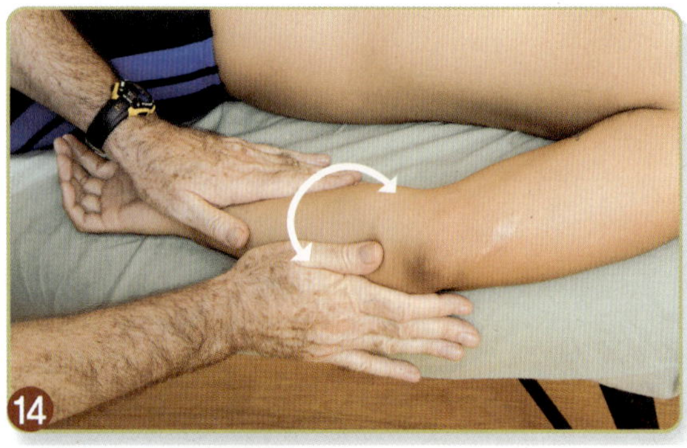
14

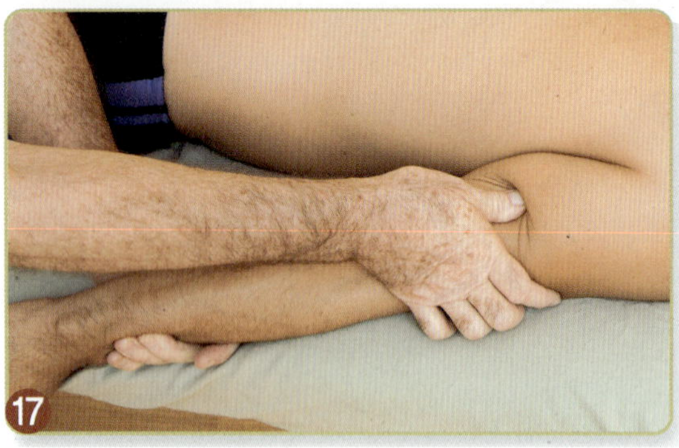
17

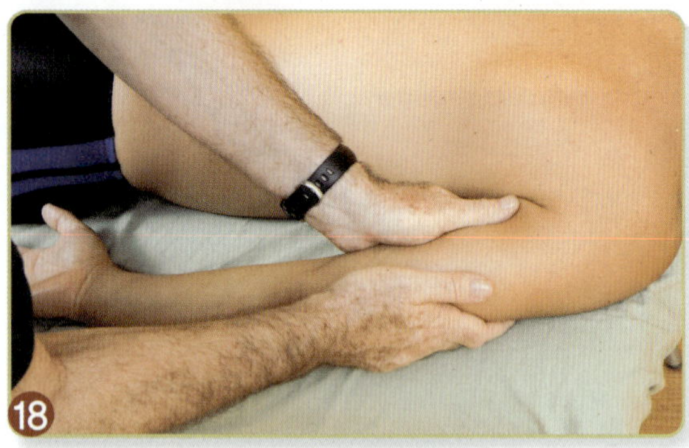
18

17. 스트립핑을 팔꿈치부터 어깨까지 위팔 근육에 엄지손가락을 사용하여 3번 실시한다.
18. 광타법을 위팔에 적용한다. 광타법은 상완의 가운데 부분을 양 손바닥을 놓고 상완의 양쪽으로 손바닥을 밀어준다. 3번 실시한다.
19. 진동법을 팔꿈치부터 어깨까지의 위팔에 적용한다. 진동법은 위팔을 양손 사이에 넣고 손을 앞뒤로 움직이면서 진행한다. 그 후 양손으로 선수의 손을 잡고 손목부터 위팔까지 흔들면서 할 수 있다.
20. 압박 에플루라지를 손목부터 어깨까지 행하면서 마사지를 끝낼 수 있다. 선수의 느끼는 정도에 따라 압박의 강도를 달리할 수 있다. 10번 실시한다.

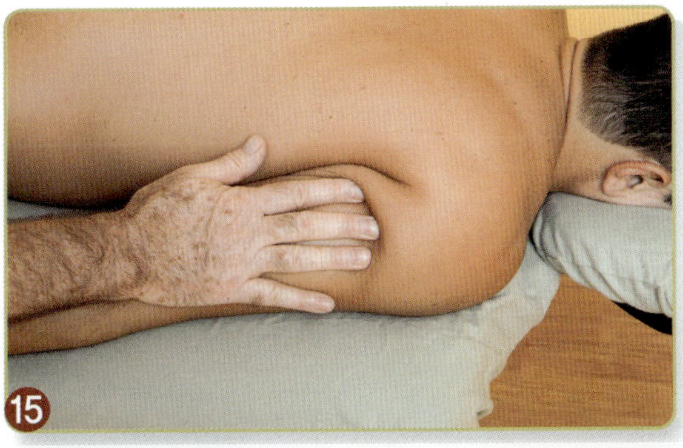
15

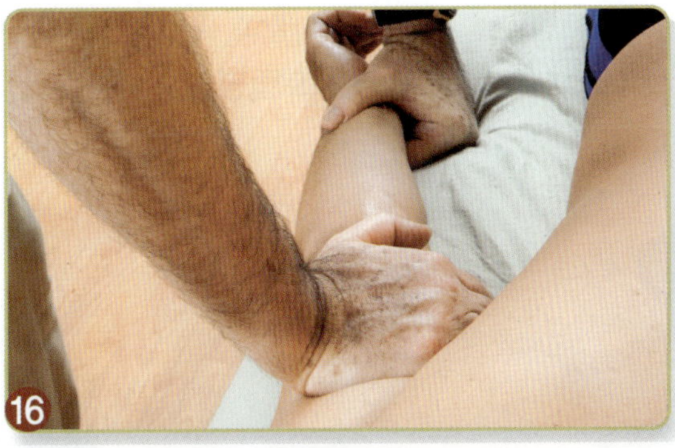
16

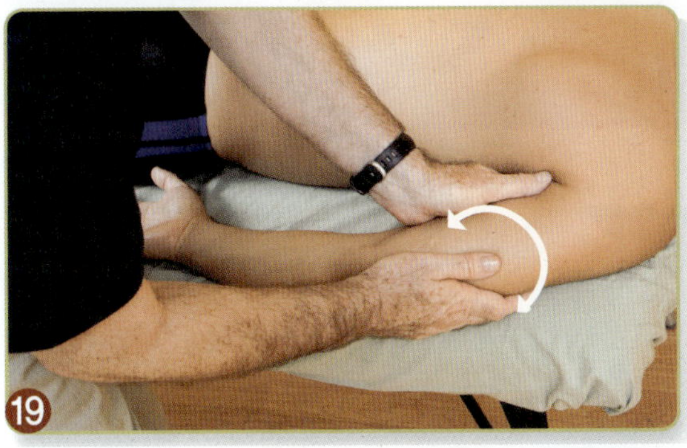
19

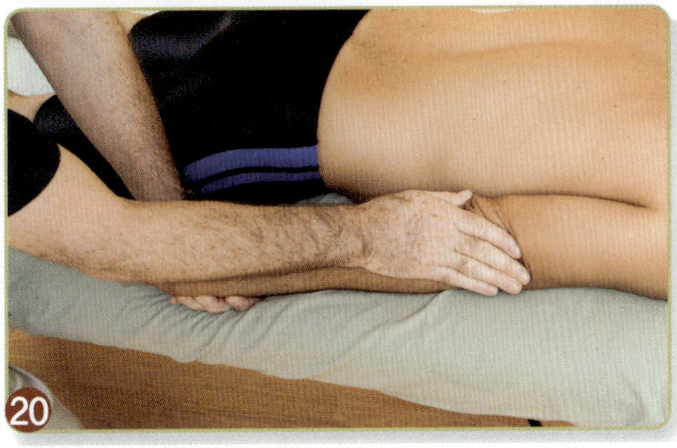
20

(계속)

하체 회복 관리 순서(Lower-Body Recovery Routine)

앞쪽 하체(Anterior Lower Body)

트레이너는 선수의 손바닥을 아래로 향하게 하고 얼굴은 천장을 향하게 하여 눕힌다. 선수의 머리에 편안하게 머리 받침을 제공한다. 선수의 무릎 아래에는 받침대를 놓아준다. 이렇게 함으로써 트레이너는 전측 하체의 마사지 준비를 마친다. 트레이너는 다음의 1단계에서 17단계를 행하며, 종아리와 허벅지 그리고 엉덩이의 한 쪽 을 끝내고 다른 한 쪽을 다시 실행한다.

1. 압박 에플루라지를 두 손을 사용해서 발목부터 무릎까지의 종아리에 10번 실시한다. 압력의 정도는 선수에 따라 달라진다.
2. 페트리사지를 무릎부터 발목까지의 종아리 안쪽 근육에 3번 실시한다.
3. 압박법을 종아리의 바깥쪽, 위쪽 안쪽의 순서로 3번 실시한다. 선수의 만족 정도에 따라 누르는 강도는 조절될 수 있다.
4. 스트립핑을 종아리의 바깥쪽, 위쪽 안쪽에 진행한다. 발목부터 무릎까지 엄지손가락으로 밀어준다. 세 부위에 각 3번씩 스트립핑을 실시한다.

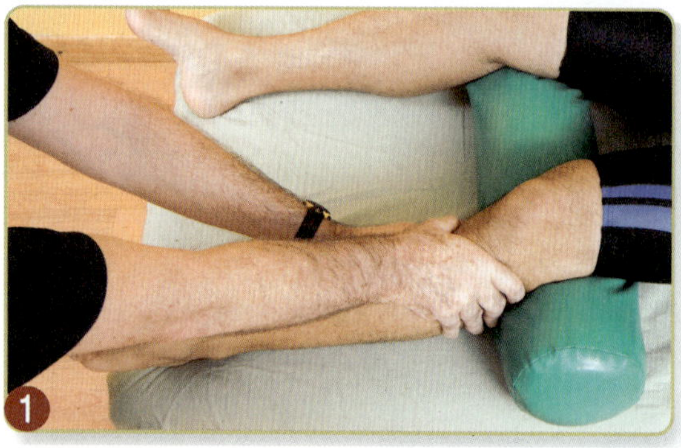
1

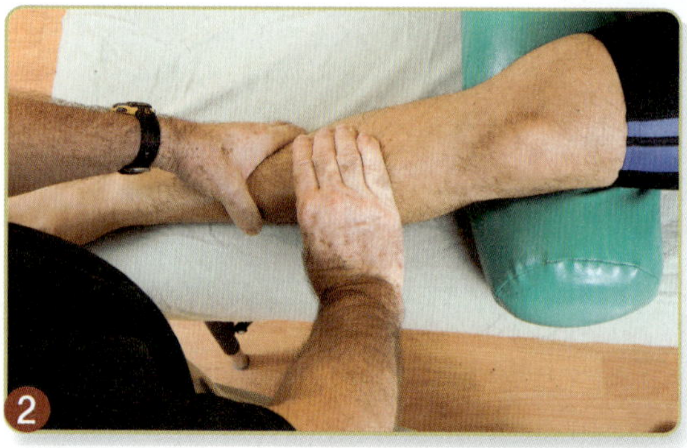
2

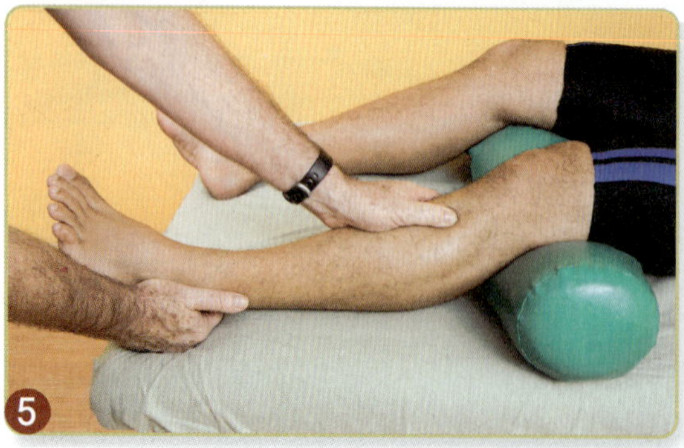
5

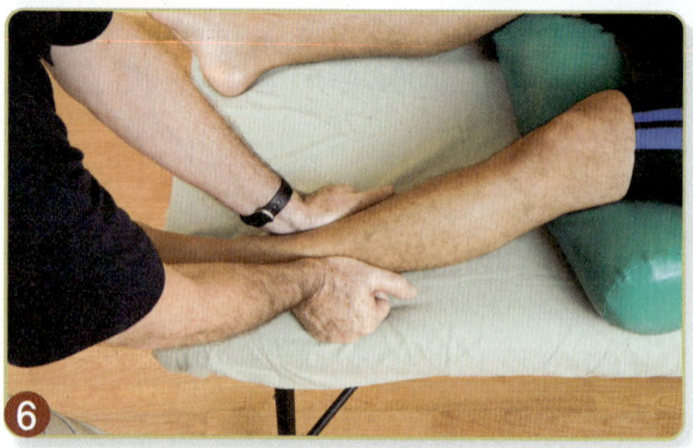
6

5. 직접 압박법을 발목부터 무릎까지의 근육에 실행한다. 스트립핑을 실행할 때 급소나 예민한 부위가 나오면 언제든지 중단하고 직접 압박법을 진행할 수 있다. 급소 부위를 2-4초 정도 누르고 있으며, 누를 때는 예민한 부위에서 둔한 부위로 진행되어야 한다. 선수가 강도를 어떻게 느끼는지 확인한다.
6. 광타법을 무릎부터 발목까지의 종아리에 실시한다. 종아리의 중간부분에 손바닥을 같이 사용해서 바깥 아래쪽 방향으로 압력을 준다. 3번 실시하고 선수의 요구에 의해 강도는 조절 될 수 있다.
7. 진동법을 종아리에 사용한다. 두 손 사이에 종아리를 놓고 손을 앞뒤로 움직이면서 밀어주며, 양손으로 선수의 다리를 잡고 무릎부터 발목까지 흔들면서 실시한다.

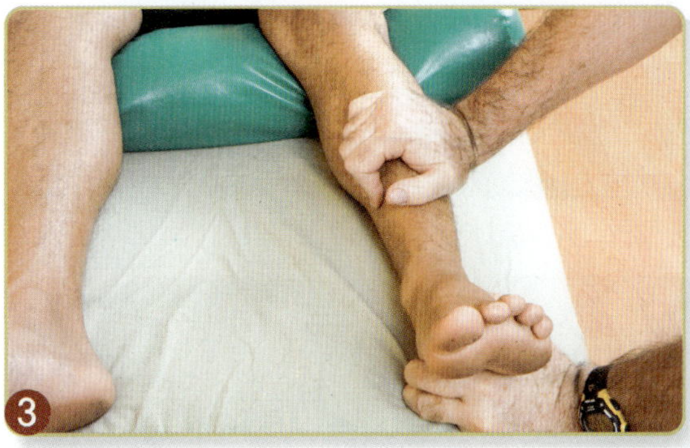
3

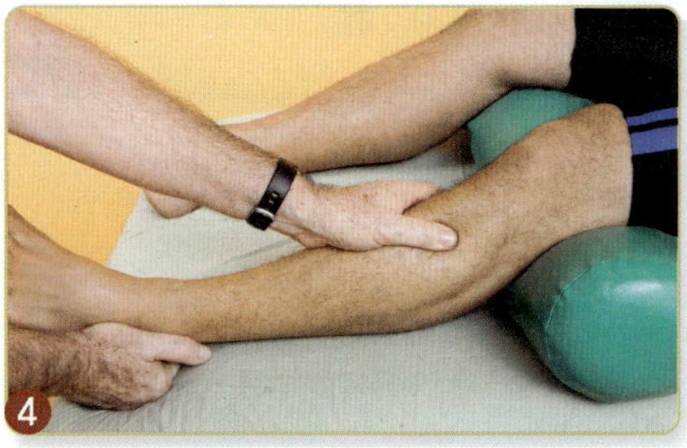
4

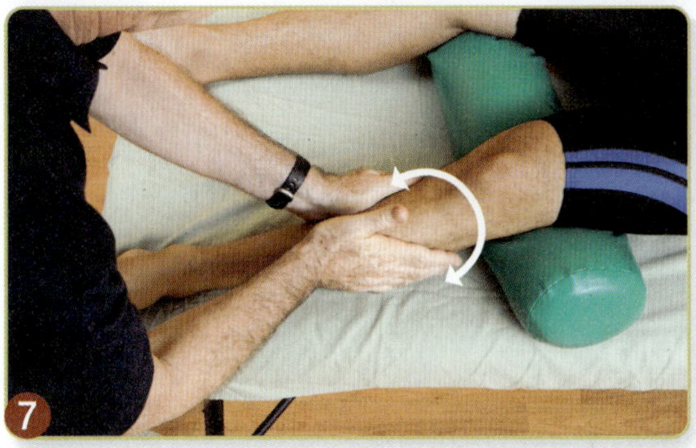
7

(계속)

앞쪽 하체(Anterior Lower Body) *(계속)*

8. 종아리를 천천히 스트레칭 한다. 발 윗쪽에 손을 대고 천천히 발목을 테이블 방향으로 내린다. 2초 정도 지속하고 풀어준다. 3번 실시한다.
9. 압박 에플루라지를 무릎부터 엉덩이까지의 근육에 10번 실시한다.
10. 허벅지 근육에 주무르기를 적용한다. 압박 스트로크를 엉덩이부터 무릎 바깥쪽의 허벅지 근육, 허벅지 위쪽 근육, 허벅지 안쪽 근육에 적용한다. 압박 타법을 세 부위에 각 3번씩 실시한다. 선수에게 강도를 물어보고 조정한다.
11. 압박법을 허벅지 근육의 바깥쪽, 위쪽 그리고 안쪽에 3번 실시한다.
12. 스트립핑을 무릎부터 엉덩이까지 허벅지 바깥쪽 근육, 허벅지 위쪽, 허벅지 안쪽에 두 엄지손가락을 밀어주면서 진행한다. 세 부위에 각각 3번 실시한다.

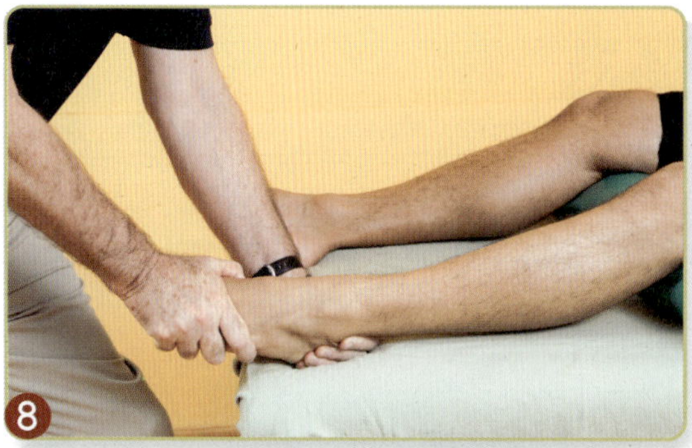
8

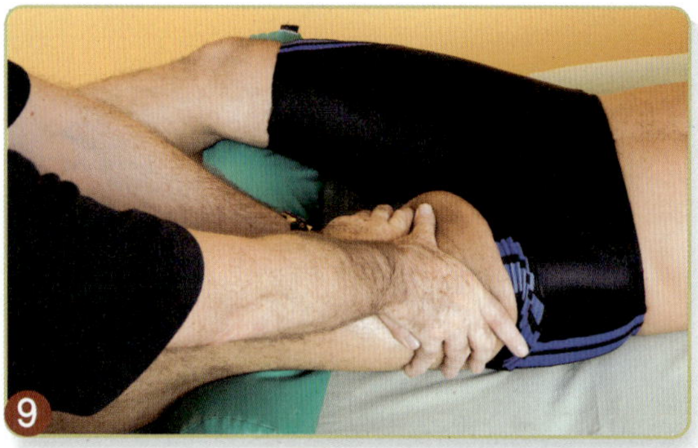
9

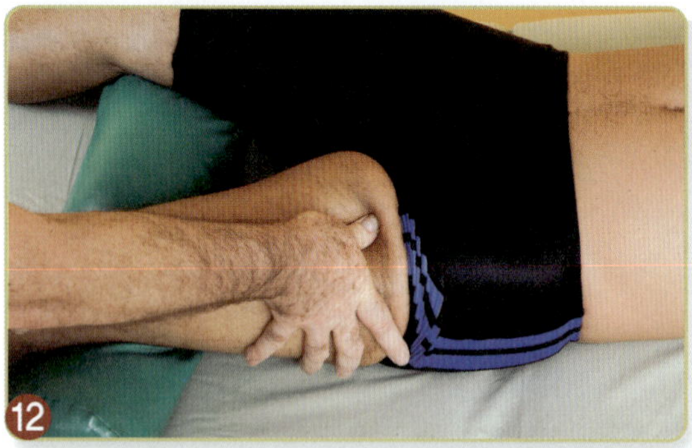
12

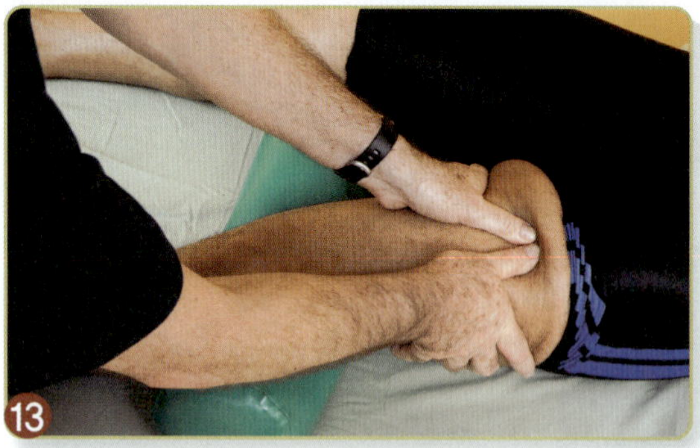
13

13. 무릎부터 엉덩이까지의 허벅지 근육에 직접 압박을 실시한다. 예민한 부위에 스트립핑을 시행할 때 언제든지 직접 압박으로 바꿀 수 있다. 국소 부위나 예민한 부위에 직접 압박으로 8초 누르고 있는다. 이러한 부위를 누를 때는 예리한 부위에서 무딘 곳으로 한다. 압박의 강도를 선수에게 물어 보고 조절한다.

14. 엉덩이부터 무릎까지 허벅지 근육에 광타법을 이용한다. 허벅지 위쪽 근육에 양손을 이용해서 바깥 아래쪽 방향으로 압력을 준다. 3번 실시하고 강도는 선수와 상의해서 조절할 수 있다.

15. 허벅지 근육에 진동법을 실시한다. 양손 사이에 허벅지를 놓고 손을 앞뒤로 움직이면서 밀어 주고, 허벅지를 잡고 허벅지 위쪽 부위부터 무릎까지 흔들어 준다.

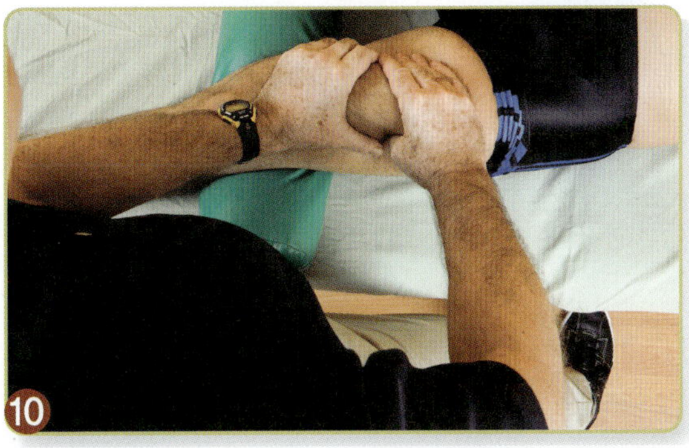
10

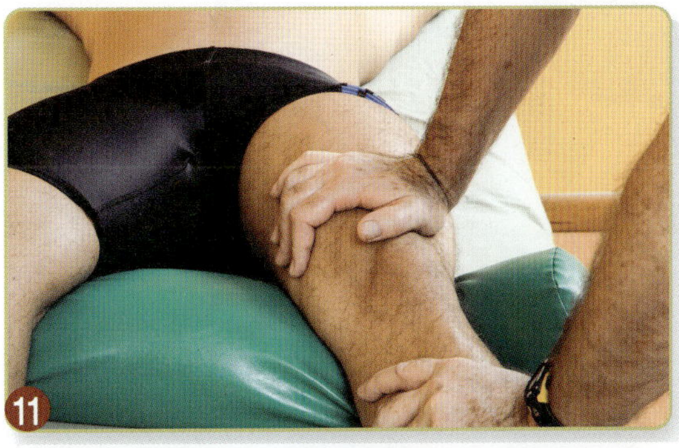
11

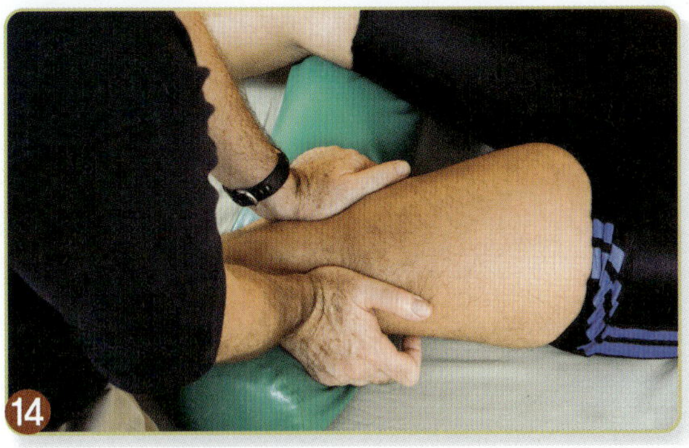
14

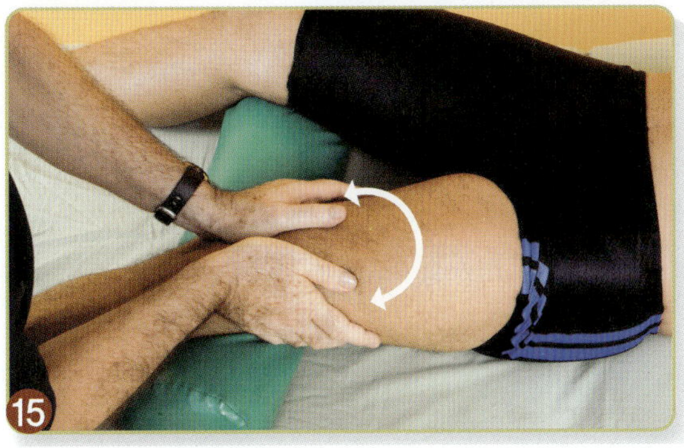
15

(계속)

앞쪽 하체(Anterior Lower Body) *(계속)*

16. 무릎부터 가슴까지 가동 범위를 다리에 적용한다. 선수의 무릎을 구부리게 함으로써 무릎을 가슴에 닿게 한다. 무릎을 천천히 가슴을 향해 밀어주고 2초간 눌러준다. 다시 다리를 펴주고 3번 실시한다.
17. 다리를 일직선으로 올린다. 선수의 무릎을 펴고 다리가 일직선이 되게 한 후 선수의 머리쪽을 향하게 한다. 선수가 천천히 스트레칭 될 수 있게 도와준다. 2초 지속하고 다시 처음으로 돌아오게 한다. 3번 실시한다.

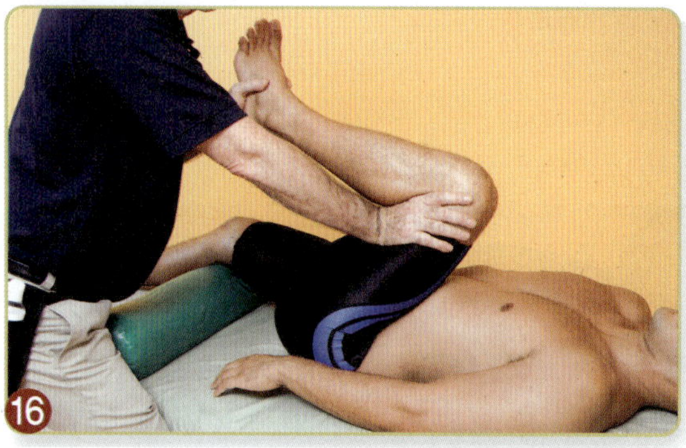

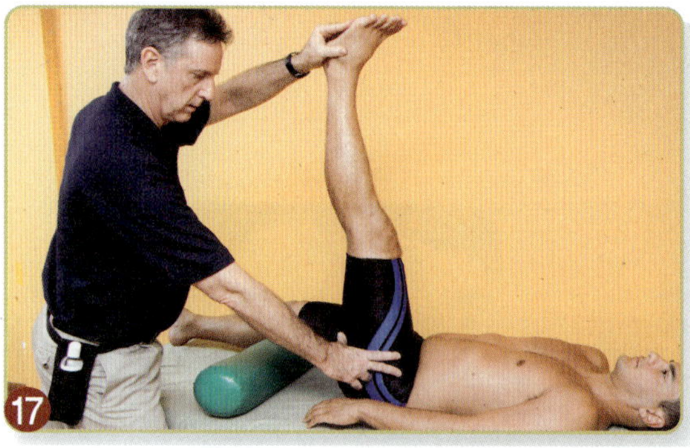

뒤쪽 하체(Posterior Lower Body)

무릎 아래에서 받침대를 빼고 난 후 트레이너는 선수가 몸을 뒤집어 얼굴이 바닥을 향하게 하는데 선수가 얼굴을 편하게 놓을 수 있도록 머리 받침대를 대준다. 받침대를 선수의 발목 아래에 대준다. 트레이너는 1단계부터 21단계까지의 진행 단계에 따라 종아리와 허벅지 그리고 엉덩이에 마사지를 해주며, 한 쪽 편을 끝낸 후 반대쪽을 다시 시행한다.

1. 압박 에플루라지를 발목에서부터 무릎의 종아리 근육까지 10번 실시한다.
2. 페트리사지를 무릎부터 발목까지의 종아리 근육에 3번 실시한다.
3. 압박법을 무릎부터 발목의 종아리 근육에 3번 실시하는데 이 때 강도는 선수가 편안하게 느끼는 정도에 따라 달라질 수 있다.
4. 스트립핑을 두 엄지손가락으로 발목부터 무릎까지의 종아리 근육을 밀어줌으로써 적용한다. 무릎 뒤쪽의 푹 꺼진 부위는 동맥, 정맥, 신경이 지나가는 길이므로 압력을 주지 말고 문지르듯이 진행한다. 3번 실시한다.

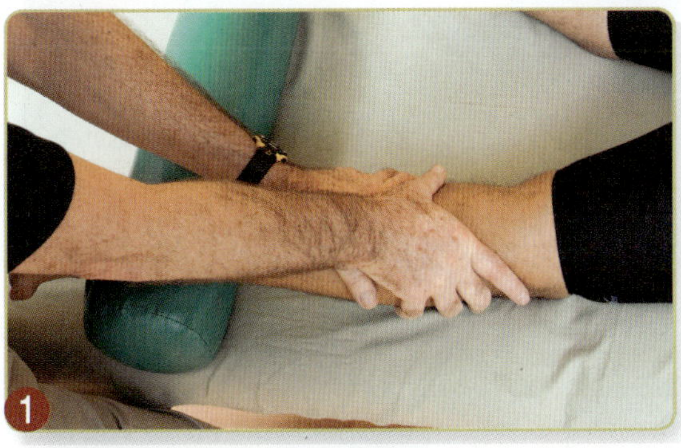
1

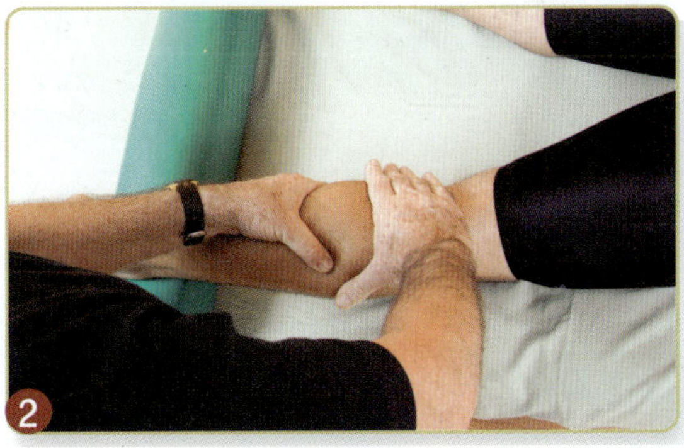
2

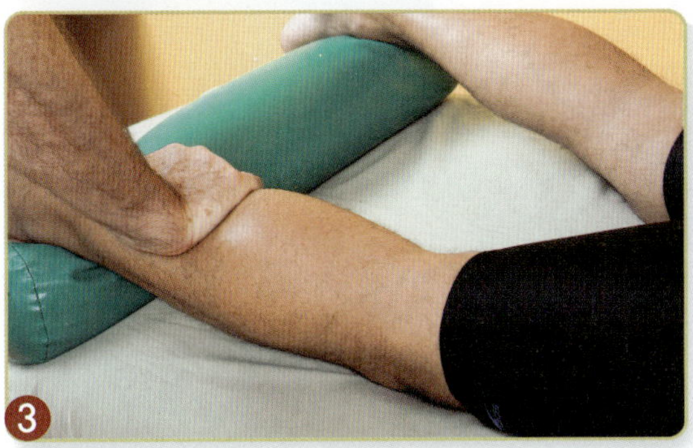
3

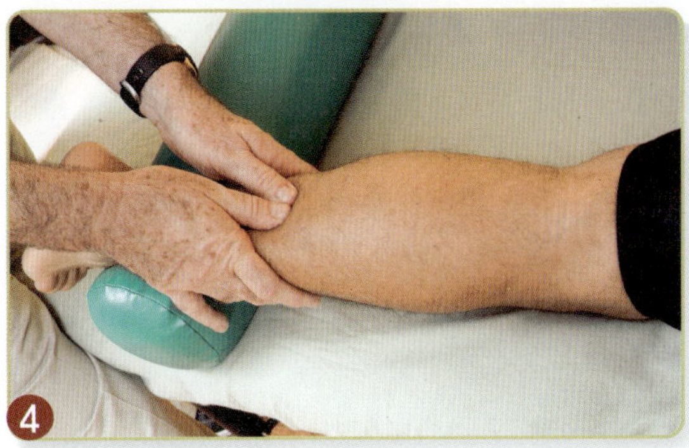
4

(계속)

뒤쪽 하체(Posterior Lower Body) *(계속)*

5. 직접 압박법을 발목부터 무릎까지 종아리 근육을 눌러준다. 예민한 부위에서 멈춰서 직접 압박법으로 8초간 압박한다. 선수에게 물어 강도를 조절하고 예리한 부위에서 무딘 부위로 진행한다.
6. 광타법을 무릎부터 발목까지 종아리 부위를 3회 진행한다. 종아리 위쪽 가운데 부분에 손바닥을 이용해서 바깥 아래쪽 방향으로 압력을 준다. 강도는 선수에 따라 조절될 수 있다.
7. 압박 에플루라지를 마사지를 끝낼 때 발목부터 무릎까지 종아리 근육에 10번 실시한다.
8. 진동법을 무릎부터 발목까지 종아리 근육에 적용한다. 손바닥 사이에 종아리를 놓고 손을 앞뒤로 움직이면서 밀어주고, 양손으로 선수의 종아리를 잡고 무릎부터 발목까지 흔들어 준다.

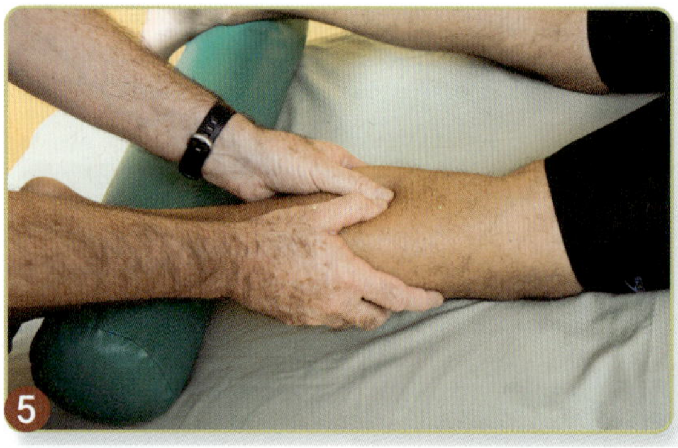
5

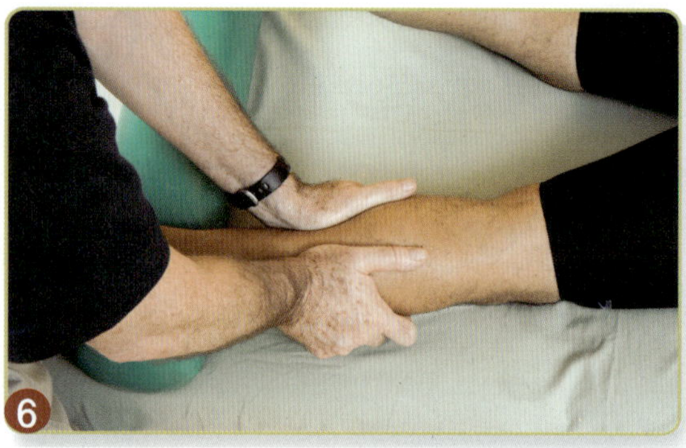
6

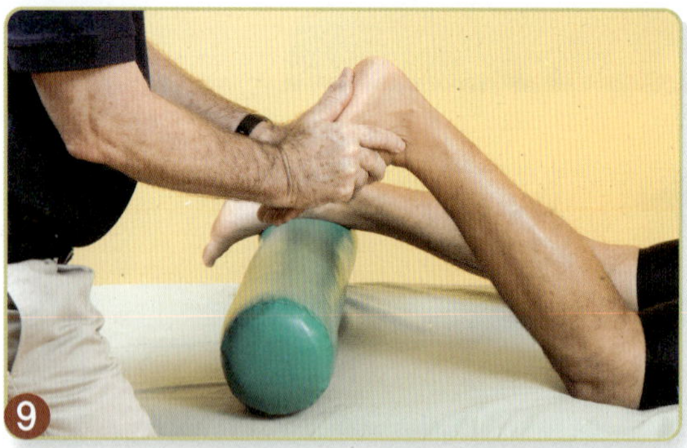
9

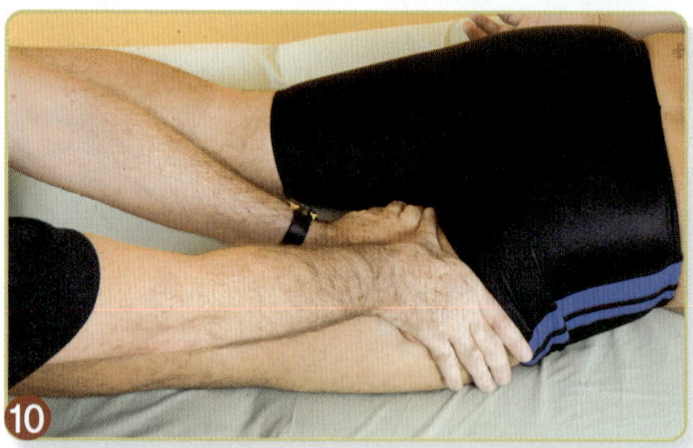
10

9. 종아리 근육을 천천히 스트레칭 한다. 종아리를 테이블에서 45° 각도로 올려준다. 선수의 발과 발목에 손을 대고 선수의 머리를 향해 발목을 밀어준다. 2초 정도 눌러주고 압력을 풀어준다. 이 스트레칭을 3번 실시한다.

10. 압박 에플루라지를 무릎부터 엉덩이까지 허벅지 뒤근육에 10번 실시한다

11. 페트리사지를 엉덩이부터 무릎까지 허벅지 근육에 3번 실시한다.

12. 압박법을 엉덩이부터 무릎까지 허벅지 근육에 3번 실시한다. 압력의 정도는 선수의 편안함에 따라 강도가 조절된다.

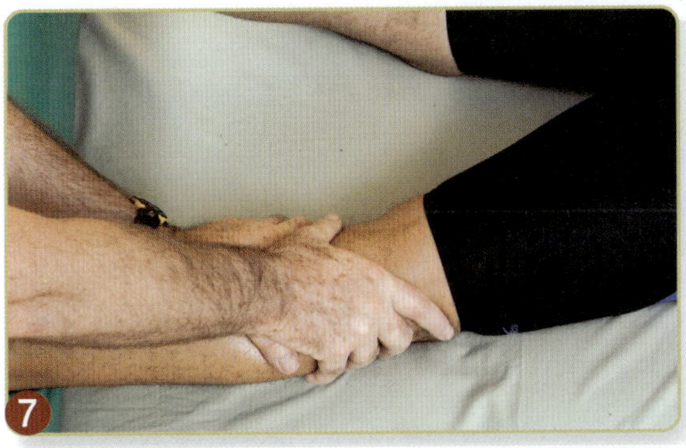

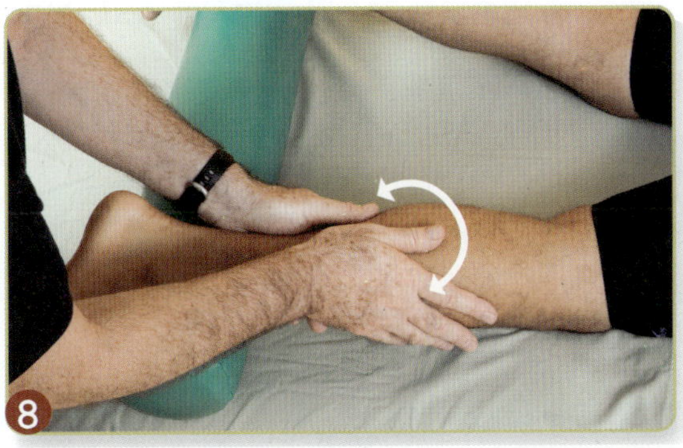

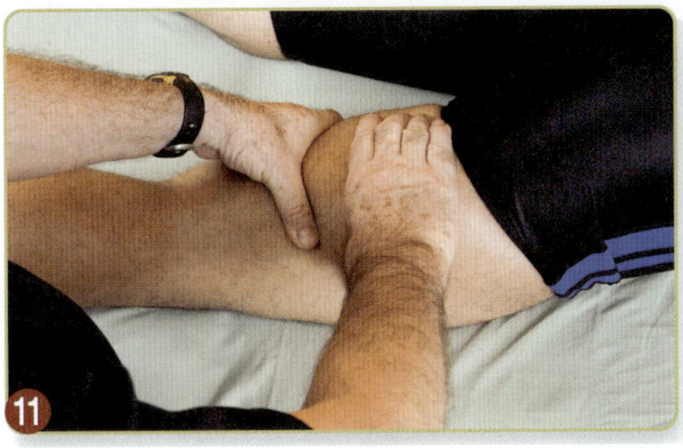

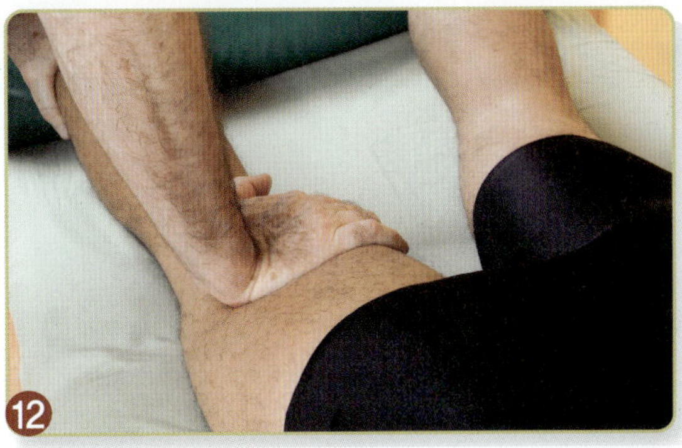

(계속)

뒤쪽 하체(Posterior Lower Body) *(계속)*

13. 스트립핑을 무릎에서부터 엉덩이까지 허벅지 근육에 사용한다. 무릎 뒤쪽의 푹 들어간 부분의 위쪽부터 엉덩이까지 엄지손가락을 밀어준다. 무릎 뒤의 푹꺼진 부분은 정맥, 동맥, 신경이 지나가므로 압력을 주지 말고 문지르듯 마사지해 준다. 3번 실시한다.
14. 직접 압박법을 무릎부터 엉덩이까지 허벅지 근육에 실시한다. 국소 부위나 예민한 부위에 직접 압박법을 8초간 실시한다. 이러한 부위는 예민한 부분에서 무딘 부분으로 진행되어야 한다. 선수에게 적당한 강도를 묻는다.
15. 광타법을 허벅지 근육에 적용한다. 엉덩이부터 무릎의 위쪽 허벅지 근육에 양 손바닥을 이용해서 바깥 아래쪽을 향해 3번 압력을 준다. 압력의 정도는 선수의 편안함을 느끼는 강도에 따라 달라질 수 있다.
16. 진동법을 허벅지 근육에 적용하는데, 허벅지를 양손의 사이에 넣고 앞뒤로 움직이면서 밀어준다. 그 후 양손으로 선수의 허벅지를 잡고 엉덩이부터 무릎까지 흔들어준다.

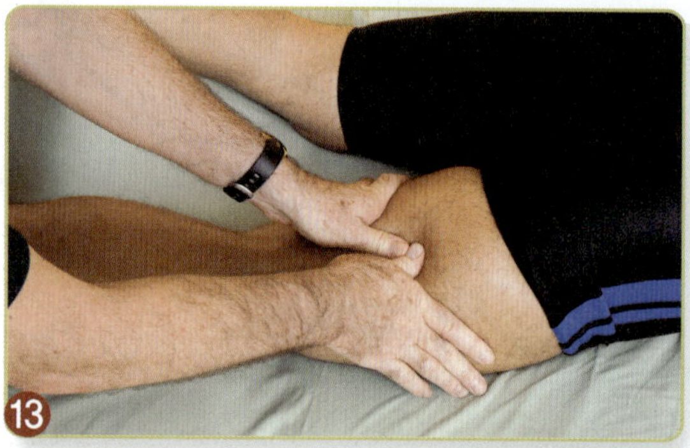
13

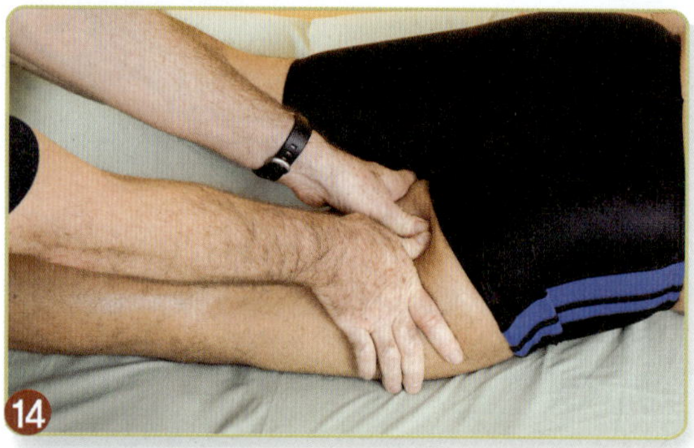
14

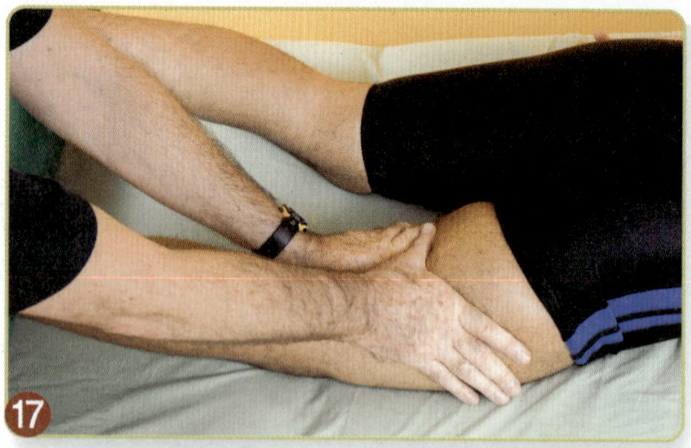
17

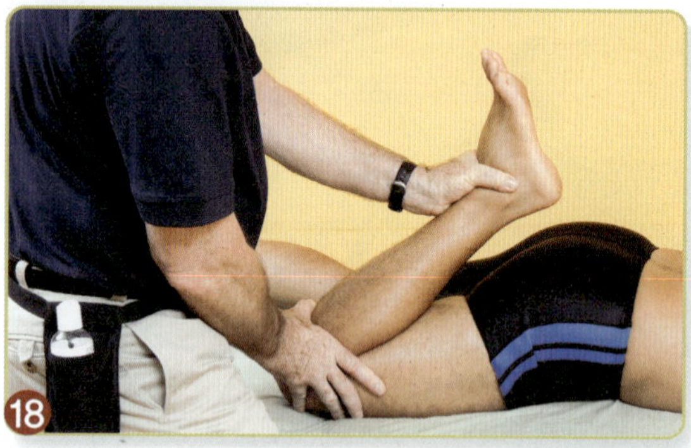
18

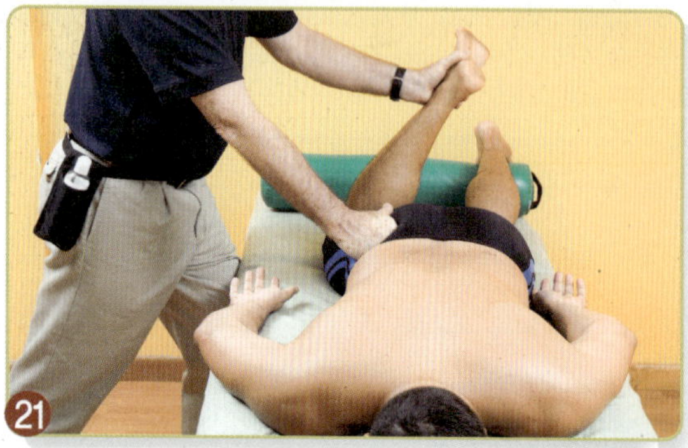
21

17. 압박 에플루라지를 발목부터 엉덩이까지 10번 실시함으로써 마사지를 끝낼 수 있다.

18. 가동범위를 무릎에 적용시킨다. 90˚의 각도로 발목을 들어주고 발목을 뻐근한 느낌이 올 때까지 엉덩이를 향해 밀어준다. 2초 지속한 후 놓아주고 3번 실시한다.

19. 엉덩이 근육에 압력을 준다. 손바닥을 이용해서 엉덩이 관절 주위를 3번 눌러준다.

20. 손바닥의 평평한 부분을 이용하여 엉덩이에 압박을 준다. 엉덩이 관절 주위를 손가락을 접은 상태에서 3번 반복하여 밀어준다.

21. 엉덩이의 가동범위를 적용한다. 발목을 잡고 다른 한 손은 엉덩이 근육을 눌러주고 종아리를 90˚ 각도로 올려준다. 종아리를 90도 각도로 올리면서 허벅지를 안팎으로 흔들어주고 엉덩이의 푹 들어간 곳을 천천히 돌려준다. 양쪽 모두에 적용을 하고 마친 후 천천히 테이블에 내려놓는다.

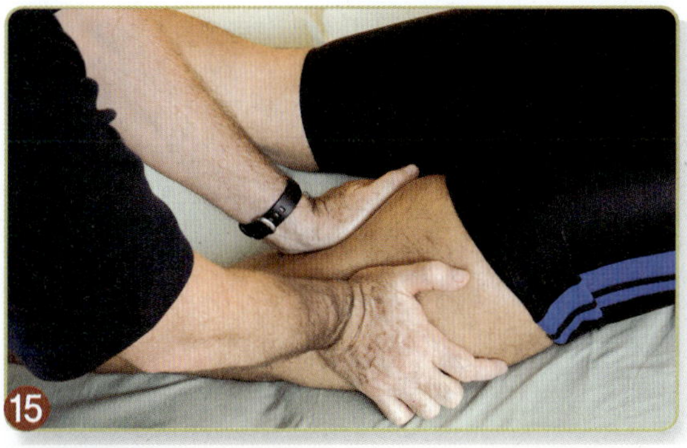
15

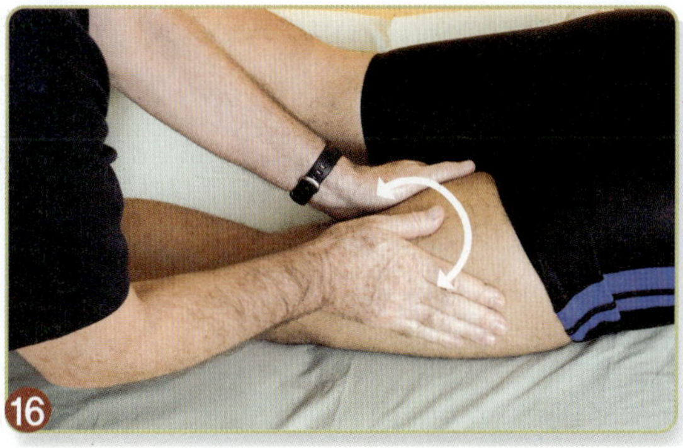
16

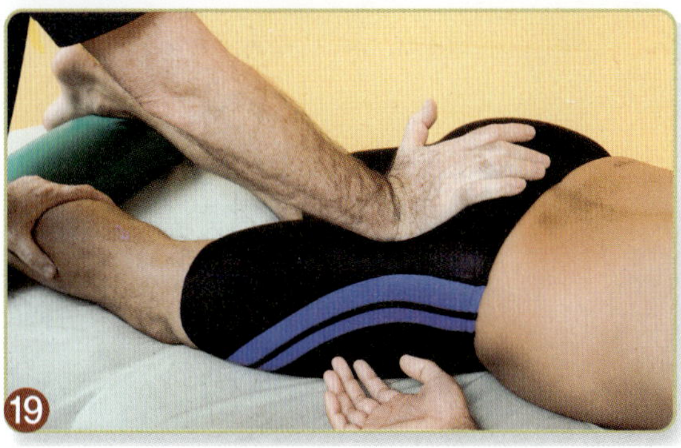
19

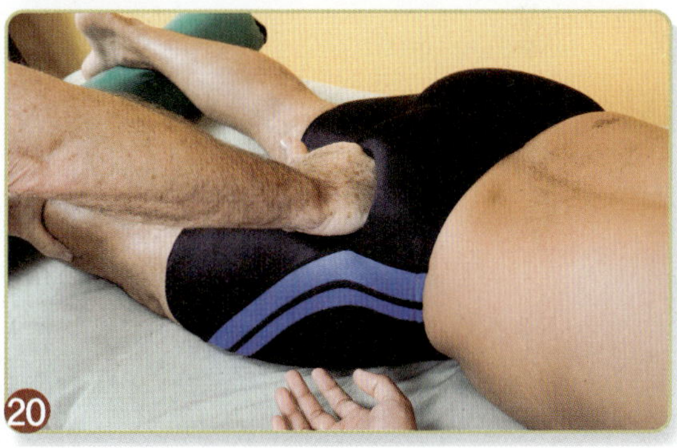
20

마사지 후(After the Massage)

회복 마사지를 마친 후 트레이너는 선수가 마사지 테이블에 앉는 것을 도와준다. 선수가 일어나면 선수의 눈을 보고 선수의 상태를 살핀다. 선수는 정신을 차릴 때까지 얼마간의 시간이 필요할 수 있으므로, 트레이너는 절대 선수가 서두르게 하지 말아야 한다. 선수가 마사지를 편안하게 잘 받았는지를 알기 위해 마사지 후 간단하게 이야기를 하는 것은 다음 마사지를 위해서도 도움이 된다. 트레이너는 선수가 마사지 후 기분이 어떤지를 물어보고 제일 큰 문제 부위가 해결되었는지 알아본다.

트레이너는 선수가 테이블 아래에 내려오는 것을 지켜봄으로써 선수가 어지럼증은 없는지, 균형은 잘 잡는지 등을 알아본다. 만약 선수가 어지럼증을 느낀다면 트레이너는 선수가 나아질 때까지 몇 분간 더 테이블에서 쉬게 한다. 아직 통증이 남아있는 부분이 있다면 얼음을 통증 부위에 댈 수 있고, 선수에게 충분한 수분 섭취를 하도록 돕는다. 대부분의 선수는 몸에 얼음찜질하는 것을 편안하게 여길 것이다. 얼음찜질은 20분 정도 지속시키는데 이는 운동 후 염증과 통증을 줄일 수 있다. 수분을 섭취하는 것은 몸에서 대사 노폐물을 제거하는 데 도움이 된다.

특이적 치료
(Sport-Specific Treatments)

제 9장의 목적은 트레이너가 선수들을 위한 스포츠 마사지를 어떻게 활용할지에 대한 이해를 돕기 위해서다. 트레이너는 스포츠 참여가 선수의 특정 신체부위에 어떻게 영향을 주고, 다양한 스포츠를 수행함으로써 어떠한 근육이나 관절문제가 발생할 수 있는지, 이러한 문제가 발생했을 때 어떠한 스포츠 마사지 기술이 효과적인지, 치료 후에 스트레칭이나 관절가동범위는 어떻게 되는지 배울 수 있다. 이장의 목적은 선수의 상해를 진단하고 선수의 신체에서 야기되는 일반적 컨디션에 대한 치료와 이해를 배울 수 있을 것이다.

신체의 특정부분에 대한 대부분의 마사지 치료는 적어도 15분 정도이다. 치료를 위한 마사지 기술은 치료될 부위에 표면 조직을 준비시키기 위해 항상 비특이적 마사지 기술로 시작한다. 그 다음 치료를 위해 보다 특별한 마사지 기술 활용한다. 마지막으로, 보다 특별한 마사지 기술은 치료의 마지막 단계로써 그 부위를 부드럽게 하기 위해 이용된다. 가벼운 터치로 조직이 위축되었다면 이 조직에 염증이 생긴 상태라 할 수 있는 신호다. 급성단계에서 상해부위의 직접적 마사지는 금기되어야 한다. 아이스의 활용이나 국부적인 진통제는 급성단계의 상해가 진정될 때까지 적용되어야 한다. 이 과정은 일반적으로 48시간에서 72시간이다.

스포츠에서 일반적인 통증 부위
(Common Problem Areas in Sport)

특별한 스포츠에 대한 스포츠마사지 기술을 알아보기 전에, 트레이너는 신체활동으로부터 긴장되거나 남용되는 선수들의 일반적인 신체부위에 대해 인식하고 있어야 한다. 조깅, 점프, 발차기, 던지기, 그리고 골프나 배트의 스윙과 같은 동작은 선수들에게 특정부위에 스트레스를 주는 원인이다. 트레이너는 이러한 일반적 동작들에 의한 스트레스의 그 특정부위를 알아야 한다. 이 책은 모든 스포츠를 위한 특별한 스포츠 마사지 활용을 다룰 수 없기 때문에, 스포츠 종목에 상관없이 전형적으로 주위를 기울여야 하는 신체부위에 대해 살펴볼 것이다.

이 장에서는 우리가 주의해서 살펴봐야 할 신체부위를 정의하고, 신체부위에 영향을 주는 스트레스, 그 부위에 행해야 되는 마사지 기술, 치료를 성공하기 위한 스트레칭과 관절가동범위에 대해 살펴보겠다. 이 장은 일반적으로 선수들에게서 발생할 수 있는 염좌(strain)에서 시작하여 신체 전체를 부위별로 설명할 것이다.

발(Feet)

발은 일반적으로 시작하기에 좋은데 왜냐하면, 대부분의 스포츠에서 선수들의 몸이 지면에 닿는 첫 부위이기 때문이다. 지면을 디딜 때, 발은 모든 관절에 안전한 지지대를 제공한다. 발이 지지하고 서있지 못하고 무게를 자신 있게 지지하지 못한다면, 효과적인 움직임은 어렵다. 발바닥 근막염(족저근막염, Plantar fasciitis)은 선수가 걸을 때마다 통증을 느끼게 된다. 발바닥 근막염은 발꿈치를 기점으로 발가락으로 뻗어지는 발바닥에서의 밀집섬유밴드의 결합조직(dense fibrous band of connective tissue)에 염증이 생긴 것이다. 이러한 상태의 원인은 달리기의 거리 증가, 훈련강도 증가와 언덕 오르기를 증가시키거나 운동화의 파손이 원인일 수 있다.

달리는 동안 발과 발목은 세 가지 단계의 움직임을 거친다. 첫 번째 단계는, 힐 스트라이크(heel strike)라 부르는데, 발뒤꿈치의 측면부위가 지면과 닿을 때 일어난다. 두 번째 단계는 중간지지기(midstance)이다. 달리기 선수의 체중이 발뒤꿈치의 측면에서 발의 바닥으로 이동한다. 힐 스트라이크부터 발가락을 뗄 때까지, 발바닥 근막염은 선수의 발바닥을 긴장시킨다. 발목과 발의 서툰 동작은 발바닥에 스트레스를 주고 발바닥 근막염에 염증을 주는 원인이 된다.

발바닥 근막염이 심각한 염증상태일 때 마사지는 어렵다. 20분씩 하루 세 번 차가운 물에 발을 담그고 달리기 활동을 줄이면 발바닥 근막염의 염증을 줄이는데 효과적이다. 염증을 줄이는 치료가 성공한 후에 발바닥마사지를 시작할 수 있다. 발바닥 근막염의 마사지 기법은 압박에플루라지(compressive effleurage), 프렛핸드(flats of hands), 스트립핑(stripping strokes), 직접 압박법, 심횡 마찰법(cross-fiber friction), 그리고 압박 에플루라지(compressive effleurage)로 마친다.

선수는 얼굴을 마사지 침대에 대고 발목에 베개를 두고 눕고, 트레이너는 작은 양의 Prossage Heat 오일을 이용해서 발가락부터 발꿈치까지 꼼꼼하게 쓰다듬기로 발바닥 마사지를 시작한다. Prossage Heat 오일은 미끄러짐 없이 발바닥 스킨에서 미끄러지는 듯한 움직임을 만들어 낼 수 있다. 트레이너는 10번 쓰다듬기를 발바닥에 실시한 다음 5번 프렛핸드를 발바닥의 발꿈치부터 발의 볼까지 실시한다. 그 다음 트레이너는 엄지손가락으로 스트립핑을 발의 볼부터 발꿈치까지 마사지 하는데 발의 안쪽에서 시작하여 발의 바깥쪽으로 이동하고 발바닥 전체를 3번 실시한다. 스트립핑은 가벼운 압박으로 시작한 다음, 선수가 참을 수 있는 정도에 따라 압력을 증가시킨다. 스트립핑을 시작할 때, 트레이너는 민감한 부분에서 멈추고 민감함이 줄어들 때까지 직접적으로 압박한다. 직접 압박법은 8-12초 유지한다. 다음은 심횡 마찰법을 발바닥에서 발꿈치의 말단까지 실시한다. 발뒤꿈치까지 적용되는 심횡 마찰법은 조직에 불편함을 줄여줄 수 있고, 압박 경찰법을 발바닥에 적용하여 마사지를 마무리한다.

치료를 끝내기 위해서는, 스트레칭이 종아리와 발바닥에 적용되어야 한다. 종아리를 스트레칭하기 위해서는, 선수는 발목을 발등굽힘(발가락을 코 방향으로 나가게 함), 스트레칭 시킨 채로 2초 유지하고 풀어준다. 이러한 스트레칭은 8번 반복한다. 그 다음, 선수는 발가락을 끌어당겨 신장시키고(발가락을 발의 위로 향하게 한다), 스트레칭하여 2초 동안 유지하고 풀어준다. 이것을 8번 반복한다. 통증이 계속되면, 특정 진정제를 하루에 세 번 발바닥에 적용되어야 한다. 이러한 치료는 상태가 호전될 때까지 이틀에 한번 적용되어야 한다.

하지(Lower Legs)

정강이 근육은 흔히 부드럽다. 정강이 통증(shin splints)으로 알려진 컨디션은 앞쪽 정강이(anterior shin)를 따라 앞쪽 정강이 통증(anterior shin splints) 또는 뒤쪽 정강이 통증(posterior shin splints)이 된다. 정강이 통증은 반복적인 활동에 의한 하지(lower leg)의 단순한 고통이나 불편함이다. 앞정강근(tibialis anterior) 또는 뒤정강근(tibialis posterior)의 과다사용은 힘줄의 부착부위에 스트레스를 주고 근육 경련(spasm)의 원인이 된다. 정강이 통증은 다양한 이유로 야기되지만, 가장 일반적으로는 달리기의 거리를 증가시키거나 운동강도를 높여 하지를 과다사용 때문이다. 급성 염증이 있을 때 이 부위의 근육에 마사지는 권장하지 않는다. 하루에 3번 차가운 물에 20분 정도 담그고 컨디션이 회복될 때까지 하지에 스트레스를 줄이도록 달리기 거리를 줄이는 것이 권장된다. 염증을 줄이도록 치료가 잘된 후, 하지 마사지를 시작된다.

정강이 통증의 마사지 기법은 압박 에플루라지, 스트립핑, 직접 압박법, 심횡 마찰법, 광타법, 그리고 압박 에플루라지로 마무리한다. 시작은 마사지 침대에 얼굴이 천장을 향하도록 눕힌 뒤 무릎 아래에 베개를 둔다. 마사지는 10번 압박 에플루라지를 하지에 발목부터 무릎까지 작은 양의 Prossage Heat 오일을 이용해서 시작한다. 다음은, 스트립핑을 정강이의 앞쪽과 뒤쪽을 따라 무릎부터 발목까지 적용한다. 스트립핑을 수행하는 동안, 트레이너는 어떤 민감한 부위에서 멈추고 민감함이 줄어들 때까지 직접 압박법을 유지한다. 직접 압박법은 8-12초 유지한다.

민감함이 줄었을 때, 정강뼈(경골, tibia)의 한쪽에 손가락으로 나머지는 엄지손가락으로 문지르기를 적용한다. 문지르기 압력은 선수가 편하게 느낄 정도로 조절한다. 마찰법 적용은 근육의 접촉면을 따라 경련을 줄일 수 있다. 컨디션이 호전되면, 트레이너는 종아리에 마사지하기 시작한다. 트레이너는 마찰법에서 광타법으로 바꾸고, 정강이의 위에서 시작해서 발목 아래로 내려온다. 하지의 마사지 기술은 압박 경찰법으로 끝낸다.

치료를 끝내기 위해서, 스트레칭은 하지에 적용되어야 한다. 선수는 발목을 등쪽굽힘하고(발가락을 코 방향으로 나가게 감), 트레이너는 발끝을 누르고 2초 동안 유지한다. 선수는 발목을 발바닥굽힘(발을 내리고 침대방향으로 향하게 함), 그리고 트레이너는 발끝을 발바닥굽힘으로 누르고 2초 동안 유지한 다음 풀어준다. 선수는 번갈아 스트레칭하고 각 방향은 2초 유지하고 풀어준다. 하지 스트레칭은 8번 실시한다. 통증이 남아있으며, 진정제를 하루 3번 격일로 상태가 호전될 때까지 적용한다.

앞쪽 허벅지(Anterior Thighs)

허벅지의 앞쪽과 측면의 근육군은 네갈래근(사두근, quadriceps) 그룹이라고 부른다. 네갈래근 근육군은 힘있는 근육으로 달리기, 점프, 차기 동작에서 무릎을 신장시킨다. 종종, 허벅지 통증은 강도 높은 운동이나 스커트와 같은 웨이트리프팅 운동 후 과다사용에 의한 것이다. 선수들은 4가지 네갈래근 중 가쪽넓은근(외측광근, vastus lateralis)의 통증을 흔히 호소한다.

마사지 기법은 네갈래근 근육을 치료하는데 이용하고 압박 에플루라지, 유날법, 압박법, 스트립핑, 직접 압박법, 광타법, 그리고 압박 에플루라지로 마친다. 선수는 얼굴이 천장을 향하도록 눕히고 무릎아래에 베개를 둔다. 마사지는 작은 양의 Prossage Heat 오일을 이용하여 압박 에플루라지를 시작하여 무릎부터 허벅지의 위까지 10번 실시한다. 다음은 페트리사지를 허벅지의 네갈래근의 안쪽, 위, 바깥쪽으로 각각 3번 실시한다. 트레이너는 같은 쪽에 압박 에플루라지를 안쪽, 위, 바깥쪽 허벅지에 3번씩 실시한다. 스트립핑은 3번 각 부위에 실시한다. 스트립핑을 수행하는 동안, 트레이너는 민감한 부분에서 멈추고 8-12분 직접 압박을 민감함이 진정될 때까지 눌러준다. 가쪽넓은근은 엉덩이부터 무릎까지의 전체 근육 중 가장 자극점이 많은 부위이다. 스트립핑을 수행하고 직접 압박법을 가쪽넓은근에 수행할 때, 트레이너는 선수들이 편하게 느끼는 압박으로 수행해야 한다. 스트립핑을 직접 압박 후, 트레이너는 광타법을 엉덩이부터 허벅지 무릎까지 3번 실시한다. 마사지는 압박 에플루라지로 무릎부터 엉덩이까지 10번 실시하여 끝낸다.

치료를 끝내기 위해서 스트레칭은 네갈래근에 적용한다. 선수는 마사지 침대에 옆으로 돌아눕고 무릎 끝이 가슴에 닿게 구부린다. 선수는 다리 끝의 발목을 잡고 무릎 끝이 가슴에 붙인다. 선수는 무릎 끝을 펴서 몸이 일자 라인이 되게 만들어 스트레칭하여 2초간 유지한 다음 무릎을 가슴으로 가져온다. 스트레칭은 8번 실시한다. 통증이 네갈래근에 남아있다면, 진통제를 격일로 하루에 3번 컨디션이 호전될 때까지 투약한다.

엉덩이(Hips)

6개의 깊숙한 뒤쪽엉덩이 근육을 가쪽돌림근이라 한다. 선수들에게서 이러한 근육은 단단하다. 단단한 가쪽돌림근이 발달하면 선수들이 걷거나 달릴 때 바깥방향으로 회전하는 느낌이 들게 한다. 달리기, 점프, 차기와 같은 활동은 가쪽돌림근을 합치게 된다. 가쪽돌림근 중의 하나인 궁둥구멍근(이상근, piriformis)은 엉덩이와 엉치뼈(천골, sacrum)사이에 위치하고 뒤쪽 엉덩이의 불편함의 주원인이 된다. 첫째, 이 근육은 엉치엉덩관절(천장관절, sacroiliac)의 관절과 교차하고, 요통과 엉덩이 통증에 원인이다. 둘째, 경련이 있을 때, 궁둥구멍근은 궁둥신경(좌골신경, sciatic nerve)통증을 야기한다. 궁둥신경은 다리전체에서 발바닥까지 근육을 지지하는 주 신경이다. 궁둥구멍근으로 인한 궁둥신경 통증이 야기되면, 통증은 선수의 다리로 퍼진다. 셋째, 궁둥구멍근이 긴장하거나, 자극이 발달되며, 엉덩이와 엉치뼈 주위의 통증이 야기된다.

가쪽돌림근에 이용되는 마사지 기법은 페트리사지, 압박법, 스트립핑, 직접 압박법, 심횡 마찰법, 그리고 압박법으로 마친다. 선수는 얼굴을 침대방향으로 눕고 발목에 베개를 둔다(선수는 이 치료 시행 시 옷을 벗어둔다). 트레이너는 선수가 불편을 느끼는 부분의 엉덩이부위를 페트리사지한다. 페트리사지는 엉덩이의 뒤와 엉덩이 관절 주위에 30초 동안 실시한다. 다음은, 스트립핑을 엉덩이에서 엉치뼈까지 10번 실시한다. 스트립핑을 적용할 때, 트레이너는 민감한 부위에서 멈추고 민감함이 진정될 때까지 8-12초 직접 압박법을 유지한다. 스트립핑과 직접 압박법을 가쪽돌림근에 적용하고, 트레이너는 심횡 마찰법을 엉치뼈와 엉덩이에 적용하고 압박법으로 마사지를 끝낸다.

치료를 끝내기 위해서, 스트레칭은 가쪽돌림근에 적용한다. 얼굴을 침대 쪽으로 하고 눕고, 트레이너는 90°로 하지를 들어올린다. 트레이너는 한 손으로 선수의 엉덩이를 다른 손으로 선수의 발목을 잡는다. 트레이너는 선수 엉덩이가 몸에서 멀어지도록 스트레칭 되도록 회전시키고, 2초 동안 스트레칭 상태를 유지하도록 엉덩이를 잡아준다. 엉덩이는 8번 스트레칭 한다.

통증이 남아있다며, 진정제를 엉덩이에 하루 3번 실시한다. 이러한 치료는 격일제로 상태가 호전될 때까지 적용한다.

등(Back)

대부분의 선수들은 등 마사지를 좋아한다. 척추의 각 사이드를 따라 힘있는 근육인 척추기립근(erector spinae muscles)은 신체가 서도록 유지시켜준다. 이러한 근육은 종종 통증을 호소하며, 스포츠 마사지하는 동안 중점적으로 마사지한다. 달리기, 던지기, 스윙동작과 같은 일반적 움직임은 요통의 원인이다. 대체로 달리기와 점프는 요통의 원인이고, 던지기와 스윙은 중간등(midback)과 위의 등(upper back)에 고통의 원인이 된다. 등의 회전동작은 척추가 비틀어져야 한다. 등 근육이 단단하거나 경련이 있으면 등의 빠르고 강한 회전이 등의 통증을 야기시킨다.

등 근육을 위한 마사지 기법은 압박 에플루라지, 스트립핑, 페트리사지, 압박법, 직접 압박법 그리고 압박 경찰법으로 끝낸다. 선수는 얼굴을 침대로 향하게 눕고 발목에 베개를 둔다. 마사지는 장시간의 에플루라지를 이용하여 척추를 따라 어깨의 아래로부터 엉치뼈까지 적용한다. 10분 동안 압박 에플루라지를 하는 동안, 트레이너는 마사지 침대의 머리 쪽에 서서 마사지 윤활제를 손에 묻히고 등 아래로 펴 바른다. 트레이너는 마사지 침대의 한쪽으로 이동하고 스트립핑을 선수 등의 다른 한쪽을 어깨부터 엉덩이까지 마사지한다. 다음은, 페트리사지를 어깨에서 엉덩이까지 같은 쪽을 3번 마사지한다. 다음으로 트레이너는 압박 경찰법을 같은 쪽 근육에 척추의 아래부터 목 아래까지 척추를 따라 3번 실시한다. 다음은 트레이너는 직접 압박법을 척추 한쪽을 따라 3번 마사지하고 압박은 선수가 편하게 느끼는 압력으로 적용한다. 직접 압박법이 수행되는 동안 트레이너는 민감한 부위에서 멈추고 8-12초 동안 직접 압박법을 유지한다. 마사지 치료는 10번 압박 경찰법을 등 아래로 자연스럽게 적용하여 마무리한다.

등 치료의 마무리를 위해, 선수는 유연성 운동을 해야 한다. 선수는 일어서고 앞으로, 뒤로, 옆으로 굽히고 양쪽으로 회전하는 동작을 8번씩 실시한다. 만약 등 근육의 통증이 남아있으면, 진통제를 등에 적용한다. 진통제는 하루 3번 격일로 상태가 호전될 때까지 적용한다.

어깨(Shoulders)

등세모근(승모근, trapezius) 상부는 목과 어깨 사이에 위치하며 스포츠 마사지의 주요 지점이다. 등세모근 상부는 자극점이 발달된 근육이라 할 수 있다. 자극점은 근복부의 민감한 부위에 위치하며 압박했을 때 통증을 나타낸다. 등세모근 상부는 어깨를 올리고 목의 움직임을 돕는다. 어깨를 돌려서 움직이거나 라켓, 클럽, 배트를 스윙하는 스포츠는 등세모근 상부에 스트레스를 가하게 된다.

등세모근 상부를 위한 마사지 기법은 압박 에플루라지, 스트립핑, 페트리사지. 압박법, 직접 압박법 그리고 압박 에플루라지로 마무리한다. 위쪽 어깨 치료는 얼굴을 침대 쪽으로 하고 눕고 발목에 베개를 데고 시작한다. 트레이너는 작은 양의 Prossage Heat 오일을 손에 적용하고 압박 에플루라지를 한쪽 어깨의 위까지 마사지하고 스트립핑도 30초 동안 적용한다. 스트립핑이 끝나면 트레이너는 페트리사지로 어깨부터 목 아래까지 3번 실시하고 압박법을 어깨 위를 따라 3번 실시한다. 다음으로, 트레이너는 등세모근 상부를 선수가 참을 수 있는 압력으로 어깨부터 목 아래까지 부드럽게 꼬집어 준다. 다음, 직접 압박법은 어깨 위에 3번 실시한다. 위쪽 어깨 마사지는 10회의 압박 에플루라지로 마무리하다. 반대 어깨도 반복하여 실시한다.

위쪽어깨의 치료를 마무리하기 위해서, 선수는 어깨를 으쓱 들어올리는(shrugs) 동작을 시행한다. 선수는 일어서서 어깨 위의 근육을 조여주도록 어깨를 귀 방향으로 들어올려 8초 동안 유지하는 동작을 실시한다. 선수는 으쓱 들어올리는 동작을 8번 실시한다. 통증이 어깨에 남아있다며, 진정제를 하루 3번 투약한다. 이 치료는 상태가 호전될 때까지 격일로 적용한다.

팔뚝(Forearms)

어깨 다음으로 가장 일반적인 통증부위는 팔뚝이다. 힘있는 팔뚝 근육은 팔목과 손을 지배한다. 공을 던지거나 라켓이나 클럽의 스윙 동작은 일반적으로 팔뚝 근육에 통증을 야기한다. 이 부위에 과다 사용은 테니스 엘보우나 골퍼의 엘보우로 잘 알려진 안과 바깥의 팔꿈치 통증의 원인이 된다.

팔뚝을 위한 마사지는 압박 에플루라지, 압박법, 스트립핑, 직접 압박법, 심횡 마찰법, 그리고 압박 에플루라지로 마무리한다.

트레이너는 팔뚝 마사지를 위해 선수를 천장을 보게 하고, 팔을 나란히 하여 손바닥을 침대방향으로 하고 눕게 한다. 베개는 선수의 무릎아래에 놓는다. 트레이너는 작은 양의 Prossage Heat 오일을 손에 적용하고, 손목에서 팔꿈치까지 10번 압박 에플루라지로 팔뚝마사지를 시작한다. 다음은 압박법으로 팔꿈치에서 팔목까지 3번 실시한다. 스트립핑은 팔목에서 팔꿈치까지 3번 실시한다. 스트립핑 동안 민감한 부위가 있으면, 직접 압박을 8-12초간 실시한다. 스트립핑과 직접 압박법이 끝나면, 심횡 마찰법을 30초 동안 팔꿈치에 적용한다. 선수는 수행된 압박의 양에 대하여 피드백을 제공해야 한다. 팔뚝 마사지는 압박 에플루라지를 10번 팔목에서 팔꿈치까지 실시하여 마무리한다. 선행된 기술을 다른 팔에도 반복한다.

팔뚝 마사지를 마무리하기 위해서, 선수는 손목을 끝까지 뒤로하고 2초간 유지하고 풀어준다. 선수는 손목을 앞쪽으로 굽혀 2초간 유지하고 풀어준다. 선수는 손을 뒤로 앞으로 움직이는 동작을 8번 실시한다.

특별한 스포츠를 위한 치료
(Treatments for Specific Sports)

이 장은 특별한 스포츠에서 몇 가지 일반적인 컨디션에 적용되는 스포츠 마사지를 언급했다. 각 세션은 신체 활동을 포함하는 전체 개요를 제공하고 스포츠의 반복적 움직임으로 야기되는 컨디션에 대해 논의하였다. 각 스포츠에 대한 가장 일반적인 컨디션과 치료에 대하여 논의하였다(풋볼, 야구, 농구, 축구와 같이 달리기를 포함하는 스포츠는 선수의 몸에 어떤 특정한 같은 부위에 스트레스를 유발한다. 그래서, 한 스포츠에 적용되는 몇 가지 컨디션은 다른 스포츠에서도 또한 야기된다).

달리기(RUNNING)

보고서에 따르면, 미국에는 달리기를 즐기는 사람이 7,500만 명 이상이 있다. 달리는 사람들은 다양한 체형과 체격 그리고 다른 능력을 보이지만, 그들 모두 바로 선 자세에서 중력과 바람에 대항하여 인체를 추진해야 한다. 비록 달리기는 온몸의 활동이지만, 다리에 더 큰 스트레스를 준다. 달리기의 생체역학은 항상 발 디딤(foot strike)으로부터 시작된다. 발 디딤이 이루어질 때, 인체는 안정 상태에 이르게 된다. 발, 발목, 장딴지 및 무릎에서 거듭되는 통증을 호소하는 사람들은 발교정구(족궁보조기, orthotics)가 생체역학적으로 도움이 될지 어떨지 확인하기 위해 그들에게 적합한 보조기를 원할지도 모른다. 발교정구는 걷기나 달리기 동안에 발의 활(아치, arch)을 지지하기 위해서 고안된 삽입물이다. 달리기를 즐기는 사람들의 가장 큰 일반적인 문제점 두 가지는 부적합하게 맞추어진 운동화, 발과 발목의 좋지 않은 생체역학적 자세이다.

조거의 발뒤꿈치(Jogger' s Heel)

지면에 발을 디디는 첫 번째 부위는 바깥쪽 발뒤꿈치이며, 급속하게 내리치는 충격을 일으킨다. 거듭되는 이 충격은 발뒤꿈치 패드(heel pad)에 접촉성 상처와 염증을 일으키는 원인이 될 수 있다. 달리는 동안에, 이 통증은 조거가 계속하여 달릴 수 없을 정도로 증가할 수 있다. 가벼운 경우에는 발뒤꿈치와 관련된다. 만약 관리되지 않는다면, 조거는 발바닥근막염(heel spur)으로 발전할 것이다. 조거의 발뒤꿈치는 발의 뒤꿈치 패드에서 격화되어 느껴지는 통증이지만, 달리기를 할 때에는 참을 수 있을 정도이다. 발바닥근막염은 발뒤꿈치 바닥에 칼슘을 형성하며, 걷기가 어려울 정도의 심한 통증을 일으킬 수 있다. 발바닥근막염은 외과적 중재가 요구될 수 있다.

치료(Treatment)

런너의 발 마사지는 발목 밑에 받침대를 놓은 채 엎드려 누운 자세에서 시작한다. 트레이너는 런너의 발바닥에 몇 방울의 Prossage Heat 오일을 떨어뜨리고, 압박 에플루라지를 10회 걸쳐 실시한다. 이어서 스트립핑을 발의 볼(ball)에서 발뒤꿈치로, 발의 안쪽에서 바깥쪽으로 3회에 걸쳐 실시한다. 트레이너는 엄지손가락을 사용하여 발뒤꿈치 패드를 밀고 나가면서 발뒤꿈치 패드에 약간의 압통점을 찾을 수 있다. 압통점에 직접적인 압박을 2~4초 동안 유지하여 3회에 걸쳐 실시하면 불쾌감을 감소시킬 수 있다. 불쾌감이 감소된 후에, 부드러운 심횡 마찰법이 패드에 남아있는 압통을 없애기 위해서 사용된다.

엄지발가락가쪽휨증(Bunions)

런너의 체중이 발뒤꿈치에서 발 앞쪽으로 옮겨질 때, 엄지발가락에 가장 많은 스트레스가 주어진다. 일직선상을 벗어나는 엄지발가락은 엄지발가락가쪽휨증(무지외반증)의 형성을 유발할 수 있다. 엄지발가락가쪽휨증은 엄지발가락의 기저부에 형성되는 뼈의 융기이다. 엄지발가락가쪽휨증을 형성하는 세 가지 일반적인 원인은 뾰족한 구두의 착용(하이힐), 적당한 아치 구조의 소실 및 유전에 의한 것이다. 이러한 상태를 보이는 운동선수는 종종 엄지발가락가쪽휨증의 가족력을 가진다.

치료(Treatment)

발바닥에 마사지를 실시한 후에, 트레이너는 엄지손가락을 사용하여 30초 동안 엄지발가락에 마사지를 적용한다. 마사지가 적용된 후에, 트레이너는 엄지손가락과 집게손가락을 사용하여 엄지발가락을 발의 중앙선에서 멀어지게 30회에 걸쳐 신장시킨다. 이 움직임은 관절에 발적, 종창 및 석회화로 인하여 불쾌감을 일으킬 수 있기 때문에 시작할 때 부드럽게 움직여야 한다.

후유성 통증이 발뒤꿈치와 엄지발가락가쪽휨증에 여전히 남아있다면, 발 전체를 차가운 물에 20분 동안 담근다. 발이 마른 후에, 국소 진통제를 적용할 수 있다. 이 치료는 컨디션이 향상될 때까지 격일로 하루 3회에 걸쳐 적용해야 한다.

자전거 타기(CYCLING)

약 8,700만 명의 미국인들이 자전거를 탄다. 대부분의 사람들이 자전거 타는 것을 즐기는데, 이는 비용이 들지 않는 운동으로서 인체를 건강하게 유지하는데 도움을 주기 때문이다. 몇몇 운동선수들은 인체에 충격을 주지 않기 때문에 자전거 타기를 선호한다. 그렇다 하더라도 심각할 정도로 자전거 타기를 즐기는 사람들의 경우, 그들에게 요구되는 신체적 수준은 심신을 지치게 할 것이다. 자전거를 타는 자세에서, 상체는 활처럼 앞으로 구부려지고 머리는 똑바른 자세를 유지하며 팔은 앞으로 뻗어야 한다. 신발은 토우 클립으로 고정하고, 다리는 끊임없이 휘저어야 한다. 자전거 타기는 특히 언덕을 오르거나 강한 바람에 대항하여 페달을 밟을 때 힘이 든다.

자전거 타기에서 다리와 엉덩이는 스트레스를 받는 주요한 부위이다. 자전거를 타는 사람은 다리에 가해지는 일정한 스트레스를 견뎌야 한다. 일정하게 페달을 밟는 것은 넙다리네갈래근(대퇴사두근, quadriceps)과 뒤넙다리근(슬괵근, hamstring) 및 장딴지근(calf muscles)의 피로를 유발한다. 다리 근육들이 피로해짐에 따라, 종종 염좌(spasm)과 경련(cramp)을 일으킨다. 컨디션이 좋지 않은 사람은 보통 이 시점에서 타는 것을 멈추지만, 컨디션이 좋은 사람은 음료를 마시면서 통증을 무시한 채 타는 것을 지속한다. 종종, 다리에서 가해지는 일정한 스트레스는 무릎의 앞쪽과 옆쪽 모두에 악영향을 주기 시작할 것이다.

무릎뼈의 연골연화증(Chondromalacia Patella)

무릎뼈(슬개골, patella)의 연골연화증은 넙다리뼈(femur) 끝단에 대하여 무릎뼈(kneecap)를 압박하는 넙다리네갈래근에 의해 발생되는 무릎에서의 염증성 자극이다. 무릎뼈는 하면에 부드러운 층의 연골을 가지는데, 이는 일정하게 가해지는 압력에 의해 닳아 해지기 쉬운 부위이다. 정상적인 무릎뼈의 연골은 무릎관절 위를 어려움 없이 미끄러진다. 무릎에서 연골을 등지는 무릎뼈를 밀어 움직이게 하는 넙다리 근육들에 의해 발생되는 압력은 연골 표면에 염증성 자극을 일으킬 수 있다.

치료(Treatment)

운동선수는 무릎 밑에 받침대를 놓은 채 마사지 테이블 위에서 바로 누운자세를 취한다. 트레이너는 압박 에플루라지를 10번 실시하여 넙다리 근육 위에 윤활제를 바른다. 이어서 페트리사지를 넙다리의 안쪽, 위쪽 및 바깥쪽의 세 부위를 각각 지나게 3번 실시한다. 다음으로, 압박법을 넙다리의 동일한 세 부위에 3번 실시한다. 이어서 트레이너는 스트립핑을 세 부위에 동일하게 실시한다. 압통점을 찾는다면, 트레이너는 마사지를 멈춘 후에 직접적인 압박을 2~4초 동안 유지하여 3번 실시한다. 다음 단계는 몇 방울의 Prossage Heat 오일을 떨어뜨려 무릎뼈의 위쪽, 아래쪽, 옆쪽 그리고 인대에 엄지손가락을 사용하여 마찰법을 2분 동안 실시한다. 이어서 트레이너는 광타법을 엉덩이에서 무릎에 이르는 넙다리에 3번 실시하고, 압박성 문지르기를 무릎 바로 아래에서 엉덩이 위쪽까지 적용하여 마사지를 마친다.

치료를 마무리하기 위해서, 넙다리네갈래근에 스트레칭을 실시해야 한다. 운동선수는 마사지 테이블 위에서 옆으로 누운 자세로 변경하고, 무릎 하위를 허리쪽으로 구부린다. 운동선수는 위쪽 다리의 무릎을 가슴 쪽으로 가져오도록 하면서 위쪽 다리의 발목을 끌어당긴다. 그리고 인체가 안정 상태에서 일직선상을 이룰 때까지 무릎 상위를 늘린다. 운동선수는 2초 동안 스트레칭 상태를 유지한 후에 무릎 상위를 가슴 쪽으로 가져온다. 트레이너는 이 스트레칭을 보조해야 한다. 운동선수가 무릎을 뒤쪽으로 가져오려고 할 때, 트레이너는 운동선수의 엉덩이를 밀어서 천천히 무릎을 뒤쪽으로 당긴다. 스트레칭은 8번 실시해야 한다. 후유성 통증이 여전히 무릎에 남아있다면, 얼음팩을 20분 동안 적용해야 할 것이다. 그 다음에 국소 진통제는 컨디션이 향상될 때까지 무릎에 격일로 하루 3회에 걸쳐 적용해야 할 것이다.

엉덩정강띠 증후군(Iliotibial Band Syndrome)

엉덩정강띠(장경인대, iliotibial band) 증후군은 달리기, 자전거 타기와 같은 활동에서 넙다리에 나타나는 일반적인 손상이다. 엉덩정강띠는 넙다리의 바깥쪽에서 아래로 이어지는 두꺼운 섬유성 힘줄이다. 엉덩정강띠의 기시점(이는 곳, orgin)은 엉덩이에 부착되는 두 근육들에서 시작된다. 엉덩이의 앞쪽-바깥쪽에는 넙다리근막긴장근(대퇴근막장근, tensor fascia lata)이라 불리는 근육이 있고, 뒤쪽에는 엉덩정강띠의 위쪽 부위에서 정지하는 큰볼기근(대둔근, gluteus maximus)이 있다. 게다가, 엉덩정강띠는 넙다리의 바깥쪽에서 아래로 이르러 무릎을 가로질러 정강뼈(경골, tibia)의 가쪽관절융기(외측과, lateral condyle)에 정지한다. 이 띠의 기능은 걷기나 달리기 동안에 무릎의 바깥쪽을 위한 지지를 제공하는 것이다. 자전거 타기에서, 넙다리 근육들은 충혈되고 팽창된다. 넙다리 근육들의 팽창은 넙다리의 바깥쪽에서 아래로 지나는 띠에 외부 압력을 만들어낸다. 페달을 밟는 동작 동안에 무릎이 구부렸다가 펴려고 할 때, 엉덩정강띠는 무릎 바로 위에 넙다리뼈 가쪽위관절융기(lateral epicondyle)라고 불리는 뼈의 돌출부 위를 튀긴다. 띠에 일정하게 가해지는 튀기는 띠에 염증을 일으키고, 통증과 불쾌감을 주는 원인이 된다.

치료(Treatment)

치료는 선수가 무릎 밑에 받침대를 놓은 채 테이블 위에서 바로 누운자세에서 시작한다. 트레이너는 10회의 압박 에플루라지와 더불어 넙다리 근육들 위에 소량의 윤활제를 적용한다. 이어서 압박법을 넙다리의 위쪽과 바깥쪽에 3번 실시한다. 다음으로, 스트립핑을 넙다리 바깥쪽을 따라서 실시한다. 트레이너가 스트립핑을 적용할 때 압통점을 찾는다면, 마사지를 멈춘 후에 2~4초 동안의 직접적인 압박을 적용한다. 몇 방울의 프로사지 히트는 무릎 바로 위의 바깥쪽에 적용해야 할 것이다. 흔히 엉덩정강띠 증후군의 가장 많은 압통점이 이곳에 위치한다. 마찰법을 적용할 때, 트레이너는 운동선수로부터 피드백을 얻기 위해 물어보아야 한다. 마찰법은 부드럽게 적용해야 하며, 이 부위에서 유발되는 불쾌감은 날카로운 감각에서 무딘 감각으로 발현될 것이다. 마찰법은 15초 동안 3번 실시하며, 각각의 횟수 사이에 1분 동안의 휴식기를 가진다. 마사지는 압박 에플루라지를 무릎 바로 아래로부터 엉덩이 위쪽까지 적용하여 마무리한다.

치료를 종료하기 위해서, 엉덩정강띠에 스트레칭을 실시해야 한다. 운동선수는 바로 누운자세를 취하여 무릎의 잠김을 유지한 상태로 엉덩정강띠 증후군이 발생된 측의 다리를 펴서 똑바로 들어올린다. 똑바로 편 다리는 스트레칭이 이루어질 때까지 다리를 운동선수의 몸을 가로질러 가져와서 2초 동안 유지한다. 트레이너는 스트레칭을 보조해야 한다. 운동선수가 몸을 가로질러 다리를 가져올 때, 트레이너는 스트레칭 되는 엉덩이에 한 손을 놓고 다리가 몸을 가로질러 가져오게 하는 것을 보조하기 위해 다른 한 손을 사용한다. 이어서 운동선수는 테이블 위에서 다리를 안정 자세로 변경한다. 스트레칭은 8번 실시해야 한다. 후유성 통증이 여전히 무릎에 남아있다면, 얼음팩을 20분 동안 적용할 수 있다. 얼음팩의 적용된 후에, 국소 진통제는 하루 3번 무릎에 적용된다. 이 치료는 컨디션이 향상될 때까지 격일로 적용해야 한다.

수영(SWIMMING)

수영은 미국에서 인기 있는 스포츠이다. 시합은 보통 어린 나이에서 시작된다. 많은 운동선수들이 수영은 모든 주요 근육군이 동시에 작용하기 때문에, 인체에 적합한 가장 좋은 훈련 중에 하나라고 생각한다. 헤엄치는 사람이 물을 거슬러 인체를 추진하고자 할 때, 물은 공기 저항의 최대 10배 정도를 만들어 낼 수 있다. 훈련을 할 때, 수영은 인체가 물에 침수된 상태에서 움직이기 때문에 다른 스포츠에서처럼 관절들과 근육들에 주어지는 압력을 만들어내지 않는다. 또 다른 수영의 이점은 운동선수들이 그들의 인체에 가장 적합하다고 여기는 영법을 전문적으로 다루기 위해 선택할 수 있다. 자유형은 가장 인기 있는 영법이며, 다음으로 평영, 배영, 접영이 있다. 수영으로 인한 잦은 활동과 오랜 기간 동안의 반복적인 사용은 손상에 노출되는 가능성을 증가시킨다.

수영선수의 어깨(Swimmer' s Shoulder)

수영선수의 어깨는 돌림근띠(회전근개, rotator cuff)의 염증, 통증 그리고 어쩌면 어깨의 힘줄염(건염, tendinitis)과 관련되는 손상이다. 일반적으로 자유형, 배영 및 접영 선수들에게 발생하는데, 이는 이러한 영법을 수행하는 동안에 팔을 뻗도록 하는 동작이 요구되기 때문이다. 경쟁적인 대학의 수영선수는 한 해에 최대 100만회 정도 어깨의 회전운동을 일으킬지도 모른다.

어깨 뒤쪽의 세 근육들 즉, 위쪽의 가시위근(극상근, supraspinatus), 가시아래근(극하근, infraspinatus) 및 바깥쪽 모서리를 따르고 있는 작은원근(소원근, teres minor)은 회선근개로서 언급된다. 세 가지의 돌림근띠는 위팔(상완, upper arm)의 뒤쪽에서 위팔뼈(상완골, humerus)의 큰결절(대결절, greater tuberosity)이라고 불리는 융기에 부착된다. 어깨가 회전하는 동안에, 위팔뼈머리(상완골두, head of the humerus)와 봉우리(견봉, acromion) 사이의 공간은 충분하지 않다. 돌림근띠는 두 뼈들 사이에서 끼이게 되는데, 이는 힘줄들(tendons)과 근복힘살들(근복들, bellies of the muscles)에 미세외상을 유발하는 원인이 되며, 어깨에서 염증과 통증을 일으킨다.

치료(Treatment)

치료는 운동선수가 발목 밑에 받침대를 놓은 채 팔을 옆쪽에 놓고 바로 누운자세에서 시작한다. 트레이너는 손에 윤활제를 바른 후 30초 동안 순환 마찰법을 어깨의 위쪽과 뒤쪽에 실시한다. 다음으로, 페트리사지를 어깨의 위쪽과 바깥쪽에 적용한다. 이어서 누르기를 어깨의 위쪽, 바깥쪽 및 뒤쪽에 실시한다. 그 다음에 압박법을 돌림근띠를 따라 어깨에서 어깨뼈(견갑골, scapular)에 이르게 3번 실시한다. 압통점을 찾게 되면, 2~4초 동안 직접적인 압박을 유지해야 한다. 트레이너는 몇 방울의 Prossage Heat 오일을 어깨의 위쪽 부위에 떨어뜨려 위팔뼈의 큰결절에 30초 동안 심횡 마찰법을 3번 실시하며, 각각의 횟수 사이의 1분 동안의 휴식을 가진다. 큰결절에 적용되는 심횡 마찰법에 의한 불쾌감은 항상 날카로운 감각에서 무딘 감각으로 발현될 것이다. 트레이너는 압박 에플루라지를 어깨의 위쪽과 뒤쪽에 10번 실시하고 마사지를 마무리한다.

치료를 종료하기 위해서, 운동선수는 어깨가 정상적인 관절가동범위에 이르도록 움직여야 한다. 운동선수는 공중에서 똑바로 들어 올리는 동작을 8번 실시할 수 있을 때까지, 팔을 호를 그리듯 옆쪽으로 들어 올리는 동작부터 시작한다. 다음으로, 운동선수는 팔꿈치를 90° 구부린 상태에서 어깨 높이까지 팔을 들어 올려 어깨의 안쪽돌림(내회전, internal rotation)과 가쪽돌림(외회전, external rotation)을 8번 실시한다. 후유성 통증이 어깨에 여전히 남아있다면, 얼음팩을 20분 동안 적용해야 한다. 국소 진통제는 컨디션이 향상될 때까지 어깨에 격일로 하루 3번 투약한다.

수영선수의 무릎(Swimmer' s Knee)

수영선수의 무릎은 평영을 수행하는 동안에 행해지는 채찍질하듯 차는 동작이 원인이 된다. 이 차기는 무릎을 굽힘에서 폄으로 움직이게 하며, 무릎의 안쪽곁인대(내측측부인대, medial collateral ligament)에 스트레스를 유발한다. 안쪽곁인대(때때로 가쪽곁인대와 관련됨)는 위쪽과 아래쪽 다리의 뼈들을 함께 모은다. 무릎이 굽힘에서 폄으로 움직일 때, 인대에 가해지는 스트레스가 증가하여 인대에 미세외상을 일으키는데, 이것은 무릎의 안쪽 면에 염증과 통증을 유발하는 원인이 된다.

치료(Treatment)

운동선수는 무릎 밑에 받침대를 놓은 채 바로 누운자세를 취한다. 윤활제는 압박 에플루라지를 무릎에 10번 실시할 때 더불어서 사용된다. 이어서 페트리사지를 장딴지에서 넙다리의 안쪽에 이르는 다리의 안쪽 면에 적용된다. 안쪽곁인대는 하퇴부(lower leg)와 넙다리(thigh) 사이 무릎의 안쪽 면을 따라 위치한다. 트레이너는 인대에 심한 압통이 유발될 수 있기 때문에 주의를 기울여야 한다. 트레이너는 그 부위에 몇 방울의 Prossage Heat 오일을 떨어뜨려 부드러운 심횡 마찰법을 인대에 30초 동안 3번 실시하며, 각각의 횟수 사이에 1분 동안의 휴식기간을 가진다. 적용하는 동안에 유발되는 불쾌감은 항상 날카로운 감각에서 무딘 감각으로 발현될 수 있다. 마사지는 압박 경찰법을 무릎에 10번 실시하고 마무리한다.

트레이너는 무릎을 굽혔다 펴는 동작을 8번에 걸쳐 수행할 때 정상적인 관절가동범위에 이르도록 움직인다면 치료를 마무리한다. 운동선수는 일어설 수 있어야 하며, 불쾌감이 일어나지 않을 만큼의 동작으로 스쿼트를 8번에 걸쳐 수행해야 한다. 후유성 통증이 무릎에 여전히 남아있다면, 얼음팩을 20분 동안 적용해야 한다. 얼음팩을 적용한 후에, 국소 진통제를 무릎에 투여한다. 진통제는 컨디션이 향상될 때까지 격일로 하루 3번 투약해야 한다.

미식축구(FOOTBALL)

학생선수들부터 프로선수들까지 모든 연령대의 선수들은 미식축구를 즐기고 있다. 많은 운동선수들이 즐기고 있는 미식축구는 몸집과 키가 크고 강한 몸을 가지고 있어 상대편의 공을 뺏어 달릴 수 있는 라인맨과, 빠르고 거세며 강한 몸을 가진 리시버의 형태로 나뉜다. 이 거대한 몸집의 선수들은 그들이 할 수 있는 한 최대로 세게 상대를 향해 돌진한다. 따라서 미식축구는 세계에서 가장 거친 신체 접촉 운동 중 하나이다. 비록 헬멧과 어깨 패드와 같은 보호 장비를 착용함에도 불구하고 공을 받자마자 상대선수와의 강한 충돌이 일어나 부상은 불가피하다.

발바닥통증(Turf Toe)

발바닥통증은 엄지발가락 부위의 부상으로 주로 인조잔디 구장과 같은 딱딱한 표면에서 자주 발생된다. 경기 중 선수의 중심이 무너지는 순간에, 발이 걸리고 발가락 부분이 뒤로 굽으며 엄지발톱과 관절, 주변 인대를 삐끗하게 된다. 마사지 치료의 목적은 약간의 고통과 부상의 불쾌함을 완화시키며, 움직임과 기능의 범위를 향상시키는 데 있다. 부상의 초기 단계에서 선수들이 부상당한 발에 체중을 싣는 것은 힘들다. 즉각적인 치료는 차가운 물에 발을 담금으로써 염증을 줄이고, 급성 염증 반응이 진정되면 마사지 치료가 가능해진다.

치료(Treatment)

치료는 선수가 무릎 밑에 받침대를 놓고 얼굴을 위로하여 누운 상태에서 시작된다. 마사지사는 압축성이 있는 에플루라지(손가락 끝에 힘을 주어 문지르는 방법)을 사용하여 10회 정도 위부터 아래까지 윤활유로 마사지한다. 다음, 압박법을 안과 발의 아래쪽으로 3회 정도 실시한다. 그런 다음 측면부터 발 아래쪽까지 3회 스트립핑으로 충격을 준 후, 가장 부드러운 부분에서 멈추고, 2~4초간 유지한다. 그 다음 Prossage Heat 오일로 엄지발가락과 엄지발가락 뿌리 부분을 발라준 다음, 남은 1분 중에서 30초 동안 손가락과 엄지로 각각의 치료 후에 마찰을 가한다. 마사지는 압박 에플루라지로 발의 위부터 아래 부분까지 10번 실시한다.

치료를 끝낸 후에, 선수는 엄지발가락을 끝까지 구부리고 늘려본다. 마사지사는 부드럽게 발가락을 스트레칭 시키되, 너무 세게 엄지발가락을 뒤로 젖히지 않도록 조심한다. 선수는 불편함의 정도에 대한 피드백을 제공해야 한다. 잔여 통증이 발과 엄지발가락에 여전히 존재한다면, 20분간 찬물에 담근다. 발이 충분히 마르면, 발과 엄지발가락에 국소마취를 가한다. 이 치료법을 이틀에 한 번씩 하루 3번씩 상태가 좋아질 때까지 적용한다.

목뼈 통증(Cervical Stinger)

목뼈(경추, cervical) 통증은 목과 어깨 신경 부상을 의미한다. 발병률은 고등학교와 대학 미식축구 선수의 반 정도가 통증이나 쿡쿡 찌르는 현상을 경험한 것으로 나타났다. 상대선수에게 태클을 거는 선수는 한 쪽 어깨를 지면을 향해 기울이고 미끄러지며 태클을 건다. 따라서 태클은 선수의 어깨와 머리 부분에 큰 충격을 준다. 이 움직임은 신경조직을 신장시키고 (완신경총으로 알려져 있음) 어깨를 관통한다. 신경이 신장되면, 쿡 찌르는 느낌이나 통증이 팔 아래로 내려오고, 팔을 마비시키고 약화시킬 수도 있다. 통증은 심각한 정도에 따라 몇 분에서 몇 달간 지속될 수 있다. 스포츠 마사지는 통증이나 찌르는 느낌을 치료하기 위함이 아니고, 목, 어깨, 팔 부위의 불편함 감소에 있다.

치료(Treatment)

시작할 때 선수는 얼굴을 아래로 하여 목 베개에 눕고 발목 아래에 받침대를 둔다. 팔은 측면에 두고 손바닥을 위로 가게 한다. 허리부터 어깨까지 압박 에플루라지로 윤활유를 발라준다. 팔뚝과 상부 팔 뒷부분을 따라 압박법을 실시한다. 다음으로 스트립핑을 팔뚝과 상부 팔 뒷부분으로 3번 가해준다. 스트립핑을 가할 때 마사지사는 가장 부드러운 부분에서 멈추어 2~4초간 유지해준다. 그런 다음 압박 에플루라지를 팔에서부터 목 뒷부분까지 적용된다. 그 다음, Prossage Heat 오일로 어깨 위에서부터 목 뒤를 따라 3회 정도 페트리사지를 실시한다. 마사지사는 어깨 위에서부터 목 뒤를 따라 스트립핑을 실시하고, 어느 부드러운 부분에서 멈춰 직접적인 압박을 2~4초간 유지한다. 그 후 페트리사지를 어깨 위부터 목 뒤를 따라 실시한다. 마사지 치료는 압박 에플루라지를 허리부터 목 뒤까지 한 후 끝낸다.

치료를 끝내기 위해 선수는 목을 구부리고 늘려본다. 각각의 움직임 끝에서 마사지사는 부드러운 스트레칭 방법을 제공한다. 그런 다음 선수는 목을 좌우로 움직이고, 부드러운 스트레칭이 각각의 움직임 끝에서 사용될 수 있다. 마사지사는 목을 좌우로 스트레칭 할 때 너무 힘을 주어 목을 밀지 못하도록 조심해야 한다. 선수에게 불편함의 정도에 대한 피드백을 받는 것은 유용하다. 목과 어깨에 잔여 통증이 계속 남아있다면, 20분간 얼음팩을 해 준다. 진통제를 이틀마다 한 번씩 하루 3번 상태가 나아질 때까지 투여한다.

야구(BASEBALL)

야구는 19세기부터 미국의 취미라고 불려졌을 정도로 미국에서는 가장 널리 알려진 스포츠이다. 현재 야구는 미국에서 풋볼 다음으로 인기 있는 종목이며, 신체의 요구를 견딜 수 만 있다면 비교적 오랫동안 즐길 수 있다. 하지만 야구에서 투구 동작은 상지에 무리를 줄 수 있으며, 이로 인해 야구하는 것은 힘들어질 수도 있다.

돌림근띠 통증(Rotator Cuff Soreness)

어깨관절(견관절, shoulder joint) 주변 근육의 불균형 때문에 어깨는 부상당하기 쉬운 부분이다. 공을 던지는 동작에서는 팔은 바깥 돌림에서 안쪽 돌림으로 움직인다. 다섯 개의 안쪽 돌림 근육으로 앞쪽세모근, 큰가슴근, 넓은등근, 큰원근, 그리고 어깨밑근이 있다. 세 개의 바깥 돌림 근육으로는 뒤쪽세모근, 가시아래근, 그리고 작은원근이 있다. 안쪽 돌림 근육이 더 바깥 돌림 근육보다 더 유연하다. 이러한 근육의 불균형은 흔히 돌림근띠(회전근개, rotator cuff) 쓰림에 원인이 된다.

치료(Treatment)

선수는 얼굴을 아래로 하여 목 베개에 눕고 발목 아래에 받침대를 둔다. 트레이너는 어깨 위에서 아래까지 10회 동안 압박 에플루라지로 윤활유를 발라주고 30초간 순환 마찰로 어깨 위에서 아래까지 마사지한다. 다음으로 페트리사지를 어깨 위에서 옆쪽까지 3회 마사지한다. 다음으로 압박을 상부 및 어깨의 측면에 3번 실시한다. 트레이너는 어깨관절의 상단, 중간, 그리고 가장자리에 Prossage Heat 오일과 스트립핑 스트로크를 3번 시행한 후, 어느 부드러운 부분에서 멈추고, 2~4초간 유지한다. 트레이너는 팔과 어깨 뒤쪽에 마찰법을 실시한다. 마사지는 어깨의 압박 에플루라지를 10회 실시하고 끝날 수도 있다.

어깨 치료를 끝내기 위해 선수는 바르게 앉고 팔을 어깨 높이 위로 올려 팔꿈치는 90° 로 구부린다. 선수는 어깨를 내부 회전으로 어깨를 돌리고 2초간 부드럽게 뻗은 후 풀어준다. 선수는 다음으로 외부 회전으로 어깨를 돌리고 2초간 부드럽게 뻗은 후 다시 한번 풀어준다. 내부 및 외부 회전은 8번 실시한다. 어깨의 쓰림이 계속 남을 시 얼음팩을 20분간 사용한다. 국소진통제는 어깨와 목 부위에 하루에 3번 투여한다. 이 치료는 상태가 완화될 때까지 하루 걸러 적용한다.

안쪽 팔꿈치 힘줄염(Medial Elbow Tendinitis)

던질 때 팔꿈치에 제일 많은 영향을 받는 힘줄은 팔꿈치 안쪽이다. 두 그룹의 근육이 안쪽 위관절융기로부터 비롯된다: 팔목을 땅 쪽으로 구부리게 하는 팔목 굽힘근과 손바닥을 뒤집게 하는 아래팔 엎침근. 던지는 동작은 근육과 힘줄을 자극을 줄 수 있으며 염증과 쓰림 증상이 생긴다. 이 치료의 첫 번째 부분은 마사지가 시작하기 전에 급성 염증을 최소화시키는 것에 중점을 둔다.

치료(Treatment)

선수는 마사지에 테이블에 바르게 누워 무릎 아래에 받침대를 두고 팔은 옆에 나란히 손바닥이 위를 향하여 놓는다. 트레이너는 손목에서부터 어깨까지 압박 경찰법을 10번 실시한다. 다음으로 스트립핑 스트로크로 3번 실시한다. 압박 스트로크로 손목에서부터 팔꿈치 안쪽을 3회 실시한다. 몇몇 민감한 부위에 위치할 시 트레이너는 직접 압박법을 12초간 누른다. 다음으로 Prossage Heat 오일을 팔꿈치 안쪽에 바르고 30초간 심횡 마찰법을 실시한다. 1분 휴식 후, 심횡 마찰법을 다시 한번 30초간 실시한다. 마사지 치료는 압박 에플루라지를 10번 실시하고 끝낸다.

팔꿈치 치료를 끝내기 위해서 선수는 팔목을 구부리고 필 때 각 2초간 유지한다. 선수는 이 스트레칭을 8번 실시한다. 다음으로 선수는 팔목으로 손바닥을 뒤집으며 한번 뒤집을 때마다 2초간 유지한다. 선수는 이 스트레칭을 8번 실시한다.

농구(BASKETBALL)

메사추세츠 스프링필드에 있는 YMCA의 선생님이었던 제임스 네이스미스는 1891년에 농구를 창시했다. 처음엔 대학에서 "3월의 광란"과 "NBA" 선수권 대회를 통해 점차 성장되었다. 농구선수들은 기본적으로 스피드, 힘, 지구력을 지녀야 한다. 격정적인 농구 선수들의 첫 스텝은 수비수들을 뚫고 지나서 점수를 따낸다. 선수들은 가만히 서있는 동작부터 공을 패스 받아 전속력으로 질주해야 한다. 덩크슛을 하기에 부족함 없이 높이 뛸만한 힘을 갖고 있어야 하고 전체 경기와 그 대회 시즌이 끝날 때까지 버틸 충분한 지구력도 필요하다. 그들은 슛을 하거나 덩크슛을 하기 위해 점프를 할 때 제한된 동작 안에서 발로 착지하게 된다. 전속력으로 질주하고 점프하고 착지하는 이 모든 것들은 딱딱한 나무 바닥에서 이루어지기에 몸에 극한 충격을 많이 준다.

무릎통증(Jumper's Knee)

잦은 점프는 무릎의 주변 인대를 자극하고 악화시키는 전형적인 과사용(overuse) 부상이다. 무릎인대는 무릎뼈에서 정강이뼈로 연결되어 있다. 크고 강한 다리 앞쪽의 네갈래근(사두근, quadriceps)은 무릎 뼈의 위쪽에 붙어있다. 무릎 인대는 무릎 뼈 아래에서 정강이까지 연결되어 있다. 사두근이 수축하면 허벅지는 착지하기 위해 다리를 곧게 편다. 또한 네갈래근은 선수가 점프 후 착지했을 때 무릎을 안정시키기도 한다. 압박은 보통 인대에 고통을 가해서 점프를 하거나 무릎을 꿇는 것은 상황을 악화시킬 수 있다.

치료(Treatment)

무릎을 강화하기 위해 선수들은 똑바로 누워 시작한다. 트레이너는 허벅지에 윤활유를 바르고 압박 에플루라지로 무릎에서 엉덩이까지 마사지를 10번 실시한다. 페트리사지로 허벅지 안쪽, 위쪽, 바깥쪽으로 3번 반복해주고, 압박법으로 허벅지의 바깥쪽, 위쪽, 그리고 안쪽에 3번 실시한다. 그 후 스트립핑 스트로크로 바깥쪽, 위쪽, 안쪽을 따라 마사지를 3번 하는데 약한 곳에선 멈춰 2~4초가량 시행한다. 다음으로 Prossage Heat 오일을 무릎 전방에 발라준다. 트레이너는 마찰법을 이용해 30초 동안 무릎 뼈의 위쪽, 옆쪽, 아래쪽을 문지르고 1분 쉬는 것을 3회 반복한다. 심횡 마찰법은 선수의 편안한 정도에 맞게 잘 조절되어야 한다. 마지막으로 압박 에플루라지로 무릎부터 엉덩이까지 10번 반복해서 마사지를 해준다.

치료를 끝내기 위해, 네갈래근 스트레칭이 필요하다. 선수들이 마사지 테이블에서 옆으로 누운 자세를 하면 무릎 아래부터 허리까지 몸을 풀어준다. 선수는 무릎을 가슴에 댄 체 발목을 잡고, 무릎이 곧게 펴질 때까지 나머지 몸을 뻗어 몇 초 유지시켰다가 다시 가슴으로 무릎을 가져오는데, 이 스트레칭을 8번 반복해야 한다. 그래도 무릎에 고통이 여전히 느껴진다면, 얼음 팩을 20분 동안 한 후, 진통제를 먹는다. 진통제는 상태가 완화 될 때까지 매일 하루에 세 번씩 쓸 수 있다.

발목 인대 손상(Sprained Ankle)

점프동작 시 무릎뿐만 아니라, 발목에도 충격이 전해진다. 농구 선수들은 종종 점프 후 완전하지 못한 동작으로 착지하게 된다. 발목 인대 손상은 발이 돌아가거나 비틀 때 발생하고 흔히 한 농구선수가 다른 농구선수의 발 위에 착지할 때 생기는 일이다. 발이 무리하게 착지할 시 발목을 감싸주는 인대들이 정상적 관절가동범위보다 더 늘어날 수 있다. 선수가 발목 인대 손상으로 인한 통증은 발생한 손상의 의해 달라진다. 보행도 통증과 부종으로 힘들어진다. 따라서 적절한 의료 진단은 매우 중요하다.

치료(Treatment)

선수는 마사지 테이블에 엎드려 눕고 발목 밑에 받침대를 놓는다. 트레이너는 선수의 종아리를 90˚로 올려서 마사지 윤활유를 발과 발목에 바른다. 선수는 발을 천장을 향해 들어올린다. 트레이너는 두 손을 발과 발목 부분에 올린다. 선수가 발을 테이블을 향해 움직이면 트레이너는 발목 주위를 두 손으로 내린다. 이 기술은 부상의 극심한 단계 후 붓기를 최소화하기 위한 방법이다(부상 48–72시간 후). 이 기술을 10번 실시한다. 다시 다리를 테이블에 올린 후 Prossage Heat 오일을 발목 바깥쪽에 바른다. 부드러운 심횡 마찰법을 발목뼈(외측과) 바깥부분 바닥 주위에 시행한다. 발목 앞쪽에 있는 인대 중 앞목말종아리인대는 발목을 접지를 때 가장 흔히 손상되는 부분이다. 부드러운 심횡 마찰법을 30초간 3번 실시할 수 있고 한 차례 후 1회 후 1분의 휴식기간을 갖는다. 압박은 선수가 편안하도록 조절한다.

이 치료를 끝내기 위해서 발목 스트레칭을 실시해야 한다. 선수는 천장을 보며 바르게 눕고 발을 테이블 아래쪽으로 향해 가리킨 후 발을 머리 쪽으로 당겨서 올린다. 트레이너는 각 동작 끝에 가벼운 스트레칭을 도와줄 수 있다. 발목은 각 위치에서 2초간 부드럽게 스트레칭하고 이러한 동작을 8번 반복한다. 발목에 통증이 아직도 남아있다면, 찬물에 20분 동안 담그는 것이 좋다. 발목에 물을 제거한 후 국소 진통 완화제를 무릎에 바른다. 이 방법으로 발목 상태가 나아지도록 하루에 세 번 이틀 간격으로 적용한다.

축구(SOCCER)

축구는 거의 모든 국가에서 행해지며, 전 세계 2억 4천만 이상의 인구가 축구에 참여한다. 축구 선수들은 신체적으로 매우 건강한 선수들이다. 축구 경기 중 상당 시간동안 뛰어야 하기 때문에 축구 선수들은 높은 지구력, 스피드, 유연성과 체력을 필요로 한다. 축구 선수들은 한 경기당 대략 11km정도 가량을 달린다. 축구 선수들은 경기를 하는 동안 매우 많은 양의 에너지를 소비하기 때문에, 경기 중 교체되기도 한다. 축구 경기 중에는 거의 대부분 뛰어다녀야 하기 때문에, 발목, 무릎, 엉덩관절(고관절, hip joint) 부위에서 선수들이 통증을 호소한다. 이러한 이유로 축구 경기는 잔디에서 진행되는 것이 좋으며, 그렇지 않은 경우 더 많은 부상이 발생할 수 있다. 또한 축구 선수들은 종종 몸이나 머리로 공을 트래핑하기도 하는데, 특히 머리로 헤딩하는 경우 목 근육의 통증이 유발되기도 한다.

햄스트링(슬괵군) 염좌(Hamstring Strains)

햄스트링 염좌는 종종 햄스트링 당김(pulled hamstrings)이라고 표현되기도 한다. 햄스트링 염좌는 넙다리 위의 가장 일반적인 부상이다. 달리기를 할 때, 넙다리근들(quadriceps muscles)은 넙다리(대퇴, Thigh)를 앞으로 움직이게 하는 반면 햄스트링은 다리를 뒤로 당기는 역할을 한다. 넙다리의 앞쪽에 위치하고 있는 넙다리근은 다리 뒤쪽에 위치하는 햄스트링에 비해 강한 근육이다. 따라서 햄스트링이 긴장하여 딱딱해지면, 넙다리근의 강한 수축에 의하여 햄스트링을 강하게 당겨 햄스트링에 염좌가 발생하게 된다. 햄스트링 염좌는 증상의 심각한 정도에 따라 3단계로 구분되는데, 첫 번째 단계는 부상의 정도가 미미한 경우이고, 두 번째 단계는 약간 더 심한 상태, 세 번째 단계는 매우 심각한 염좌의 경우이다. 3단계의 경우 매우 극심한 고통과 근육 경련, 부종이 동반된다.

치료(Treatment)

선수가 마사지 테이블에 머리를 아래로 하고 누워있는 상태에서 발목에 베개 받침을 올려놓은 상태로 처치를 시작한다. 트레이너는 윤활제를 사용하여 압박 경찰법을 넙다리 뒤쪽으로 10번 실시한다. 이후 페트리사지로 엉덩이에서 무릎까지 넙다리 뒷면을 3번 실시한다. 다음으로 Prossage Heat 오일을 이용하여 스트립핑 스트로크로 넙다리의 바깥쪽 무릎 부분에서 넙다리 뒷면의 중앙부위까지 마사지를 실시한다. 이 때 트레이너는 약해진 부위나 통증이 있는 부위에서 2~4초간 멈췄다가 다시 마사지를 실시한다. 이후 선수가 무릎을 90° 로 굽혀 발을 들게 하고 트레이너는 발목을 잡아준다. 이후 선수는 발을 엉덩이 쪽으로 붙이려고 힘을 주고, 트레이너는 발이 움직이지 않도록 버티는 동안 통증이 발생하는지 확인하고, 만약 통증이 있다면, 선수에게 어느 부위에서 통증이 발생하는지 지목하게 한다. 이후 트레이너는 선수가 다리를 앞뒤로 움직이는 동안 통증 부위를 압박한다. 다음으로 30초간 통증 부위에 부드럽게 심횡 마찰법을 실시하고, 1분간 휴식하며 이를 3번 실시한다. 마지막으로 트레이너는 무릎에서 엉덩이 쪽으로 넙다리의 뒷면에 압박 에플루라지를 10번 실시하여 마사지를 마무리한다.

처치를 끝낼 때에는 반드시 햄스트링에 대한 스트레칭을 실시한다. 선수가 천장을 보고 눕게 한 뒤 무릎을 펴고 다리를 들어 올리게 한다. 선수가 더 이상 다리를 들어 올릴 수 없을 때, 트레이너는 넙다리를 붙잡아주고, 선수에게 무릎을 굽히게 한다. 이후 트레이너는 이 자세에서 선수가 다시 무릎을 펼 수 있게 도와주고, 무릎을 편 상태로 2초간 버티게 한 뒤 다시 원래 자세로 돌아가게 한다. 이러한 스트레칭(bent-knee hamstring stretch)을 8번 실시한다. 다음으로 선수를 똑바로 눕게 한 상태에서 무릎을 편 상태로 다리를 곧게 펴고 들어 올리게 한다. 선수가 더 이상 다리를 들어 올릴 수 없을 때, 트레이너는 선수의 다리를 잡고 부드럽게 머리 쪽으로 더 밀어 올려 2초간 스트레칭 한 뒤 원래 자세로 돌아온다. 이러한 스트레칭(straight leg raise)을 8번 반복한다. 이러한 처치 후에도 햄스트링에 통증이 남아있을 경우, 얼음팩으로 20분간 마사지한다. 또한 국소진통제를 컨디션이 회복될 때까지 격일로 하루에 3번 정도 바를 수도 있다.

목 염좌(Neck Strains)

목 염좌란 목 부위 근육의 부분적인 손상(찢어짐)을 의미한다. 축구 경기에서 목의 염좌는 선수들이 공을 직접 헤딩할 때 주로 발생된다. 선수들은 볼을 헤딩하기 전에, 볼이 가까이 올수록 목 부위의 근육을 긴장시킨다. 그러나 공이 머리에 닿을 때 목 부위의 근육이 긴장하지 않고 준비가 덜 되어 있는 상태에서는 공의 무게와 속도에 의해 머리와 목이 꺾일 수 있다. 헤딩 이후 목에서 발생되는 통증의 정도는 부상의 심각성에 대한 척도가 되기도 한다.

치료(Treatment)

선수를 마사지 테이블에 바닥을 보고 눕게 하고, 얼굴은 얼굴 받침대에 넣고 발목은 베개 받침 위에 놓도록 한다. 트레이너는 윤활제를 사용하여 에플루라지로 목에서 등의 중간부분까지 10번 반복한다. 다음으로 페트리사지를 목에서 어깨 윗부분까지 3번 마사지한다. 이후 강찰법을 머리에서 목까지 3번 마사지한다. 스트립핑 스트로크를 할 때 트레이너는 통증이 있는 부위에서 2~4초간 머무른다. 그 다음 Prossage Heat 오일을 이용하여 두개골 부위의 뒤쪽에서 목을 따라 부드럽게 심횡 마찰법을 30초 실시한 뒤 1분간 휴식하기를 3번 반복한다. 트레이너는 압박 에플루라지로 머리에서 등의 중간 부위까지 10번 반복하여 마사지를 마무리한다.

선수들의 목에 스트레칭을 함으로써 처치를 마무리한다. 선수는 천장을 보고 편안히 눕게 한다. 선수가 머리를 가슴 쪽으로 들어 올리게 한 뒤 트레이너는 선수의 머리 뒤쪽을 부드럽게 밀고 2초간 유지한다. 이러한 스트레칭을 8번 반복한다. 이후 선수는 귀가 어깨에 닿도록 머리를 옆으로 기울이고, 트레이너는 부드럽게 옆으로 밀어 2초간 유지한다. 고개를 옆으로 구부리는 스트레칭(side-bending stretch)은 각 방향에 대하여 8번씩 실시한다. 마지막으로 선수는 머리를 돌리는 동작을 취하고 트레이너는 이를 도와 2초간 유지한다. 머리 돌리기(neck rotation)는 각 방향에 대하여 8번씩 실시한다. 이러한 처치 후에도 목에 통증이 남아 있을 경우, 얼음팩으로 20분간 마사지한다. 얼음팩 이후에는 국소진통제를 하루에 3번 처치한다. 이러한 처치는 컨디션이 좋아질 때까지 격일로 실시한다.

골프(GOLF)

골프는 2000여년 전에 구부러진 막대기로 돌멩이를 때리던 양치기들의 동작에서 유래하여 발전되었다. 보다 현재의 정식 골프 경기와 비슷한 경기는 스코틀랜드에서 약 1000년 전에 만들어졌다. 오늘날에는 미국에서만 매년 대략 2천 6백만 명의 인구가 골프를 즐기고 있다. 프로 골프 선수들의 경기는 매우 쉬어 보이는데, 선수들은 그저 클럽을 들고 스윙하여 공을 치는 것처럼 보인다. 그러나 실제로 골프는 배우기 매우 어려운 종목이다. 골프 스윙은 다른 종목의 운동과 전혀 다른 스윙을 한다. 골프는 스탠스, 그립, 몸의 회전, 팔 동작, 공을 때리는 속도 등을 정확하게 배우고 수행하는 것이 매우 어려운 종목이다. 실제로 이러한 이유로 매년 수백만 달러의 돈이 완벽한 스윙을 위하여 골프를 배우고자 하는데 사용된다.

대부분의 사람들이 적절한 골프 스윙을 하기에 몸통의 중심부에 충분한 근력과 유연성을 가지고 있지 못하다. 그 결과 많은 사람들은 스윙시 적합한 자세를 유지하지 못하거나 충분한 몸통의 회전을 만들어내지 못하고, 팔로만 스윙을 하게 된다. 팔로만 하는 골프 스윙은 대게 효과적이지 못하다. 야구공을 던지는 것과 유사하게, 골프 스윙의 힘은 발에서부터 생성된다. 발은 지면을 밀어내고 이러한 근육의 수축은 골반과 몸통, 팔까지 전달된다. 이러한 모든 근수축의 합은 몸통에서 일어나며, 이러한 힘이 스윙의 파워를 생성하게 된다. 이러한 근수축의 부드러운 흐름을 방해하는 요인이 발생하면 골프 스윙은 망가지게 된다.

등 통증(Back Pain)

골프 스윙은 아래쪽 등 부위에 많은 스트레스를 가하며, 심지어 퍼팅 동작을 위해 몸을 구부리는 것 역시 아래쪽 등에 스트레스를 준다. 최근 아래쪽 등 통증은 골프 선수들이 경험하는 가장 공통된 문제로 제기되고 있다. 목의 회전을 통해 등의 척추의 회전을 대체할 수 있다. 척추 관절의 모양으로 인하여 아래쪽 등 또는 허리 부위는 사실상 회전하지 않는다. 따라서 골프 스윙으로 인한 힘은 아래쪽 등 부위를 자극하게 되고, 이로 인하여 근육은 경련을 일으킬 수 있다.

치료(Treatment)

선수는 바닥을 보고 눕게 하고, 머리는 얼굴 받침대에 놓고 발목 아래에 베개 받침을 놓는다. 윤활제를 사용하여 아래 등 부위에 압박을 가하여 에플루라지를 10번 실시한다. 압박법을 척추의 좌 · 우를 각각 3번씩 실시한다. 이후 트레이너는 스트립핑 스트로크를 척추의 좌 · 우에 실시하고, 이때, 통증이 있는 부위에서는 4초 정도 머무르며 스트립핑을 지속한다.

Prossage Heat 오일을 이용하여 아래쪽 등 부위를 처치한다. 트레이너는 심횡 마찰법을 이용하여 아래쪽 등과 엉덩이 윗부분까지의 근육을 30초간 마사지 후 1분간 휴식하고, 이를 3번 반복한다. 압박 에플루라지로 아래쪽 등에 10번간 마사지를 진행한 뒤 마사지 처치를 끝낸다.

처치를 끝낼 때에는 스트레칭을 실시한다. 선수는 바로 누워있는 자세에서 무릎을 굽혀 가슴 쪽으로 가져온다. 트레이너는 부드럽게 무릎을 가슴 쪽으로 더 눌러 아래쪽 등 부위를 스트레칭 시킨다. 스트레칭은 2초간 지속하며, 8번 실시한다. 이후 선수는 다리를 곧게 편 후 들어올리기를 좌, 우 각각 2초간 8번씩 실시한다. 스트레칭 후에도 통증이 남아있는 경우 얼음팩으로 20분간 마사지한다. 국소진통제 역시 하루걸러 하루에, 1일 3번 처치할 수 있다.

골프 엘보우(Golfer' s elbow)

골프 엘보우(Golfer' s elbow) 또는 내측상과염(medial epicondylitis)은 팔꿈치 안쪽에 발생하는 통증과 염증을 말한다. 골프 엘보우의 가장 일반적인 발생기전은 과사용이다. 내측상과(medial epicondyle)에 부착되어 있는 아래팔 근육 끝부분의 건은 뒤 땅을 때리는 것과 같은 한 번의 잘못된 동작이나 반복적인 골프 스윙의 스트레스로 인하여 손상된다.

치료(Treatment)

처치를 시작하기 위하여 선수를 바로 눕히고, 무릎 아래에 베개 받침을 놓고, 손바닥을 하늘로 향하게 하여 팔을 내려놓는다. 트레이너는 손목에서 팔꿈치까지의 전완에 윤활제를 이용하여 압박 스트로크를 10번 실시한다. 이후 압박법을 이용하여 팔꿈치에서 손목 방향으로 3번 마사지를 실시한다. 그 다음 트레이너는 스트립핑 스트로크로 손목에서 팔꿈치 안쪽 방향으로 3번 마사지를 실시한다. 스트립핑을 실시할 때, 통증을 느끼는 지점이 있으면 압박을 가하면서 2~4초간 머무른다. 트레이너는 Prossage Heat 오일을 팔꿈치 안쪽에 처치하고 같은 부위에 심횡 마찰법을 30초간 실시한 뒤 1분간 휴식하기를 3회 반복한다. 압박 에플루라지를 10번 실시한 뒤 마사지 처치를 마무리한다.

처치를 마무리하기 위해서 선수로 하여금 팔목 관절의 굽힘과 폄을 반복하게 하되, 각 동작을 2초간 지속하고 8회 반복한다. 이후 선수는 손바닥을 뒤집어 손바닥이 바닥을 보게 했다가 천장을 보게 했다가를 반복한다. 각 자세는 2초간 지속하고 이를 8회 반복한다. 스트레칭 후 통증이 팔꿈치 안쪽에 통증이 남아있을 경우 얼음팩을 20분간 처치한다. 얼음팩 처치 이후에는 국소진통제 처치를 컨디션이 나아질 때까지, 이틀에 한 번, 하루 3번 실시한다.

테니스(TENNIS)

1873년 웨일즈에서 태어난 Major Walter Wingfield라는 사람에 의하여 현재의 테니스 경기와 유사한 잔디에서 실시되는 테니스 게임(그는 이를 스페어리스틱(Sphairistike)이라고 불렀는데, 이는 그리스어로 "공을 가지고 노는 것"이라는 의미이다)이 개발되었다. 오늘날 테니스 선수들은 공을 치기 위해서 앞, 뒤, 옆으로 빠르게 움직일 수 있어야 하기 때문에 고양이와 같은 반사 능력을 가지고 있어야만 한다. 테니스 공은 매우 빠르기 때문에 선수들은 공을 치기 전에 공이 어디로 올지에 대하여 예측할 수 있어야 한다. 야구 선수들이 공을 배트로 칠 때와 마찬가지로 테니스 선수들은 매우 빠른 속도로 날아오는 공을 스윙하거나 서비스를 리턴해야 한다. 테니스 라켓의 헤드 부분이 야구 배트의 폭보다는 더 크지만, 서비스 리턴이 야구공을 때리는 것보다 쉽지만은 않다. 테니스 선수들의 눈과 손의 협응 능력은 믿을 수 없을 정도로 좋다. 테니스 선수들은 서비스를 받아넘기기 위해서 공이 도착하기 전에 정확한 위치에 몸과 라켓을 위치시켜야만 한다. 테니스 선수들의 공통적인 두 가지 동작은 테니스 선수들의 몸에 스트레스를 주는데, 이는 라켓을 스윙하는 것과 다리의 옆으로 움직이는 동작이다.

테니스 엘보우(Tennis Elbow)

테니스 엘보우 또는 외측상과염(lateral epicondylitis)은 팔꿈치 바깥쪽에서 발생되는 통증이나 염증을 말한다. 테니스 엘보우의 가장 일반적인 원인 역시 과사용이다. 외측 상과에 부착되어 있는 위팔뼈 근육 건들의 상해는 테니스 공을 수천 번 때려 넘기는 반복적인 스트레스에 의하여 발생된다. 그 밖에도 나이, 익숙하지 않은 격렬한 동작, 반응시간의 감소, 반복적인 원심성 근수축에 의하여 발생하기도 한다.

치료(Treatment)

선수를 바로 눕게 하고 무릎 아래에 베개 받침을 놓는다. 손바닥은 바닥을 보게 하여 팔을 내려놓는다. 윤활제를 사용하여 압박 에플루라지를 손목에서 팔꿈치까지 10번 실시한다. 이후 압박법으로 팔꿈치에서 손목까지 3번 마사지를 실시한다. 이후 트레이너는 Prossage Heat 오일을 이용하여 스트립핑 스트로크를 손목에서 팔꿈치 바깥쪽 방향으로 3번 실시한다. 이 때, 통증을 호소하는 부위가 있을 경우 직접 압박을 2~4초간 실시한다. 이후 심횡 마찰법을 팔꿈치 바깥쪽에 30초간 부드럽게 실시한다. 1분간의 휴식 후 다시 30초간 심횡 마찰법을 실시한다. 트레이너는 압박 에플루라지를 10번 실시한 뒤 마사지 처치를 마무리한다.

팔꿈치에 대한 처치를 마무리하기 위해 선수로 하여금 손목의 굽힘과 폄을 실시하게 한다. 각 자세를 2초간 실시하고 8번 반복한다. 이후 손바닥을 하늘을 보게 뒤집었다가 다시 원래대로 뒤집는 동작을 하게 하고, 각 동작은 2초간 8번 실시하게 한다. 스트레칭 이후에도 통증이 남아있다면 얼음팩을 20분간 처치한다. 국소진통제를 컨디션이 회복될 때까지 하루 3번, 격일로 처치할 수 있다.

서혜부 당김(Groin Pull)

서혜부 당김(Groin Pull) 또는 모음근 긴장(adductor strain)는 넙다리 안쪽 근육의 상해를 의미한다. 이러한 상해는 넙다리의 안쪽 근육이 과신전될 때 발생한다. 모음근(내전근, adductor muscle) 그룹 근육들은 넙다리 안쪽에 부채 모양으로 존재하며, 이 근육들이 수축하면 양쪽 다리가 모이는 동작을 취할 수 있다. 다리의 근육들이 피곤한 경우에 특히, 옆으로 움직이는 동작을 갑자기 실시하게 되면 이러한 내전근군에서 염좌가 발생할 수 있다.

치료(Treatment)

마사지 처치는 선수를 옆으로 눕게 하고 아래쪽 다리를 곧게 편 상태에서 실시한다. 트레이너는 윤활제를 사용하여 무릎에서 엉덩관절 부위까지 넙다리의 안쪽을 압박 에플루라지를 이용하여 10번 마사지한 뒤, 페트리사지를 3번 실시한다. 이후 압박법을 이용하여 엉덩관절에서 무릎까지 넙다리 안쪽을 3번 마사지한다. 트레이너는 Prossage Heat 오일을 넙다리 안쪽에 처치하고 스트립핑 스트로크로 무릎에서 엉덩관절까지 마사지하되, 통증이 발생되는 부위에서는 2~4초간 머물며 직접 압박을 실시한다. 정확한 부상부위를 찾기 위해서 트레이너는 선수의 다리를 잡고 선수가 모음근을 수축하게 한다. 정확한 통증 부위를 찾은 뒤에는 심횡 마찰법으로 통증 부위에 30초간 마사지를 실시하고, 1분간 휴식한다. 심횡 마찰법을 실시할 때에는 선수가 불편함을 느끼지 않을 정도까지 압박을 함께 가하여 실시한다. 마사지 처치는 압박 에플루라지를 10번 무릎에서 엉덩관절까지 실시하여 마무리한다.

서혜부 당김에 대한 처치를 마무리하기 위해 모음근에 대한 스트레칭을 실시한다. 선수는 바로 눕힌 상태에서 트레이너는 한 쪽 다리를 몸으로부터 멀어지게끔(외전자세) 부드럽게 2초간 스트레칭 시킨 뒤 원상태로 돌려놓는다. 모음근 스트레칭은 8번 반복한다. 스트레칭 이후에도 통증이 남아있는 경우 얼음팩 처치를 20분간 실시한다. 국소진통제 처치를 내전근에 실시할 수 있으며, 컨디션이 좋아질 때까지 격일마다 하루에 3번 처치할 수 있다.

찾아보기 Index

저자 약력 About the Author

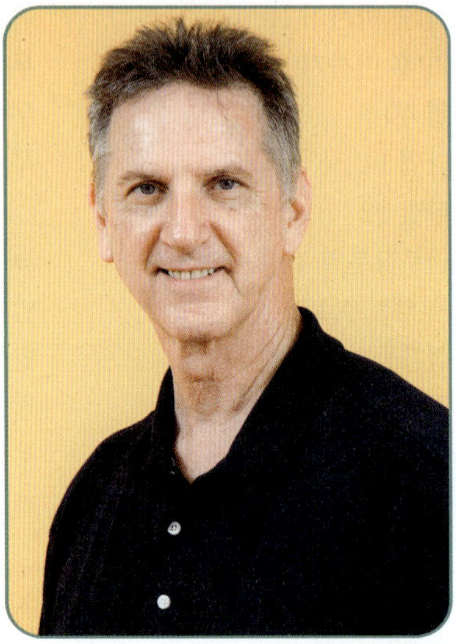

미국 마사지 치료 자격을 가지고 있는 스포츠 마사지 치료사인 Michael McGillicuddy는 치료 현장에서 매우 많은 사람들이 원하는 전문가이다. 그는 세계 남자 테니스협회(ATP), 미국 피겨스케이팅협회, 미국펜싱협회, 애틀랜타 올림픽게임 등에서 수많은 엘리트 선수들과 함께 일한 바 있다.

플로리다 마사지치료 학교를 졸업한 McGillicuddy는 플로리다 주립 마사지 치료위원회와 마사지와 보디워크(bodywork) 국가자격인증 위원회를 위해 일하였다. 그의 교육은 Benny Vaughn, Jack Meagher, Aaron Mattes 그리고 Rich Phaigh와 같은 선도적인 스포츠 마사지 치료사들에 의해 형성되었다.

McGillicuddy는 플로리다 윈터 파크에 자리하고 있는 중앙플로리다 마사지 치료 학교에서 일하고 있으면서 스포츠 마사지 실기와 이론을 가르치고 있다. 그는 플로리다 올렌도에서 살고 있다.